Jeder ist einmalig

Dr. Carl E. Wagner jun.

INHALTSVERZEICHNIS

Seite
Vorwort von Prof. a.D. Dr. Devanando Otfried Weise i
1 EINFÜHRUNG 1
1.1 Konstitutionelle Typen und Körperchemie 1
1.2 Dr. ROCINEs Entdeckung 3
1.3 Bestimmungsmethode 5
1.4 Temperamente und Temperament-Kombinationen 7
1.4.1 Das mobile (knochige) Temperament 8
1.4.2 Das mentale (nervöse) Temperament 9
1.4.3 Das muskulöse (fasrige, sehnige) Temperament 9
1.4.4 Das vitale (wohlgenährte) Temperament 10
1.4.5 Pathogene (erbbelastete) Konstitutionen 11
1.5 Formtypen 11
1.5.1 Andromorphe (männliche) Charakteristika 11
1.5.2 Gynemorphe (weibliche) Charakteristika 12
1.5.3 Homomorphe (harmonische) Charakteristika 13
1.6 Teint (Haut- und Haarfarbe) 13
1.7 Gesichtsprofile 14
1.7.1 Das faktische (konvexe) Profil 14
1.7.2 Das analytische (gerade) Profil 15
1.7.3 Das konzeptionelle (konkave) Profil 15
1.8 Die Hände 16
1.8.1 Handmaße 16
1.8.2 Handlinien-Muster 17

2 KONSTITUTIONEN DES MOBILEN TEMPERAMENTS 21
2.1 Die Kalzium-Konstitution (calciferic) 21
("ausdauernd - willensbetont")
2.1.1 Kurzcharakteristik 21
2.1.2 Identifikationsfaktoren 23
2.1.3 Das physische Äußere (Gesicht, Kopf und Körper) 24
2.1.4 Das physische Innere (Knochen, Bindegewebe, Muskeln, Organe, Physiologie etc.) 25
2.1.5 Die geistige Entwicklung (Gehirn und Kleinhirn, Fähigkeiten, Urteilsvermögen, Gedächtnis, geistige Neigungen und Schwächen, Verstand, Willenskraft) 26
2.1.6 Charakteristika und Besonderheiten (Veranlagung, Besonderheiten, Wünsche, Abneigungen, Gewohnheiten, Fehler, Sport) 27
2.1.7 Kulturelles Leben und Psyche (Feinsinnigkeit und 30

Kultur, Umgangston, Manieren, Kleidung, Ideale, Tugenden, Toleranz, Religion, Freizeitbeschäftigungen, Hobbys, Reisen, Erziehung)
2.1.8 Gesellschaftliches Leben und Liebesbeziehungen (Zuneigung, Partnerschaft, Freundschaft, Liebe, gesellschaftliches Leben) 32
2.1.9 Beruf (Fähigkeiten, Berufsfelder, Erfolg) 33
2.1.10 Gesundheit und Ernährung (Überschuß u. Mangel an chemischen Elementen, die Funktionen des Körpers, die fünf Sinne, Appetit, Schlafbedürfnis, Beschwerden und Krankheiten, Ursachen der typischen Krankheiten, Vorbeugungs- und Heilmethoden, vorteilhafte Ernährung, Körpertraining und Umweltbedingungen, Langlebigkeit, Selbstmord-Neigung) 34

So sind auch die Kapitel der anderen Konstitutionen gegliedert.

2.2 Die Silizium-Konstitution (sillevitic) ("schnell - optimistisch") 39
2.3 Die Kalzium-Phosphor-Kohlenstoff-Konstitution (isogenic) ("praktisch - gründlich") 51
2.4 Die Kalzium-Protein-Konstitution (barotic) ("schwer - gutmütig") 64

3 DIE KONSTITUTIONEN DES MENTALEN TEMPERAMENTS 77
3.1 Die Phosphor-Konstitution (neurogenic) ("feinsinnig - philosophisch") 77
3.2 Die Phosphor-Kalzium-Konstitution (nervi-motive) ("intensiv - fleißig") 90
3.3 Die Schwefel-Konstitution (exesthesic) ("impulsiv - emotional") 104
3.4 Die Phosphor-Kohlenstoff-Konstitution (pathetic) ("sentimental - hilfsbereit") 117

4 DIE KONSTITUTIONEN DES MUSKULÖSEN TEMPERAMENTS 128
4.1 Die Kalium-Konstitution (myogenic) 128

("beliebt - freundlich")
4.2 Die Natrium-Konstitution (desmogenic) 139
("kraftvoll - feurig")
4.3 Die Chlor-Konstitution (marasmic) 150
("bissig - unbeweglich")

5 DIE KONSTITUTIONEN DES VITALEN TEMPERAMENTS 161
5.1 Die Kohlenstoff-Konstitution (carboferic) 161
("zuckerliebend - schwach")
5.2 Die Sauerstoff-Konstitution (oxyferic) 173
("enthusiastisch - unternehmungsfreudig")
5.3 Die Wasserstoff-Kohlenstoff-Konstitution 186
(lipoferic) ("glatt - sinnlich")
5.4 Die Stickstoff-Konstitution (nitroferic) 199
("stärkeliebend - konventionell")
5.5 Die Wasserstoff-Konstitution (hydriferic) 213
("sensibel - häuslich")
5.6 Die Kohlenstoff-Kalium-Konstitution 225
(pallinomic) ("energisch - praktisch")

6 DIE PATHOGENEN KONSTITUTIONEN 237
6.1 Die Unterernährungs-Konstitution (athrophic) 237
("unterernährt - intelligent")
6.2 Die Mißbildungs-Konstitution (medeic) 249
("mißgebildet - exzentrisch")
6.3 Die pargene Konstitution (pargenic) 263
("primitiv - egoistisch")

7 ANHANG 277
7.1 Die menschlichen Eigenschaften auf der 277
Grundlage der Phrenologie (Schädelkunde)
7.2 Lebensmittel als Mineralstoffquellen 287
7.3 Vergleich von drei Porträts von Abraham Lincoln (?) 295
7.4 Literaturverzeichnis 304
7.5 Ausgewählte Handlinienabdrücke verschiedener 305
Konstitutionen

Vorwort von Prof. a.D. Dr. Devanando Otfried Weise

Wie die Leser meines Buches "Harmonische Ernährung" wissen, lege ich großen Wert auf die Tatsache, daß jeder Mensch ein Individuum darstellt und deswegen eine ganz persönlich auf ihn zugeschnittene Ernährung benötigt - auch wenn gewisse Grundregeln - wie zum Beispiel Frische der Zutaten, schonende Zubereitung und möglichst hohe Schadstofffreiheit für alle Menschen wichtig sind. Um diese individuelle Ernährung herauszufinden, muß man das Problem von drei Seiten aus einkreisen:

1. Es gilt, in sich hineinzuschauen, zu spüren und herauszufinden, was man jeweils gerade essen will - der gefühlsmäßige, meditative und intuitive Weg.
2. Gleichzeitig sollte man etwas über den Zusammenhang zwischen Ernährung und Gesundheit wissen, damit Symptome nicht falsch gedeutet werden und damit nicht unnötig Angst aufkommt.
3. Es ist generell hilfreich, über sich selbst mehr zu erfahren - eine Antwort auf die alte Frage zu suchen, die da lautet: "Wer bin ich: Woher komme ich, was will ich hier in diesem Leben, wohin gehe ich?"

Bei der Beantwortung helfen viele Systeme, die den Menschen einzuordnen, zu typisieren versuchen. Am bekanntesten und ältesten ist die Astrologie, die vor allem mit ihrer Einteilung in die vier Elemente Feuer, Wasser, Luft und Erde wertvolle Hinweise zum Thema Veranlagung und Gesundheit, Temperament und Ernährung gibt (vgl. FRAWLEY und NAIMANN). Eng damit verbunden ist die alte, durch viele Jahrtausende erprobte ayurvedische Einteilung in Kapha (Wasser), Pitta (Feuer) und Vata (Luft). Dieses indische System, das zum Beispiel bei FRAWLEY oder bei JOHARI sehr gut behandelt wird, legt besonders großen Wert auf die individuelle Gestaltung der Ernährung. Einen sehr ähnlichen Weg geht das alte chinesische System mit seiner Einteilung in die fünf Elemente Holz, Feuer, Erde, Metall und Wasser (vgl. LECONTE). Sogar die makrobiotische Richtung, die nur zwei Prinzipen, nämlich Yin und Yang kennt, ist um eine individuelle Gestaltung der Ernährung je nach Naturell bemüht.

Bei uns im Westen sind es die Homöopathie, die SCHÜSSLERsche Biochemie, HAUSCHKAs Substanzlehre und nicht zuletzt die STEINERsche Anthroposophie, die viel zum subtilen Verständnis der Mineralien und wertvolle Hinweise auf eine Typengliederung des

Menschen gegeben haben, die dazu benutzt werden kann, individuelle Ernährungspläne auszuarbeiten. Sie schreiben den chemischen Elementen, soweit sie im Menschen eine bedeutende Rolle spielen, gewisse Aufgaben und Funktionen zu. Es ist von Konstitutions-Typen die Rede. Ein Kalzium-Phos.-Typ zum Beispiel spricht auf Kalziumphosphat in homöopathischer Dosierung besonders an. Ein erfahrener Arzt kann nach jahrelanger Erfahrung schon allein aus dem Antlitz den richtigen Typ erkennen.

Die im vorliegenden Buch dargestellte Einteilung des Menschen aufgrund seiner Körperchemie in 20 verschiedene Grund-Typen nach ROCINE führt das Konzept der chemischen Konstitutionen weiter aus. Es beschreibt den Menschen auf dem soliden naturwissenschaftlichen Fundament seiner biochemischen Individualität und aufgrund von Erfahrungen, die durch akribische Untersuchungen und jahrzehntelange Beobachtungen gewonnen wurden. Der Einfluß von einzelnen chemischen Elementen auf den menschlichen Körper, auf seine Vitalität, seine Gefühle, sein soziales Verhalten, seinen Verstand wie auch auf seine Gewohnheiten, Krankheiten, Nahrungsvorlieben und anderes werden genau angegeben. Aus dem Vorherrschen einzelner Elemente oder Elementkombinationen werden häufig vorkommende Menschentypen ausgegliedert und mit all ihren Eigenschaften beschrieben.

Grundlagen für die verschiedenen Konstitutionen sind in erster Linie körperliche Merkmale, die dann bei der Beschreibung der einzelnen Typen durch soziale, emotionale, mentale und psychische Eigenheiten ergänzt werden:
- Körperform (andromorph-männlich, gynemorph-weiblich und homomorph-harmonisch),
- Kopfform (vgl. die 42 phrenologischen Eigenschaften im Anhang),
- Gesichtsprofil (faktisch-konvex, analytisch-gerade und konzeptionell-konkav),
- Gesichtsausdruck und Minenspiel (Physiognomik),
- Handform und -Linien etc.

Hier finden sich Parallelen zu anderen Konstitutions- und Charakterbestimmungs-Systemen wie z. B. zu dem von KRETSCHMER (Athletiker, Pykniker, Leptosomen), demjenigen von HUTER & KUPFER (Bewegungs-, Ernährungs-, Empfindungs-, harmonisches- und disharmonisches Naturell und Kombinationen) oder zur klassischen Einteilung des Temperaments, der Gemütslage nach HIPPOKRATES in: sanguinisch (intellektueller Bewußtseinsmensch), cholerisch (energiegeladener Willensmensch), phlegmatisch (weicher Gefühlsmensch) und melancholisch (harter Tatmensch) (z. B. bei ENDRES). Eine sehr schöne Zusammenschau verschiedener Systeme bietet das Plakat "Die innere Uhr des Menschen als Lebenszyklus" aus der Edition KASTNER.

Schließlich sei noch die weit darüber hinausgehende und im esoterischen Bereich fußende Typifizierung der menschlichen Energien nach dem System der Sieben Strahlen (der sieben kosmischen Hauptenergien) nach DWAHL KHUL (bei BAILEY & ROBBINS) genannt, deren Studium ich jedem wärmstens empfehlen möchte, der tiefer in die menschliche Natur - vor allem in die gefühlsmäßige, gedankliche und seelische Seite - eindringen möchte.

Die Stärke des vorliegenden Ansatzes von ROCINE-WAGNER ist es, daß er offen ist für die Individualität des einzelnen, so daß der Titel des Buches: "Jeder ist einmalig" voll zum Tragen kommt. Die Menschheit wird nicht in starre Schubladen hineingezwängt. Dadurch, daß die grundlegenden, merkmalgebenden Eigenschaften der chemischen Elemente bzw. ihrer Verbindungen beschrieben werden, kann jeder für sich und andere einschätzen, welches die wesentlichen Elemente sind, welche die jeweilige Körperchemie dominant steuern. Das heißt, die Klassifikation dieses Buches ist so angelegt, daß Misch- und Übergangstypen sozusagen integrierender Bestandteil des Ganzen sind und nicht nur als Ausnahmen zugelassen werden.

Des weiteren möchte ich hervorheben, daß die ROCINE-WAGNER-Klassifikation nicht nur von intellektuellem Interesse ist und daß es Spaß macht, sich nach Studium des Buches selbst zu entdecken. Aus einer richtigen Abschätzung ergeben sich handfeste Vorteile in allen Lebenslagen: sei es bei der Berufs- und Partnerwahl, bei der Gesundheitsvorsorge, bei der Auswahl der individuell passenden Ernährung und auf zahlreichen anderen Gebieten des praktischen menschlichen Lebens. Darüber hinaus wächst die Toleranz den anderen gegenüber, die man nun auf einmal viel besser versteht. Man weiß dann, daß es handfeste Gründe, ja geradezu innere Zwänge gibt, die dazu führen, daß unsere Mitmenschen verschieden sind und anders reagieren als wir selbst (was bekanntlich häufig so nervig sein kann). Es wird uns klar, daß sie dies aufgrund ihrer Veranlagung tun und daß die tatsächlichen Unterschiede in der Körperchemie begründet liegen.

Schließlich möchte ich alle Leser ermuntern, sich nicht davon abschrecken zu lassen, daß in dem vorliegenden Buch auch von Chemie die Rede ist. Sie werden sehr rasch merken, daß die Verwendung der chemischen Element-Symbole sehr praktisch ist. Das Buch ist so geschrieben, daß es auch ohne chemische Vorkenntnisse einwandfrei verstanden werden kann. Wenn Sie auch nur ein klein bißchen Interesse an diesem Thema aufbringen, dann wird Sie dieses Buch nicht nur fesseln, sondern es wird Ihnen auch viel Spaß, Freude und Gewinn bringen.

München, März 1992

Devanando Otfried Weise*

*Dr. Devanando Otfried Weise hat Chemie, Biologie, Geologie und Geographie studiert und war fünfzehn Jahre lang an verschiedenen deutschen Universitäten als Lehrer und Forscher tätig, zuletzt als Professor an der Universität Gießen. Er ist Autor einer Reihe geographischer Fachpublikationen, der beiden Bücher "Harmonische Ernährung" und "Melone zum Frühstück" sowie zahlreicher Zeitschriftenaufsätze. Er ist heute Verleger, Enährungsberater, Autor und Seminarleiter für Themen aus den Bereichen Gesundheit, Ernährung und Bewußtsein.

1 EINFÜHRUNG

1.1 Konstitutionelle Typen und Körperchemie

Es ist eine bekannte wissenschaftliche Tatsache, daß man nach Verbrennen eines menschlichen Leichnams in der Asche so und so viele Prozente Magnesium, Kalzium, Silizium etc. findet. Der lebende menschliche Körper ist eine sehr spezielle, aktive elektrochemische Fabrik, die ununterbrochen Biochemikalien formt und ändert, aufbaut und umbaut. Auf einer fundamentalen Ebene bestehen wir aus chemischen Verbindungen. Das Leben oder die Intelligenz, die in diesen Verbindungen zugegen ist, demonstriert die Hochzeit zwischen Geist und Materie.

Alles was uns irgendwie berührt, hat auch Einfluß auf unsere Körperchemie. Es ist offensichtlich, daß Nahrung und Luft die grundlegenden Rohstoffquellen unserer chemischen Fabrik sind. Gefühle, Gedanken, unsere geistige Haltung und eine Unzahl anderer Faktoren, wie z. B. Klima, Sonnenschein, Luftqualität, Düfte, wie oft und worin wir baden, die soziale und räumliche Umwelt, die Tageszeit und die Mondphasen beeinflussen jedoch ebenfalls unsere Körperchemie.

Der Grund dafür, daß die Menschen so verschieden voneinander sind, daß sie unterschiedliche Religionen, Motive, Absichten, Wünsche, Ängste, Fähigkeiten, Interessen, Haltungen etc. haben, liegt darin, daß sie die chemischen Verbindungen ihres Körpers unterschiedlich verwenden und verarbeiten. Wenn ein Mensch kohlenstoffhaltige Nahrung gut verdaut und aufnimmt, wird er ein Kohlenstoff Typ. Diese Menschen nehmen leicht zu. Sie sind mehr gefühlsbetont, freundlich und ängstlich, weniger ehrgeizig. Wenn ein Mensch viel Kalzium ißt, verdaut und aufnimmt, wird er ein Kalzium Typ. Er wird starke Willenskraft, Bewegung, Bestimmtheit, Skeptizismus und Durchhaltevermögen an den Tag legen.

Alles in allem unterscheiden wir zwanzig verschiedene konstitutionelle Typen und Kombinationen daraus. So wie Charakter und Gesundheit davon beeinflußt werden, wie der Körper mit den Mineralien umgeht, so gibt es auch Auswirkungen auf das Aussehen. Kohlenstoff-Menschen sind weich und üppig, Kalzium-Menschen knochig und eckig.

Unterschiedliche Menschen verbrauchen infolge ihres angeborenen Temperaments, des Aufbaus ihrer Zellstruktur und des Ausmaßes ihres Denkvermögens die Chemikalien ihres Körpers auf unterschiedliche Weise. Dies hat ein unharmonisches chemisches Gleichgewicht im Körper zur Folge, das sich in unterschiedlichen biochemischen konstitutionellen Typen niederschlägt. Ein solcher Typ ist niemals eine ausbalancierte Person. Wenn die Menschen ausbalanciert wären, dann könnte man niemals den Charakter lesen oder gewisse gesundheitliche Tendenzen herausstellen. Ein Menschen kann insoweit typisiert und als ein Individuum verstanden werden, als er sich vom Standard oder dem angenommenen Gleichgewicht entfernt.

Jedes chemische Element hat seine eigenen typischen Merkmale, wie z. B. seine Farbe, seinen Verwendungszweck und seine Funktionen. Jedes hat seinen eigenen charakteristischen Einfluß auf die Körperfunktionen wie auch auf Verstand, Gefühl und Charakter. Wir wissen, daß der menschliche Körper im wesentlichen aus sechzehn verschiedenen chemischen Elementen in unterschiedlich starkem Anteil zusammengesetzt ist. Wenn wir uns darüber im klaren sind, daß wir das Element oder die Verbindung, die uns fehlt, zuführen können, dann wird Gesundheit eine Frage der Vorsorge, wobei ein Großteil von einer angemessenen Ernährung abhängt, aber auch von unserer Umwelt, unserer inneren Einstellung und anderem. Dies betrifft natürlich auch die verstandes- und gefühlsmäßige Gesundheit.

Wir können den Knochen Kalziumtriphosphat zuführen, dem Gehirn und den Nerven Lezithin, den Muskeln Kaliumchlorid und dem Blut Eisen (wie das in der orthomolekularen Medizin geschieht). Das Sprichwort: "Du bist, was du ißt" wird hier auf eine ganz einfache Grundlage gestellt. Unsere Körperchemie bestimmt unser Aussehen. Schauen Sie sich den Trinker und die Wirkung des Alkohols an. Beobachten Sie den Einfluß von Kokain, Heroin und Marihuana auf Persönlichkeit, geistige Haltung und Gesundheit. Beachten Sie die Ernährung und Veranlagung von fettleibigen oder nervösen Menschen, von depressiv veranlagten Charakteren usw. Sind sie dieselben geblieben, nachdem sie anfingen, Drogen zu nehmen oder auf bestimmte Weise zu essen?

Wenn Blut und Gewebe Sauerstoff im Übermaß enthalten, dann führt das zu starken Gefühlswallungen, Ungeduld und Impulsivität. Stickstoff dagegen wirkt repressiv und dämpft die Emotionen. Kalium regt die Muskulatur an. Schwefel macht einen Menschen intensiv, stolz und unnahbar. Jedes der sechzehn chemischen Elemente hat einen ganz bestimmten Einfluß auf die Veranlagung, den Charakter, die Fähigkeiten, auf Gesundheit oder Krankheit.

Es ist von größter Bedeutung, daß wir nicht nur untersuchen, was wir essen, trinken und atmen, sondern auch mit wem wir uns zusammenschließen, welche Kleidung wir tragen, was wir lesen, wie wir denken und wie wir spirituell empfinden. Dies sind die Faktoren, die unsere Zukunft beeinflussen, unsere Langlebigkeit, unseren Charakter, den inneren Frieden und unser zukünftiges Sein bestimmen!

1.2 Dr. ROCINEs Entdeckung

Was wir über den Einfluß der Körperchemie auf menschliche konstitutionelle Typen wissen, geht zurück auf einen einzigen Mann, auf Dr. VICTOR ROCINE. Er ist der Pionier auf diesem Fachgebiet, das auch das vorliegende Buch behandelt. Er hat fünfzig Jahre an der Frage gearbeitet, wie die Chemie den Menschen beeinflußt. ROCINE begann 1908 über die "chemischen Typen der Menschen" zu schreiben, nachdem er 72 verschiedene Diäten an Tausenden von Menschen getestet hatte. Jede seiner Testpersonen mußte einen Fragebogen mit 4000 Fragen ausfüllen. Es wird berichtet, das dies rund eine Woche in Anspruch nahm. Dr. ROCINE arbeitete, bis er zwanzig verschiedene chemische konstitutionelle Typen des Menschen benannt und beschrieben und mit Copyright geschützt hatte.

Über ROCINE ist wenig bekannt. Er war ein europäischer Wissenschaftler und Philosoph, ein sehr produktiver Autor mit unermüdlicher Energie. Nach dem Studium der Anthropologie, Etymologie und verwandten Fächern an der Universität von Uppsala kam er 1867 in die Vereinigten Staaten. Er erwarb seinen Doktortitel im HADDOCK und HOLT Institut und schloß seine Ausbildung in Prof. VAUGHTs Chikagoer Institut für Charakterologie ab. Ende der neunziger Jahre heiratete er die Witwe von Prof. VAUGHT. EMILY ROCINE war Mitherausgebende, Managerin, Beraterin und Lehrende in Chikago, wenn Dr. ROCINE auf seinen häufigen Vortragsreisen weilte. Nach dem Tode von Dr. und Frau ROCINE, führte ELIZABETH FORREST ihre Arbeit fort, nachdem sie rund vierzig Jahre lang als treue Sekretärin für die ROCINEs gearbeitet hatte.

Ich persönlich wurde mit ROCINE durch meine Lehrerin ANN KOERNING bekannt. ANN besaß ein weitgefächertes Wissen über Menschen-Analyse, ihre Kenntnisse über die chemischen Typen des Menschen jedoch stammten von ELIZABETH FORREST. ANN hatte ein Studium bei ROCINE begonnen. Dieser erklärte ihr jedoch frei heraus, daß sie der falsche chemische Typ sei, um bei ihm zu studieren, und schickte sie zu ELIZABETH. ELIZABETH und ANN verstanden sich zwar sehr gut, ANN konnte jedoch auf Dauer nicht bei ihr arbeiten, weil sie sich schon anderweitig festgelegt hatte.

Obwohl ANNs Schwerpunkt auf der Erforschung der Hände und des Gesichtes lag und ein gewisses Grundwissen darin das Studium der chemischen Typen leichter zugänglich macht, lehrte ANN ROCINEs Werk niemals in der Öffentlichkeit. Als sie eines Tages jene beiden arg ramponierten, in Plastik eingebundenen, grünen, staubigen Bände anbrachte, wußte ich, daß mir ein wirklicher Leckerbissen bevorstand. Die Veröffentlichungen ROCINEs sind nämlich so gut wie nicht mehr zu erhalten. Sie erschienen in sehr geringer Auflage im Eigenverlag, auf einem Vervielfältigungsapparat auf billigem Papier hergestellt und zusammengeheftet. So entschloß ich mich, die ganze Materie gründlich durchzuarbeiten, an meinen Klienten zu testen und schließlich in der vorliegenden Form zu Papier zu bringen.

ROCINE war davon überzeugt, daß die menschliche, biochemische Fabrik und ihre Art, Nahrung zu verarbeiten, von Wissenschaftlern nicht mit den üblichen chemischen Untersuchungs- und Analysemethoden erhellt werden kann, weil jeder lebende Organismus verschieden ist. Dies liegt unter anderem an vielen von Mensch zu Mensch unterschiedlich wirkenden Faktoren, wie z. B. den organischen Anlagen, den Zell-Programmen, dem spirituellen Leben, Bewußtseinszuständen usw. (vgl. z. B. auch A. A. BAILEY, 1988). Das Ergebnis der biochemischen Fabrik äußert sich jedoch darin, was er als den dominanten chemischen Prozeß zu bezeichnen pflegte. Er beobachtete die Natur des dominanten Elements und fand diese Eigenschaften im Menschen manifestiert wieder.

Zum Beispiel: Schwefel wirkt explosiv und temperamentvoll. Eine schwefelreiche Nahrung verschönt Haar und Haut. ROCINE sammelte viele solche Beobachtungen und erkannte einen Schwefel-Typ. Alle gesunden Schwefel-Menschen haben starke Verwandtschaft in punkto

Charakter, Aussehen, Gesundheit, Fähigkeiten usw. Sie sind z. B. sprunghaft-impulsiv, ja geradezu explosiv-aufbrausend und besitzen eine wunderschöne Haut und eine herrliche Haarpracht.

Die Klassifikation und Beschreibung der verschiedenen konstitutionellen Typen habe ich von ROCINE übernommen. Mein Beitrag besteht darin, daß ich ausgedehnte eigene Untersuchungen an den Händen hinzufüge und deren Form, die Handlinien etc. als ein Hauptwerkzeug zur Bestimmung der Typen verwende. Weiterhin versuchte ich, den Bestimmungsprozeß klarer und einfacher und die Nahrungsempfehlungen verständlicher zu gestalten. Außerdem habe ich Wiederholungen und unnötigen Wortschwall eingeschränkt bzw. weggelassen. Die Angaben über seine Untersuchungsmethoden und sein Leben stammen von Hinweisen in seinen Schriften und aus den wenigen bibliographischen Angaben seiner Frau EMILY im Klappentext einiger seiner Bücher.

Heutige wissenschaftliche Studien machen das Werk ROCINEs glaubhafter. Der Einfluß der Körperchemie auf die geistige und physische Gesundheit des Menschen wird heutzutage in weiten Kreisen akzeptiert. Ich hoffe, Sie werden das Buch in verschiedenster Hinsicht nützlich und vorteilhaft finden.

Bitte beachten Sie, daß immer dann, wenn in diesem Buch von chemischen Elementen die Rede ist, entweder das Element selbst oder eine seiner Verbindungen, meist das betreffende positiv oder negativ geladene Ion gemeint ist. Es wäre für den Lesefluß ungünstig, würde man jeweils ganz korrekt ausführlich-umständlich formulieren (Anmerkung des Übersetzers).

1.3 Bestimmungsmethode

Will man den chemischen konstitutionellen Typ eines Individuums bestimmen, ist es hilfreich, Schritt für Schritt vorzugehen und im Verlauf dieses Prozesses nach und nach alles Unpassende auszuschließen. Wenn Sie diesen Schritten folgen, schärfen Sie ihre Beobachtungsgabe und erhalten zugleich wertvolle Informationen zur Bestimmung des Typs. Als erstes werden Sie stets das Temperament oder die Temperaments-Kombination bestimmen. Alle anderen Identifikations-Merkmale kommen erst an zweiter Stelle. Damit schliessen Sie alle chemischen Typen, die zu den ausgemusterten Temperamenten gehören, automatisch mit aus. Wenn Ihr Klient zum Beispiel schwer und rundlich ist, dann gehört sie/er höchstwahrscheinlich zu einem der sechs vitalen Temperamente. Die übrigen vierzehn Typen fallen unter die Bezeichnungen: mentales, mobiles, muskulöses und pathogenes Temperament. Nun wählen Sie lediglich einen Typen aus sechs statt aus zwanzig! Wenn Sie nun die anderen, unten genannten Kriterien beachten und besonderes Augenmerk auf die Form der Hände legen, dann können Sie den chemischen konstitutionellen Typ ihres Klienten bestimmen.

Ich habe die offensichtlichsten, visuellen Aspekte als Basis für Ihre Bestimmungen der chemischen Typen ausgesucht. Es sind sechs Faktoren, die Sie leiten werden:

1. Temperament und Temperament-Kombinationen
2. Größe und Gewicht
3. Form-Typ von Kopf und Körper
4. Teint (Haut- und Haarfarbe)
5. Gesichtsprofil
6. Form und Linien der Hände

Zusätzlich finden Sie im Text ausführliche Beschreibungen des Kopfes, des Gesichtes, der Gesichtszüge, des Körpers, des äußerlichen Erscheinungsbildes, der Art zu laufen und andere erkennbare Eigenschaften. Zur weiteren Sicherheit werden der Charakter sowie berufliche und gesundheitliche Aspekte beschrieben. Bei klinischen Untersuchungen findet man selten Menschen, die alle Merkmale aufweisen, weil sie nicht alle Charakterzüge der Idealtypen aufweisen. Unsere Erfahrung sagt uns, daß wir einen Menschen dann einem Typ zuordnen können, wenn er den meisten der Erkennungs-Merkmale nahe kommt. Die entscheidende Rolle spielen das Temperament und die Hände. Das Temperament ist Ihr Primär-Indikator. Alle übrigen Faktoren werden nachgeordnet.

Einige der chemischen Konstitutionen sind Temperament-Kombinationen, was in verschiedenen Untertypen resultiert. Zum Beispiel kann der Kalzium-Phosphor-Kohlenstoff-Typ verschieden ausgeprägt sein, je nach dem auf welchem dieser drei Elemente die Betonung liegt. Wenn Kohlenstoff vorherrscht, dann handelt es sich um einen weicheren, leicht rundlichen, langsameren und etwas sentimentalen

Untertyp. Wenn Kalzium stärker repräsentiert ist, dann erhalten wir eine größere, schlankere, knochigere Variante mit mehr Antriebskraft. Wenn der Phosphor vorherrscht finden wir kleinere und feinere Menschen. Andere gemischte Typen sind der Kohlenstoff-Kalium-Typ, der Kalzium-Protein-Typ, der Phosphor-Kalzium-Typ und der Phosphor-Kohlenstoff-Typ.

Es gibt auch eine ganze Reihe von Menschen, die sich scheinbar einer exakten Klassifikation entziehen. Wenn Sie erst einmal mehr Erfahrung in der Bestimmung der zwanzig Typen haben, werden Sie diese unklassifizierten Leute einschätzen, indem Sie Aspekte ihres Erscheinungsbildes oder ihres Charakters zu Hilfe nehmen, das von ihrer Körperchemie beeinflußt wird. Sie werden sie zum Beispiel als Kohlenstoff-Schwefel-Typ erkennen usw. Sie werden auch feststellen, daß gewisse Kombinationen häufiger auftauchen, weil diese Elemente natürlich zusammenpassen. Suchen Sie sich zunächst Menschen, die den Typen des Buches am nächsten kommen. Anhand dieser Standards können Sie dann die Abweichungen, die Varianten abschätzen. Wenn Sie vor Ihrem geistigen Auge erst einmal die Prototypen klar erkennen, dann werden Sie diejenigen Menschen, die vom Standard abweichen, leichter identifizieren.

1.4 Temperamente und Temperament-Kombinationen

Die Temperamente basieren auf den vier (breit definierten) Körpersystemen: - dem Skelett-System - dem Gehirn- und Nervensystem - dem Muskel-System und - dem Vital-System (die inneren Organe). Wenn eines dieser vier Systeme gegenüber den übrigen drei überwiegt, dann ergibt sich ein ganz bestimmter Einfluß auf das Temperament. Menschen, die zu einem bestimmten Temperament passen, weil sie ähnliche physische Charakteristika aufweisen, zeigen auch viele Gemeinsamkeiten bezüglich ihrer geistigen Eigenschaften, ihrer Charakterzüge, ihrer Interessen, ihrer Fähigkeiten, ihrer Gesundheit usw. Es sind zwar niemals zwei Menschen eines beliebigen Temperamentes völlig gleich, aus dem reichen Schatz der Eigenschaften besitzen sie jedoch so viele Ähnlichkeiten, daß man sie mit anderen Temperamenten nicht verwechseln kann. In der Folge gebe ich Ihnen eine kurze Beschreibung der vier Temperamente.

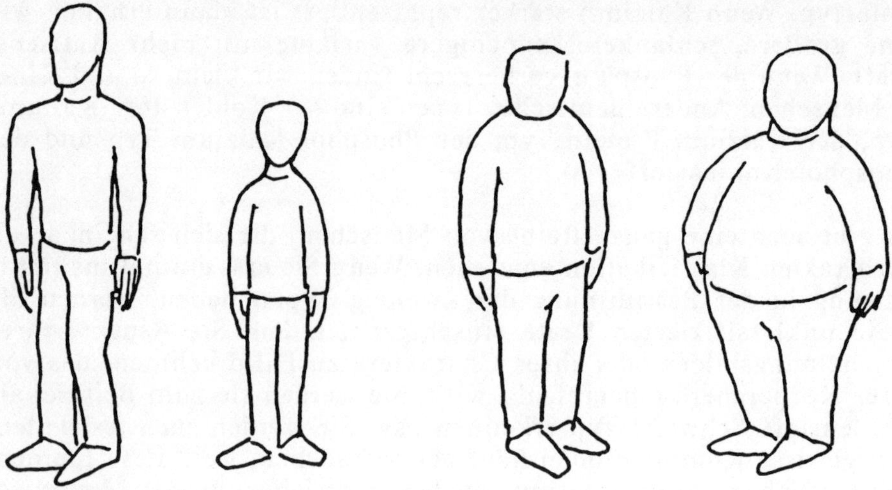

Abb. 1 - 4: Die vier Temperamente: mobil, mental, muskulös u. vital

1.4.1 Das mobile (knochige) Temperament

Mobile Menschen bilden ein starkes Knochengerüst aus, das die Grundlage für ihre Bewegung bildet. Knochen und anderes festes Gewebe, wie Nägel, Zähne, Knorpelmasse und die Bewegungszentren in Gehirn und Wirbelsäule sind besonders gut ausgeprägt. Diese Menschen zeichnen sich durch Aktivität, Arbeitsfähigkeit, Führungsqualitäten und Intensität aus. Sie erscheinen rauh und eckig, schlank, langsam, positiv und geduldig. Sie sind ehrgeizig, energisch und beschützend. Das mobile Temperament ist vornehmlich das Ergebnis von Kalzium und Silizium mit einer engen Verbindung mit Fluor und Phosphor. Die chemischen konstitutionellen Typen des mobilen Temperaments sind:

Nr. 1 - die Kalzium-Konstitution (Ca-Typ, calciferic)
Nr. 2 - die Silizium-Konstitution (Si-Typ, sillevitic)
Nr. 3 - die Kalzium-Phosphor-Kohlenstoff-K. (Ca-P-C-Typ, isogenic)
Nr. 4 - die Kalzium-Protein-Konstitution (Ca-Pro-Typ, barotic)

(vgl. dazu die Verwandtschaft mit dem Bewegungs-Naturell HUTERs und dessen Kombinationen in KUPFER, 1989 und dem Athletiker-Typ KRETSCHMERs, 1977).

1.4.2 Das mentale (nervöse) Temperament

Dieses Temperament erzeugt die kleinsten Leute in unserer menschlichen Familie, mit kleinem Körperbau und einem proportional leicht größeren Kopf. Haar, Haut und Gesichtszüge sind fein und zart. Die Hände sind grazil gebaut. Häufig ist eines der Sinnesorgane besonders auffallend, sie haben zum Beispiel große Augen, Ohren oder einen großen Mund. Menschen mit mentalem Temperament sind durch ihre Nervosität zwar aktiv, besitzen aber kein wirkliches Durchhaltevermögen. Sie haben eine Tendenz, sich Kummer und Sorgen über ihre Familie, ihre Beziehungen und über viele andere praktische und häufig triviale Dinge zu machen. Ihre größte Befriedigung schöpfen sie aus kulturellen, ästhetischen, spirituellen, philosophischen, literarischen und idealistischen Quellen. Da sie gegenüber ihrer Umwelt und Stimmungen sehr sensitiv sind, antworten sie darauf sehr rasch und heftig. Kaffee, Alkohol, Medizin, Ärger, Liebesverlust, Aufregung usw. rufen negative geistige und physische Reaktionen her vor. Häufig sind sie gesundheits- und ernährungsbewußt und mit dem Vegetarismus, der Makrobiotik oder anderen Ernährungsweisen mit hohem Ideal und philosophischem Hintergrund verheiratet. Das mentale Temperament ist rund um Phosphor und Schwefel aufgebaut. Folgende chemischen, konstitutionellen Typen fallen unter dieses Temperament:

Nr. 5 - die Phosphor-Konstitution (P-Typ, neurogenic)
Nr. 6 - die Phosphor-Kalzium-Konstitution (P-Ca-Typ, nervi-motive)
Nr. 7 - die Schwefel-Konstitution (S-Typ, exesthesic)
Nr. 8 - die Phosphor-Kohlenstoff-Konstitution (P-C-Typ, pathetic)

(vgl. dazu die Verwandtschaft mit dem Empfindungs-Naturell HUTERs in KUPFER, 1989 und dem Leptosomen-Typ KRETSCHMERs, 1977).

1.4.3 Das muskulöse (fasrige, sehnige) Temperament

Das muskulöse Temperament schafft eine gut gepolsterte, feste und aktive Körperstruktur. Da dieses Temperament auch die Bänder und Sehnen beeinflußt, gibt es drahtige Spielarten (ligamentös, vgl. den Na-Typ). Menschen des muskulösen Temperaments haben ein gut ausgeformtes, etwas quadratisches Kinn, einen breiten Kopf, niedrige, vorstehende Augenbrauen und häufig ein grobes, dickes, drahtiges Haar. Normalerweise sind diese Menschen aktiv und waghalsig und werden Athleten, Arbeiter beim Katastrophenschutz, Militärs, Waldarbeiter usw. Wenn sie jung sind, lieben sie das Abenteuer, wenn sie älter werden, wenden sie sich mehr praktischen Dingen zu. Sie sind direkt, tapfer und loyal und deshalb Menschen der Tat und nicht des Schulzimmers. Sie geben wahre Freunde und glühende Liebhaber ab. Das muskulöse Temperament wird genährt durch Kalium und Natrium. Die chemischen konstitutionellen Typen des muskulösen Temperamentes sind:

Nr. 9 - die Kalium-Konstitution (K-Typ, myogenic)
Nr. 10 - die Natrium-Konstitution (Na-Typ, desmogenic)
Nr. 11 - die Chlor-Konstitution (Cl-Typ, marasmic)

(vgl. dazu die Ähnlichkeiten mit dem Bewegungs-Naturell HUTERs bei KUPFER, 1989 und dem Athletiker-Typ KRETSCHMERs, 1977).

1.4.4 Das vitale (wohlgenährte) Temperament
Das vitale Temperament ist verkörpert in der amerikanischen Figur des fröhlichen, kugelrunden St. Nikolaus. Ein runder Kopf, Pausbakken, eine niedrige, breite Stirn, eine breite Nase, volle Lippen und ein fleischiger Körper, der in der Mitte am umfangreichsten ist, sind charakteristisch für unsere vitalen Frauen und Männer. Sie haben rundlich-stämmige Hände, die am Handgelenk und an den unteren Fingergliedern am vollsten ausgebildet sind. Sie sind gutmütig, warmherzig, extrovertertiert, sozial, sinnlich, enthusiastisch, mitgehend und optimistisch. Vitale Menschen sind für Komfort zu haben. Sie lieben den Müßiggang und ein vergnügliches, üppiges Leben, wann immer es möglich ist. Sie haben keine Neigung zu schwierigen Arbeiten jedweder Art, aber sie wissen, wie man Geld macht. Sie lernen schnell und irgendwie brillant, sie sind jedoch für gewöhnlich keine Studenten, die aus Büchern lernen, und sie vertiefen sich auch nicht zu sehr in ein Thema. Das vitale Temperament wird bestimmt von den Chemikalien Sauerstoff, Kohlenstoff, Wasserstoff, Stickstoff und von Fetten. Die chemischen konstitutionellen Typen des vitalen Temperaments sind:

Nr. 12 - die Kohlenstoff-Konstitution (C-Typ, carboferic)
Nr. 13 - die Sauerstoff-Konstitution (O-Typ, oxyferic)
Nr. 14 - die Wasserstoff-Kohlenstoff-Konstitution (H-C-Typ, lipoferic)
Nr. 15 - die Stickstoff-Konstitution (N-Typ, nitroferic)

Nr. 16 - die Wasserstoff-Konstitution (H-Typ, hydroferic)
Nr. 17 - die Kohlenstoff-Kalium-Konstitution (C-K-Typ, pallinomic)

(vgl. die Verwandtschaft mit dem Ernährungs-Naturell HUTERs in KUPFER, 1989) und dem Pykniker-Typ KRETSCHMERs, 1977).

1.4.5 Pathogene Konstitutionen
Es gibt zusätzliche Typen, die nach ROCINE von Geburt an zu Krankheit und Mißbildung neigen. Zu ihnen gehören:
Nr. 18 - die Unterernährungs-Konstitution
(UE-Typ, atrophic) (unfähig Nährstoffe aufzunehmen)
Nr. 19 - die Mißbildungs-Konstitution
(MB-Typ, medeic) (mißgebildet, vergiftet)
Nr. 20 - die pargenische Konstitution
(PG-Typ, pargenic) (angeborener Makel)

1.5 Formtypen

Die Formtypen erkennt man grundsätzlich an der Form der Schultern und des Körpers und an der Ausdehnung des Scheitels und des Hinterkopfes. Die Klassifikation der Form ist normalerweise ein Maßstab dafür, wie aufnahmefähig eine Persönlichkeit ist und wie bestimmt sie auftritt. Die folgenden Beschreibungen vermitteln eine Vorstellung des Einflusses der Formtypen auf die Persönlichkeit.

1.5.1 Andropmorphe (männliche) Charakteristika
Die Schädeldecke des andromorphen Kopfes (Abb. 5) steigt von der

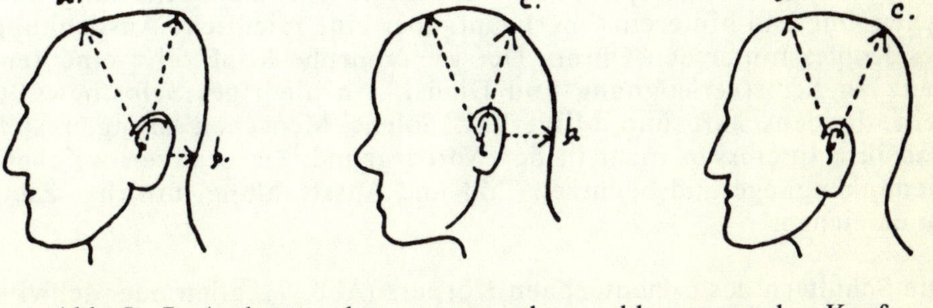

Abb. 5 - 7: Andromorpher, gynemorpher und homomorpher Kopf

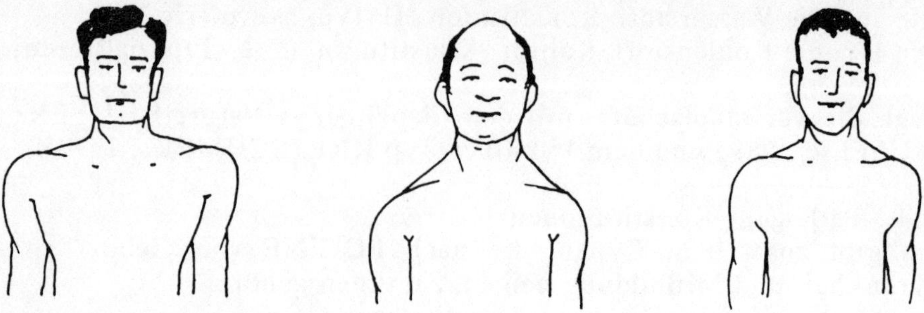

Abb. 8 - 10: Andromorpher, gynemorpher und homomorpher Körper

Stirn zum hinteren Oberhaupt an (oberhalb der Ohren und schräg nach hinten), d. h. das hintere Oberhaupt liegt höher als das vordere. Hinter den Ohren ist der Kopf wenig ausgedehnt bis flach. Das ist die Kopfform von Menschen, die Autorität, Ehrgeiz, Zielstrebigkeit und Stolz aufweisen. Je kürzer der Hinterkopf ist, um so weniger Herzenswärme besitzt das Individuum. Der Kopf von Abbildung fünf kann mit den Eigenschaften bestimmt, militant, dogmatisch und kalt charakterisiert werden.

Der andromorphe Körper (Abb. 8) besitzt quadratische, eckige Schultern, eine hoch liegende Taille, lange Arme und Beine (im Verhältnis zum Rumpf) und kleine Brüste. Er ist der Körper für Unternehmungen, Ausdauer und Eroberungen.

1.5.2 Gynemorphe (weibliche) Charakteristika

Die physischen Kennzeichen des gynemorphen Kopfes (Abb. 6) sind ein niedriges hinteres Oberhaupt (tiefer als das vordere) und ein voll ausgebildeter Hinterkopf. Das beinhaltet eine kurze Entfernung zwischen Ohr und hinterem Oberhaupt, aber eine reichliche Ausdehnung des Kopfes hinter den Ohren. Der gynemorphe Kopf zeigt eine Tendenz zu Selbstverleugnung und Dienst, ein niedriges Selbstbewußtsein, Leidenschaft und Mitgefühl. Solche Menschen drängen sich und ihre Interessen nicht in den Vordergrund. Sie besitzen weichere Gedankengänge und benutzen Takt und Ausstrahlung, um ihre Ziele zu erreichen.

Die Schultern des gynemorphen Körpers (Abb. 9) fallen oder schwingen vom Halsansatz direkt nach unten. Man kann keine Winkel entdecken. Außerdem liegt die Taille niedrig. Arme und Beine sind im Verhältnis zum Rumpf kurz, und die Brüste sind voll entwickelt. Der gynemorphe Körper steht für Passivität, Empfänglichkeit, Intuition, Nachgiebigkeit und Zuneigung.

1.5.3 Homomorphe (harmonische) Charakteristika
Menschen mit einem homomorphen Kopf und Körper (Abb. 7 & 10) besitzen einen ausgeglichenen Körperbau und eine ausgeglichene Persönlichkeit. Das hintere und das vordere Oberhaupt liegen in etwa gleich hoch. Dieser harmonische Bau zeigt keine Auswüchse oder Fehler. Er kann sich mit allen anderen Formtyp-Kombinationen zusammenschließen, weil er in sich ausgeglichen ist.

1.6 Teint (Haut- und Haarfarbe)

Haut- und Haarfarbe reichen mit allen Übergängen von hell (blond) bis dunkel (brünett). Die meisten Rassen oder Nationalitäten aus warmen oder tropischen Klimaten gehören zum dunklen Typ. Man klassifiziert sie je nachdem, wie dunkel sie im Verhältnis zu ihrer Rasse sind. Orientalen sind in der Regel ebenfalls dunkel, es gibt aber auch in dieser Rasse erhebliche Schwankungen. Der helle (blonde) Typ weist helles Haar, helle Haut und blaue, grüne oder helle Augen auf. Der dunkle (brünette) Typ ist durch dunkles Haar und Augen und dunkle Haut mit honig-, kupferfarbenen und braunen Schattierungen charakterisiert.

Der Teint ist ein Maß für die mentalen Schwingungen eines Individuums. Der helle Teint neigt dazu, eine Person zu aktivieren und ihre Reaktion gegenüber geistigen und körperlichen Anregungen zu beschleunigen. Er verursacht das Gespür, nach außen zu gehen und sich anderen Menschen sowie geschäftlichen und anderen äußerlichen Aktivitäten zuzuwenden. Ein dunkler Teint neigt zur Konzentration aufs Gedankliche und macht die jeweilige Person eher sentimental, konservativ, poetisch und leidenschaftlich. Solche Menschen sind mehr familienorientiert und selbst, wenn sie in der freien Wirtschaft arbeiten, vergessen sie niemals, warum sie das tun. Menschen mit einem hellen Teint sind häufig diejenigen, die ein Geschäft aufbauen, Menschen mit einem dunklen Teint diejenigen, die es verwalten.

Es gibt natürlich Unterschiede, wie die verschiedenen Teints die chemischen konstitutionellen Typen beeinflussen, das eben Gesagte stellt jedoch die Grundzüge dar, um die es sich dreht. Es gibt viele Faktoren, die an der Entstehung des Teints beteiligt sind. Erbgut und geographische Lage dominieren dabei. Blonde Menschen kommen aus kälteren Klimaten, wogegen dunkle Menschen aus tropischen Ländern stammen. Grundlagen eines hellen Teints sind vorwiegend die Chemikalien Wasserstoff, Kohlenstoff, Natrium, Kalzium, Magnesium, Sauerstoff, Eisen, Schwefel und Silizium. Einen dunklen Teint verursachen Stickstoff, Kalium, Phosphor, Chlor, Mangan, Fluor und Jod. Außerdem spielen noch andere Faktoren eine Rolle: Arbeit im Freien oder im Raum, ob man Rauch, Gasen oder Chemikalien ausgesetzt ist, die Ernährung, besonders Gifte in der Nahrung, Gefühle, Gewohnheiten, Abhängigkeiten, Karma usw.

1.7 Stirnprofile

Das Stirnprofil gibt darüber Auskunft, wie die Persönlichkeit Informationen verarbeitet. Wir verwenden hier für unsere Klassifizierung drei deutliche Profile, die unten definiert und erklärt werden. Diese Profile sind zum Teil geschlechtsspezifisch betont. Viele Rassen haben neben anderen physiognomischen Charakteristika auch eine Tendenz zu gewissen Profilen. Diese Tatsachen sollten Sie im Augenblick aber nicht verunsichern. Suchen Sie einfach das Profil aus, das am besten zu Ihrem Klienten paßt. Bestimmen Sie den Profiltyp, indem Sie abschätzen, wie nah er den in den Abbildungen 11 bis 13 gegebenen Prototypen kommt.

1.7.1 Das faktische (konvexe) Profil

Dieses Profil ist dadurch gekennzeichnet, daß der unterste Teil der Stirn an oder nahe der Augenbrauen weiter vorn liegt als der Rest der Stirn. Die Brauen scheinen vorzustehen, während der Rest der Stirn von den Brauen an zurückflieht. Dies wird häufig dadurch betont, daß an den Brauen der Schädelknochen regelrecht vorspringt, besonders bei Männern. Die weibliche Stirn schwingt safter zurück. Das faktische Profil weist auf einen Menschen, der visuell lernt, der seine Urteile aufgrund von visuell beobachtbaren Beweisen fällt. Solche Menschen untersuchen gerne, sind praktisch, wissenschaftlich und schnell entschlossen. Sie lieben es, daraus zu lernen, was sie se-

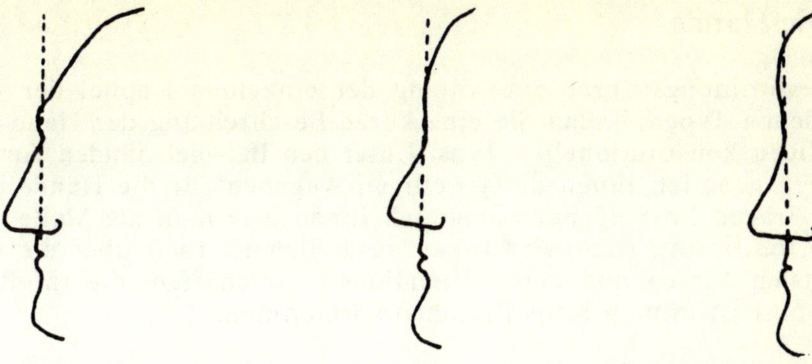

Abb. 11 - 13: Das faktische, analytische und konzeptionelle Profil

hen, wobei sie verstandesmäßig Größe, Form, Farbe, Anzahl und andere visuelle Daten abschätzen.

1.7.2 Das analytische (gerade) Profil

Das Zentrum bzw. die Mitte der Stirn steht vor, woraus sich eine mehr oder weniger gerade Profilführung nach oben und unten ergibt. Solche Menschen fällen Entschlüsse langsamer als diejenigen mit einem faktischen Profil. Sie sind präziser und akurater. Sie kategorisieren, analysieren und zergliedern Informationen mit ihrem Verstand. Sie lernen durch Hören, weniger durch Sehen. Sie wägen das Für und Wider sorgfältig ab.

1.7.3 Das konzeptionelle (konkave) Profil

Dieses Profil springt in seinem oberen Abschnitt ähnlich vor, wie man es bei Kinderköpfen beobachtet. Der oberste Teil der Stirn steht am meisten vor. Häufig ist dieses Profil jedoch nur schwach ausgeprägt und schwierig vom analytischen Profil zu unterscheiden. Man bestimmt das konzeptionelle Profil durch sehr sorgfältige Beobachtung, indem man auf jeden Vorsprung achtet. Menschen mit dieser "hohen Denkerstirn" sind nachdenklich, theoretisch, idealistisch und abstrakt - zeitweilig verhalten sie sich sehr unpraktisch. Diese Leute befassen sich selten mit konkreten und nützlichen Dingen.

1.8 Die Hände

Im Bestimmungsführer am Anfang der einzelnen Kapitel der verschiedenen Typen finden Sie eine kurze Beschreibung der Hand des jeweiligen konstitutionellen Typs. Unter den Beispielshänden für jeden Typ gebe ich Ihnen die jeweiligen Angaben für die Hände und deren Träger. Im Folgenden zeige ich Ihnen, wie man die Maße und Linien bestimmt. Dies wird Ihnen zusätzlich Klarheit über die verbreitetsten Linien und deren Variationen verschaffen, die im Rahmen von bestimmten Konstitutionen vorkommen.

1.8.1 Handmaße

A. Handflächenhöhe - gemessen von der Basis des Mittelfingers bis zum Beginn des Handgelenkes (an oder unter der ersten Querfalte).
B. Handflächenbreite - gemessen von knapp oberhalb der Daumenabzweigung (01) in leichter Diagonale über die Hand. Beachten Sie, daß dies selten die breiteste Stelle der Handfläche ist. Sie ist breiter, wenn man etwas tiefer bei (02) mißt.
C. Der längste Finger - gemessen von der Basis des Mittelfingers (S) zur Spitze dieses Fingers. Beachten Sie, daß dieser Finger gelegentlich viel länger oder kürzer als typisch ist.

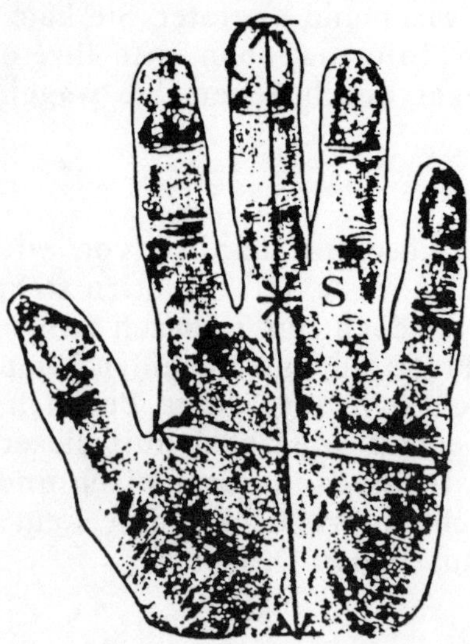

Abb. 14: Handmaße

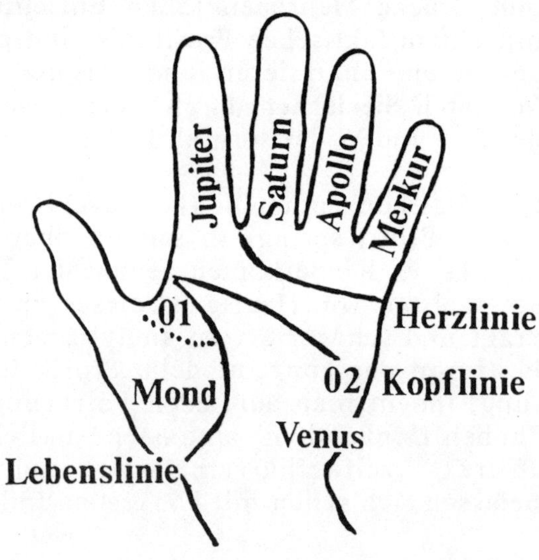

Abb. 15: Handlinien

1.8.2 Handlinien-Muster

Abgesehen von kleinen Unterschieden benutzen wir einen ähnlichen Ansatz zur Klassifikation der Handlinien-Muster wie HACHIRO ASANO und die deutschen Anthropologen. Die geringfügigen Änderungen, die ich vorgenommen habe, harmonisieren die Linien mit ihren Bedeutungen in der Handlesekunst, die sich mit dem Einfluß der Linien auf den Charakter befaßt. Wir blicken vor allem an den Beginn der Herzlinie (Gefühlslinie), denjenigen der Kopflinie (Intellektlinie) im Verhältnis zur Lebenslinie (Vitalitätslinie) und auf die Verlaufsrichtung der Kopflinie.

Der Beginn der Kopflinie

Typ A: Die Kopflinie und die Lebenslinie beginnen gemeinsam, trennen sich aber vor Erreichen der Leitlinie (a)-(a`).

Typ B: Die Kopflinie und die Lebenslinie sind getrennt, sie berühren sich an keinem Punkt.

Typ C: Die Kopflinie berührt die Lebenslinie ebenfalls nicht, die Kopflinie beginnt aber erst hinter der Leitlinie (a)-(a`). Typ C kommt sehr selten vor, vielleicht ein bis zweimal in tausend Händen.

Typ D: Die Kopf- und die Lebenslinie verlaufen zusammen und trennen sich erst nach Überschreiten der Leitlinie (a)-(a`). Häufig sind die Linien zwar getrennt, aber durch Schlaufen und Ketten miteinander verbunden. Dies ist dann eine Abwandlung von D.

Typ E: Die Kopflinie beginnt innerhalb des Bogens der Lebenslinie - auch ein seltener Fall.

Typ F: Nur eine horizontale Linie quert die Handfläche (semian oder atavistische Linie). Sie kann gemeinsam oder getrennt mit der Lebenslinie beginnen und verläuft gewöhnlich über die gesamte Handfläche.

Typ G: Alle drei Linien beginnen gemeinsam oder berühren sich an einem Punkt. Im Typ G ist eine komplizierte Abart enthalten, in der die Handlinien extrem gestört und unnormal sind. Dies findet man für gewöhnlich bei angeborenen Funktionsstörungen oder schweren emotionalen oder mentalen Störungen. Der Typ G wurde früher als modifizierter Typ F klassifiziert. Ich habe ihn als separaten Typ hinzugefügt, weil sein Muster und seine Bedeutung doch deutlich verschieden sind.

Verlaufsrichtung der Kopflinie

Dieses Muster wird hier nicht so streng vermessen, wie im anthropo-

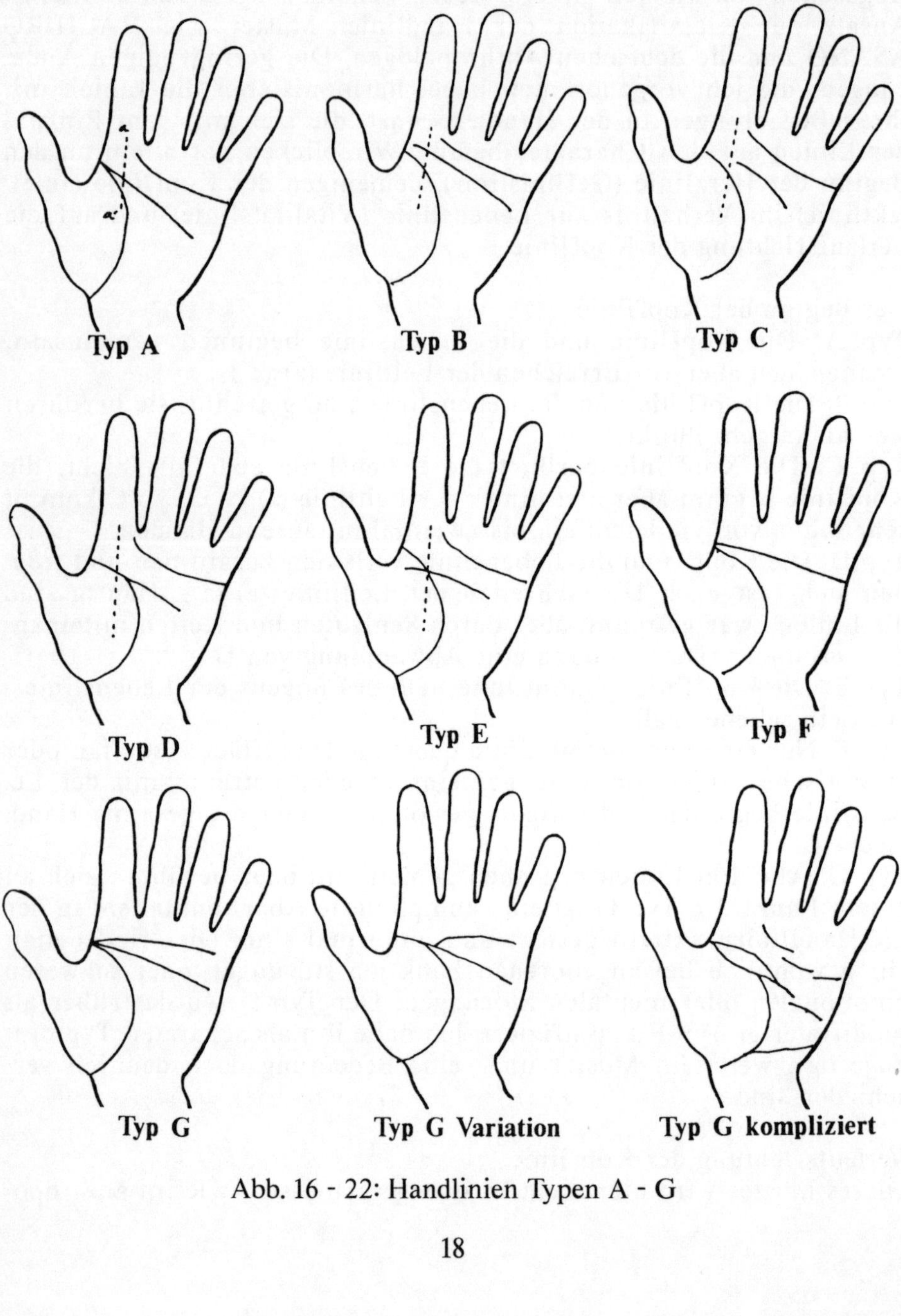

Abb. 16 - 22: Handlinien Typen A - G

logischen Modell. Wir stützen uns mehr auf das Erscheinungsbild und die Assoziationen, die sich damit aus der Handlesekunst ergeben.

Typ H: In dieser Hand führt die Kopflinie mehr oder weniger gerade quer über die Handfläche und bewegt sich dabei kaum nach unten. Sie verläuft häufig parallel zur Herzlinie und bewegt sich am Ende etwas auf diese zu.
Typ O: Hier schwingt die Kopflinie sanft nach unten und endet oberhalb der Leitlinie (b) in Abb. 24.
Typ L: Hier fällt die Kopflinie von einem Punkt an sehr stark ab, zieht zur Basis des Handtellers und endet in der Nähe oder unterhalb der Leitlinie (b). Bei kürzeren Linien bestimmt das Abbiegen nach unten die Einordnung in den Typ L. Lange Kopflinien können manchmal einen grazilen Bogen beschreiben, enden aber auf jeden Fall unter (b).

Der Beginn der Herzlinie
Typ I: Die Herzlinie beschreibt einen sanften Bogen bis zur Verzweigung von Zeige- und Mittelfinger. Variationen von I beinhalten Herzlinien, die nicht nach oben schwingen, sondern bei der Leitlinie (b)-(b`) aufhören. Die Linie kann auch verästelt sein.
Typ II: Die Herzlinie erreicht die Leitlinie (b)-(b`) nicht.
Typ III: Die Herzlinie endet an einem Punkt hinter der Leitlinie (b)-(b`).

Der Handabdruck in Abb. 29 ist ein Beispiel für die Einordnung der Linien. Hier verlaufen Kopf- und Lebenslinie gemeinsam, bis sie die Leitlinie (a)-(a) überschritten haben: Typ D. Die Kopflinie schwingt tief hinunter zur Handbasis: Typ L. Die Herzlinie endet an der Verzweigung von Zeige- und Mittelfinger: Typ I. Die Einordnung dieser Hand lautet deshalb DLI.

Abbildungen auf S. 20:
1. Reihe: Abb. 23 - 25: Handlinientyp H, O und L
2. Reihe: Abb. 26 - 28: Handlinientyp I, II und III
3. Reihe: Abb. 29: Beispiel für die Einordnung eines Handabdrucks als Typ DLI

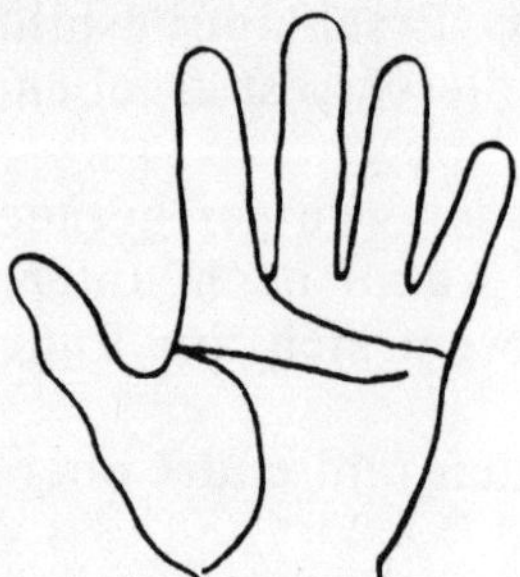

Typ H

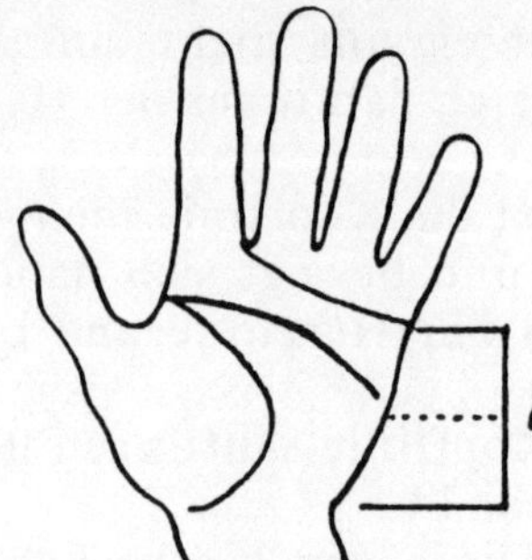

Typ 0

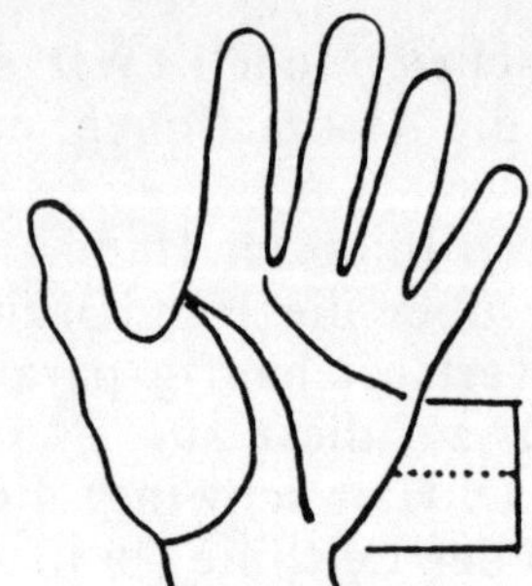

Typ L

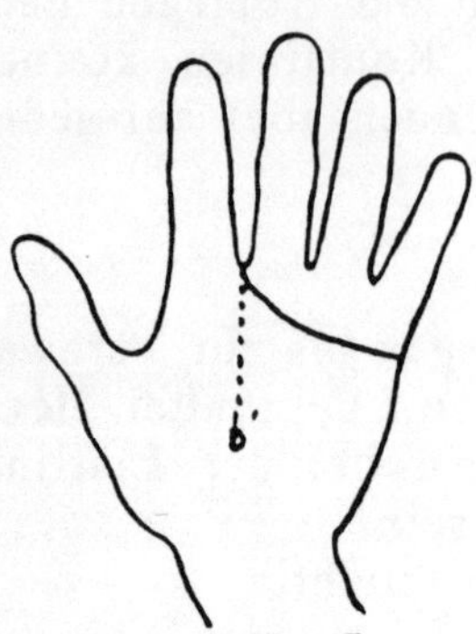

Typ I

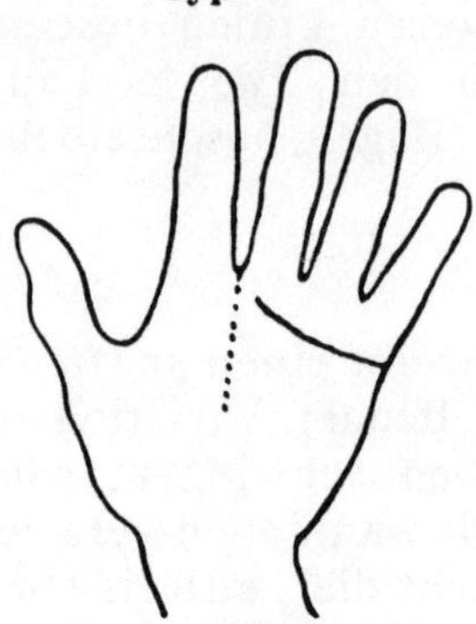

Typ II

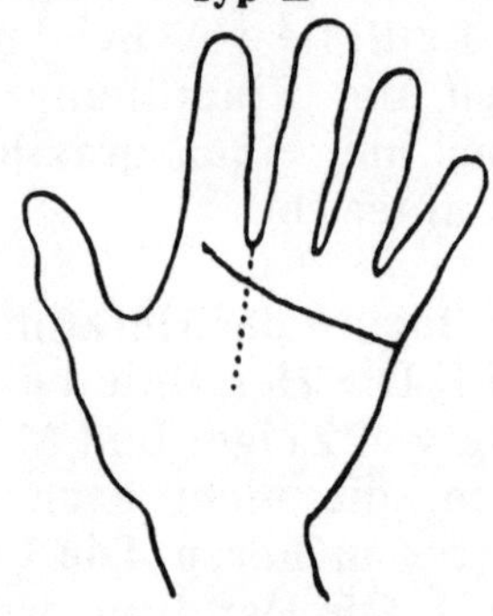

Typ III

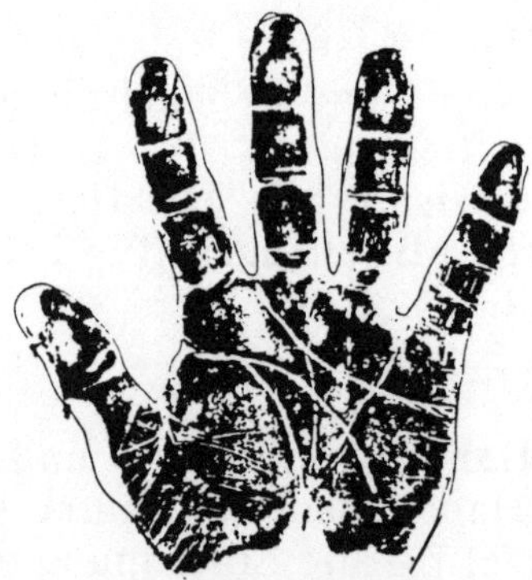

Beispiel: DLI

2 MOBILE TEMPERAMENTE

2.1 Die Kalzium-Konstitution (Ca-Typ, Nr. 1)

2.1.1 Kurzcharakteristik

Kalzium leitet sich von dem lateinischen Wort "calx" ab, was Kalkstein bedeutet. Das chemische Symbol für Kalzium ist Ca. Die Ca-Konstitution beinhaltet Menschen, in deren System Kalzium im Überfluß enthalten ist. Kalziumphosphat überwiegt und beeinflußt den Charakter, die Anlagen, die Fähigkeiten, Neigungen, das Gehirn, kurz, die gesamte Persönlichkeit. Es stimuliert die wissenschaftliche und willentliche Seite und hält die emotionale, sentimentale und idealistische Seite in Schranken. ROCINE bezeichnet die Ca-Konstitution als "calciferic". Als Leitworte merken wir uns: "ausdauernd - willensbetont".

Wenn Kalzium vorherrscht, dann erhalten wir die schwergewichtigen, großen Menschen, die monumentale Aufgaben übernehmen und große Entdeckungen machen. Abraham LINCOLN, Andrew JACKSON, Henry FORD, John D. ROCKEFELLER und andere knochige, zähe Männer und Frauen mit Aktivität, Entschlossenheit und Unternehmungsgeist haben eine Ca-Konstitution.

Der Kalzium-Mann ist stark, häuslich, langsam, schwierig, ernsthaft, beharrlich, zäh, streng, entschlossen und unerbittlich. Wenn er zornig ist, sieht er aus wie eine Gewitterwolke an einem dunklen Tag. Jede Art von Opposition fordert ihn heraus, seine Schüchternheit verfliegt dann und sein Mut bestimmt die Situation.

Er ist von relativ großer Statur mit breitem, flachem Körper, breiten Schultern, langen, knochigen Armen und Beinen, hochliegender Taille, dicken Gelenken, großen, knochigen Füßen, dicker Haut, ernstem, strengem oder grimmigem Gesicht, einer romanischen Nase, eckigem Kinn und einem langen, eckigen Gesicht.

Wie Kalzium, so ist der Ca-Mensch langsam und ernst, sein Charakter und sein Urteil ändern sich niemals. Er spricht nicht viel, aber er beobachtet und kritisiert. Er sät heute und kann dann viele Jahre auf die Ernte warten. Alles hat er unter Kontrolle. Seine Stimme ist angemessen und seine Gesten sind positiv. Ihre Bedeutung ist unmiß-

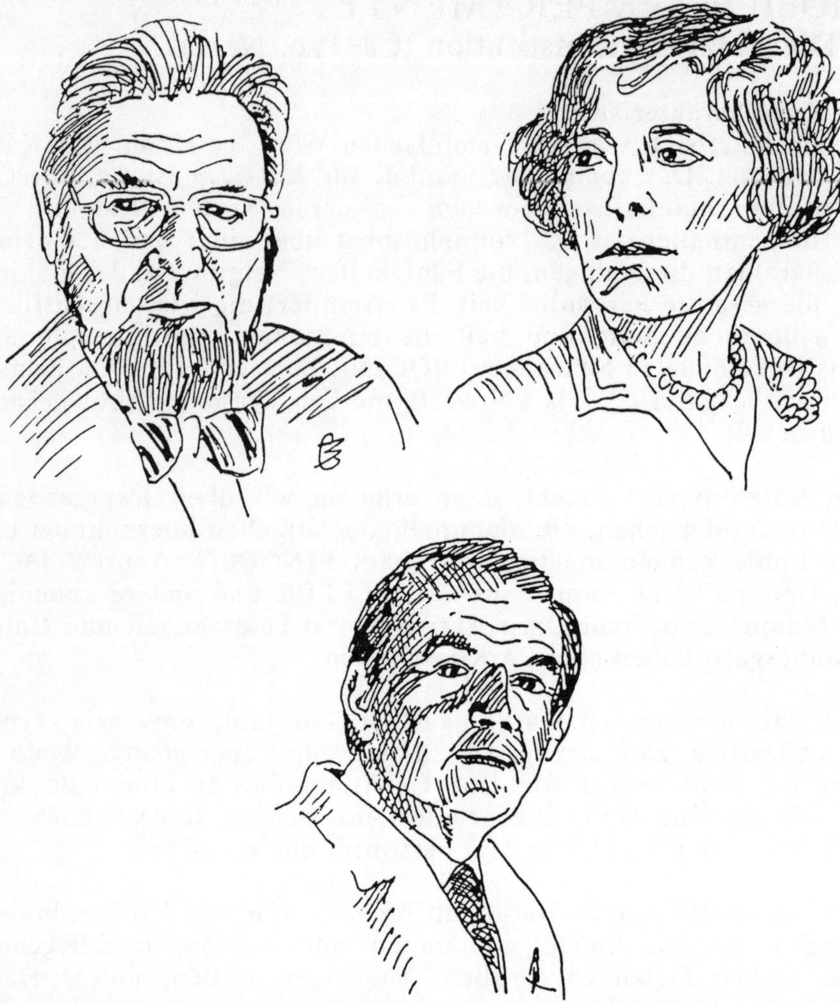

Abb. 30 - 32: Beispiele für Menschen mit Kalzium-Konstitution

C. Everett KOOP, M.D. — US-Ex-Gesundheitsminister

Edna FERBER — Schriftstellerin

Dr. Christiaan BARNARD — Herzverpflanzungs-Pionier

verständlich. Diese Menschen bedauern nur höchst selten ihre Taten, denn sie überlegen sich vorher alles sehr gründlich. Sie sind progressiv auf konservative Weise und bewegen sich mit langsamen, sicheren Schritten vorwärts. Neue Dinge wollen sie erst in der Erprobung sehen, bevor sie sie übernehmen.

Wenn sich in einem Ca-Menschen Kalzium und Phosphor vereinen, dann entsteht häufig ein Genie, das wunderbare Systeme, Gedanken und Erfindungen produziert. Bauwesen, Wissenschaft und Ingenieurwesen gehören zu den praktischen Erfolgsbereichen des Ca-Mannes.

Er ist ein Mann der Fakten, der Arbeit und der Tat. Frivolitäten und Unsinn interessieren ihn nicht. In der Regel hat er einen Schwachpunkt im Bereich seines Sozialverhaltens. Seine Zuneigung zeigt er nicht. Er ist normalerweise immer dazu bereit, sich selbst oder jemand anderen oder eine Doktrin oder ein Prinzip zu verteidigen. Er kämpft mit der Feder, der Zunge oder mit der Faust. Er kämpft gegen Unrecht, Feinde, eingebildete Widersacher, gegen ein System, eine Religion, oder er verteidigt irgend jemanden oder irgend etwas.

Wenn wir den Ca-Mann oder die Ca-Frau verstehen wollen, dann sollten wir sie am Essenstisch beobachten. Diese Leute wählen normalerweise Vollmilch, Milchgerichte, Käse, Quark, Sauermilch, Buttermilch, Vanillepudding, grobes Brot, Schinken, Steaks, Hähnchen, Hammel, Truthahn, Pfannkuchen, Kaffee, Schokolade, Suppen oder Speisen und Getränke mit hohem Mineralgehalt. Viele von ihnen lieben berauschende Getränke. Ihre große Vorliebe für kalziumreiche Speisen hält bis ins hohe Alter an, bis ihre Gelenke, Arterien, Membranen und anderen Körperbahnen verkalkt und verknöchert sind und Arteriosklerose, Gicht, Steifheit, Rheuma, innere Wucherungen, Schwerhörigkeit und andere kalziumbedingte Krankheiten eintreten.

2.1.2 Identifikationsfaktoren

1. Temperaments-Kombinationen: mobil, mobil-mental, mental-mobil
2. Größe: 170 cm bis 213 cm und mehr, Gewicht: 72,5 - 147 kg; schwer im Vergleich zum fehlenden Gewebe (Muskelmasse)
3. Formtyp: Kopf: andromorph (positiv und energisch, obwohl oft schüchtern), Körper: andromorph
4. Teint: meistens blond, viele Zwischentypen, viele dunkelhäutige

5. Kopfprofile: meistens konzeptionell, viele faktische, einige analytische
6. Hände: ihre Hände sind im allgemeinen trocken, rauh und hart. Sie besitzen dicke, breite und lange Handflächen mit langen, dikken Fingern, die hervorstehende Knöchel aufweisen. Die Hand sieht knochig und viereckig aus, wie auch die Finger. Die Fingerspitzen sind stumpf und die Finger gleichförmig mit Ausnahme der hervorstehenden Gelenke. Die Finger J, A und M können leicht in Richtung auf S gebogen sein. Weibliche Handflächen sind etwas schmäler und geben ein längliches Bild ab. Die wenigen Handlinien sind normaler weise tief eingegraben. Man findet in der Regel nur die Hauptlinien und ein paar wenige Hilfslinien.
7. Geschlechterverhältnis: 40% weiblich, 60% männlich

2.1.3 Das physische Äußere

Das Haar des Ca-Typs ist normalerweise trocken, steif und häufig grob. Es ist manchmal lang und glatt. Einige Vertreter dieses Typs neigen zur Glatze, besonders auf dem Hinterkopf. Die Augenbrauen sind oft nach vorn heruntergezogen aber geradlinig, was auf einen Tatsachen betonten Verstand hindeutet. Die Augen sind lang und leicht geschlossen, als ob der Träger denkt oder meditiert. Beim Ca-Typ mit einem Verstand, der an Mechanik interessiert ist, findet man kleine, eingesunkene Augen, während sie beim Ca-Typ mit literarisch oder wissenschaftlich interessiertem Verstand groß und voll sind. Die Augen des blond oder hell gefärbten Ca-Typs weisen blaue und graue Schattierungen auf. Der Blick ist oft drohend, ernst, streng oder grimmig.

Er besitzt große, lange Ohren, die nahe am Hinterkopf sitzen. Dies verleiht ihm einen großen Vorderschädel und einen kleinen Hinterkopf. Die Ohren stehen entweder ab, was für eine Neigung zu Aktivität und Umherziehen spricht, oder sie liegen an, was auf Klugheit, Vorsicht, Pünktlichkeit und Genauigkeit deutet. Die Nase ist lang und knochig. Sie kann im Zentrum konvex sein, was eine Kämpfernatur anzeigt. Sie kann auch groß und dick sein; die Nasenlöcher sind jedenfalls ungeachtet der Form der Nase immer groß. Der Mund ist breit und männlich, die Oberlippe dünn und entschlossen, die Unterlippe lang, voll und grob. Das Kinn ist eckig, knochig, groß, lang und deutlich quadratisch, was dem Gesicht ein rechtwinkliges Aussehen verleiht. Ca-Menschen haben im Gesicht überall Runzeln und

Falten, die ihr großer Wille und ihre Anstrengung eingegraben haben.

Der Ca-Körpertyp ist immer andromorph (männlich-eckig), egal ob Mann oder Frau. Diese Leute sind groß, eckig, knochig und schlank. Der Körper ist hinten und vorne flach, am breitesten an den Schultern und mit breiten Hüften bedacht. Der Körper sieht von vorne mächtig aus, ist aber, von vorn nach hinten gemessen, flach und eng. Die Brust ist gut entwickelt, der Bauch ist eingesunken. Ca-Mütter haben im Vergleich mit anderen Konstitutionen starke Hüften. Der Rumpf ist verhältnismäßig klein, wenn man ihn mit den langen Armen und Beinen vergleicht und mit der Gesamtgröße. Arme und Beine sind stark, schlank und lang. Die Gelenke sind schwer, und man findet kein überflüssiges Fleisch, nur kompakte Muskulatur. Die Füße sind breit, flach und knochig. Die Männer bewegen sich wie Ochsen, und ihre Stärke verläßt sie nie.

2.1.4 Das physische Innere

Der Grund dafür, daß Ca-Menschen so schlank und knochig sind, liegt zum Teil daran, daß sie ein schwach entwickeltes oder wenig aktives Aufnahmesystem für Nährstoffe besitzen. Sie beginnen ihr Leben mit einem unglaublich kräftigen, basischen System. Im Laufe ihres Lebens jedoch füllen sie ihren Organismus durch harte Arbeit, tiefe Gedanken und leichtsinniges Verhalten mit Erschöpfungs- und Abfallprodukten verschiedenster Art (Schlacken). Die venöse Zirkulation, das Lymphsystem, die Leber, die Nieren und Gedärme, sie alle werden zu doppelter Arbeit gezwungen. Die Knochen und das Bewegungssytem herrschen in Ca-Menschen vor (mobiles Temperament!). Das Bewegungssystem besteht im wesentlichen aus dem Kleinhirn, weiteren die Motorik beeinflussenden Bereichen des Gehirns, den Muskeln, den Sehnen, den Bändern und den Knochen.

Ca-Menschen besitzen große mentale und physische Kraft, Kalziumphosphat aufzunehmen und es im Organismus zu nutzen. Ihre Knochen sind stark wie Stahlbeton. Sie besitzen große, schwere, kompakte Knochen, große, ausgebuchtete, harte, effiziente Gelenke. Auch ihr Gehirn, ihr Gemüt, ihre Emotionen, ja ihre ganze Persönlichkeit stehen vornehmlich unter dem Einfluß von Kalzium. Sie sind solide Menschen und sie studieren solide Fächer. Sie können schwere, mühsame Arbeiten tun, wovor sie sich auch nicht drücken. Sie glauben an feste Tatsachen, lösen die Gesetze des Universums und wenden sie in Wissenschaft, Industrie, Produktion und Handwerk an. Die meisten Erfinder weisen einen starken Ca-Einfluß auf. Viele von ihnen gehören zum Ca- oder zum Ca-P-C-Typ (Nr. 3).

Die Schwachpunkte von Ca-Menschen sind Magen und Darm. Sie haben nicht genug Verdauungssäfte, um die schweren Mahlzeiten, die sie lieben, auch zu verdauen. Wenn sie weniger arbeiten und essen würden, dann hätten sie weniger Verdauungsbeschwerden. Sie können nur schlecht diagnostizieren und geben bedauernswerte Ärzte ab, wenn sie sich selbst behandeln sollen. Sie glauben, daß sie ihre Probleme am besten mit starken Gaben an Medizin, Giften, Seren, Schwerarbeit und blutigen Operationen lösen können. Schließlich werden die Magenschleimhäute so sauer, daß Magengeschwüre, Krebs und ähnliche Probleme das Leben dieser starken Samsons beenden. Die Gedärme sind in der Regel träge und benötigen eine Ernährung, die abführend wirkt. Mit fettem Essen kommen sie niemals zurecht, auch wenn ihr Appetit danach ruft. Milz, Herz, Nieren, Leber und ihr Lymphsystem sind zwar recht effizient, aber meist durch zu hohen Zuckerkonsum, zu viele Kohlenhydrate, Fette und Alkoholika sowie durch Überarbeitung etc. völlig heruntergewirtschaftet.

2.1.5 Die geistige Entwicklung

Das Gehirn des Ca-Typs weist große, effiziente Zellen auf. Es ist zwar am Anfang träge, wenn es aber erst einmal in Schwung gekommen ist, dann arbeitet es sehr machtvoll. Das Kleinhirn ist besonders groß, das Rückenmark jedoch weniger gut entwickelt.

Charakterliche Hauptstärken des Ca-Typs sind (vgl. Anhang 7.1): Kampfsinn (*6), Heimatliebe (*4), Ehrgeiz (*12), Festigkeit (*14), Maßsinn (*26), Wägesinn (*27), Ordnungssinn (*29), Zahlensinn (*30), Kausalitätssinn (*36), Bausinn (*20), Gutmütigkeit (*19) und Demut (*18). Schwächere Fähigkeiten sind typischerweise Eßlust (*8a) und Trinklust (*8b), Elternliebe (*2), Freundschaft (*3), Idealitätssinn (*21), Sprachsinn (*35), Farbensinn (*28), Erinnerungssinn (*32), Ortssinn (*31), Zeitsinn (*33), Frohsinn (*23), Anmut (*D), Nachahmungssinn (*22) und Hoffnung (*16).

Menschen der Ca-Konstitution können materielle Dinge und Daten sehr gut einschätzen, vor allem in Wissenschaft, Mechanik und Handel. Sie verstehen die Grundprinzipien der nützlichen Künste, der Industrie, des Handwerks, der Geschäftswelt und der Mathematik und wie man sie praktisch in die Tat umsetzt. Sie haben einen Sinn für effektive Methoden und schützende Organisationen und Institutionen sowie für die Anwendung von Sprengstoff für militärische Zwecke, Waffen und Maschinen, Reformen, Arbeitspläne, Gesetze, Pflichten und Verhaltensregeln.

Der Ca-Typ hat ein besseres objektives als ein subjektives Gedächtnis. Er vergißt Namen, Zeit, Alter, Farben, Buchwissen, Kleidung, Benimmregeln und was er gegessen hat und was den Tag über passierte. Er ist geistesabwesend, wenn es sich um gewöhnliche, alltägliche Dinge dreht, aber er hat ein phantastisches Gedächtnis für Systeme, Prinzipien, Ordnungen, Verhalten, Gesetze, Bewegung, Gewicht und Größe. Seine Urteilskraft, sein Gedächtnis, seine Neigungen und seine Richtung im Leben scheinen alle auf mechanische, technische, landwirtschaftliche, rationale, materialistische, beschützende, organisatorische, erzieherische und erfinderische Aspekte abzuzielen. Sein Gemüt ist auch reformatorisch, gesetzt, skeptisch, konservativ, häuslich, politisch und konstruktiv. Es fehlt ihm an Glauben, Gefühlen und Sentimentalität, wie auch an Hoffnung, Freude und Optimismus. Er grämt sich zu viel über sich selbst und erwartet zu viel von anderen Menschen. Er hat rücksichtslose Gewohnheiten, dominierende Tendenzen und kümmert sich nicht genug um sein eigenes Wohlergehen. Seine mentalen Schwächen rühren daher, daß sich seine starken Eigenschaften so übermäßig manifestieren.

Der Verstand des Ca-Typs ist wie Marmor, man kann ihn nur schwer beeindrucken. Wenn dies jedoch einmal geschehen ist, dann gilt das für die Ewigkeit. Die Willenskraft der Ca-Menschen schlummert im Verborgenen, wenn sie herausgefordert wird ist sie sehr machtvoll. Sie besitzen Arbeitskraft, Tatendrang, Führungsqualitäten und große geistige Kapazitäten. Die Energien einiger Ca-Menschen sind so latent verborgen, daß ein kurzes Leben nicht genügt, um sie hervorzulocken.

2.1.6 Charakteristika und Besonderheiten

Menschen des Ca-Typs haben eine Neigung, ernst, gesetzt, resigniert und endlos-leidend zu sein. Während viele von ihnen freundlich sind, besonders wenn ihr Oberhaupt hoch und der Hinterkopf groß sind, so gibt es doch auch einige mit menschenfeindlicher Veranlagung und aggressiven Tendenzen. Diese Leute können rachsüchtig, kleinlich, argwöhnisch, zynisch, dogmatisch und tyrannisch sein, mit dunklen Vorahnungen und negativen Ansichten vom Leben. Die Richtung in die man tendiert, hängt vor allem von Fähigkeiten ab, die durch die Kopfform bedingt sind, vom Erbgut, von der Erziehung, von Gewohnheiten, von der Umgebung, davon, was man sich für dieses Leben vorgenommen hat, vom vorgeburtlichen Leben, von der karmischen Entwicklung usw. Ca-Menschen sind grundsätzlich ernsthafte Menschen, auch wenn sie ein optimistisches Gemüt besitzen. Man könnte es als ernsthaften Optimismus bezeichnen. Wenn sie launisch sind, läßt man sie am besten alleine. Sie sind dickköpfig und schwierig zu behandeln und zu verstehen. Auf Bestrafung reagieren sie nicht. Wenn man sie zwingt, schalten sie auf stur, man kann sie jedoch überreden, wenn man sie freundlich behandelt.

Ca-Menschen ändern ihren Charakter oder ihr Urteil selten. Sie sind ewig. Sie säen heute und können ein Jahrzehnt warten, bis sich Ergebnisse zeigen. Sie sind stetig in Taten und Verhalten. Sie sprechen nicht viel, beobachten und urteilen jedoch. Trotz ihrer für gewöhnlich konservativen Art werden sie sehr direkt und zornig, ja sogar gewalttätig, wenn sie provoziert werden. Wenn sie sprechen, dann sinkt ihre Stimme tief in Herz, Gemüt und Gedächtnis der Zuhörer. Normalerweise sind Kalzium-Leute ehrlich. Sie sind manchmal so genau und pedantisch, daß sie anderen Menschen als kleinlich erscheinen. Versprechen führen sie sehr rasch aus, es sei denn, sie vergessen darauf. Sie zahlen ihre Schulden so rasch sie können. Falls ein Mensch des Ca-Typs aber einmal unehrlich werden sollte, dann wird es ein Gewohnheitsdieb.

Ca-Menschen sind mutig und unerschrocken, wenn Übel und Gefahr am größten sind, machen sich aber Sorgen in relativ sicheren Zeiten. Zum Beispiel fürchten sie Armut und harte Zeiten. Sie bewegen sich langsam mit sicheren Schritten vorwärts und wollen Dinge erst in der Erprobung sehen, bevor sie sie für sich übernehmen. Unsichtbare Kräfte rationalisieren sie weg, geben jedoch zu, daß es Gesetze, Kräfte und Energien geben mag, von denen wir nichts wissen.

Die Begierden des Ca-Typs manifestieren sich normalerweise als

Machthunger, Wissensdurst, Eroberungswille und Sehnsucht nach Berühmtheit. Einige begehren Pracht, Ehre und Ruhm. Andere haben ein starkes Verlangen nach alkoholischen Getränken.

Sie kennen vieles, was sie nicht mögen und dies ist in sie eingegraben wie in Stein. Der Ca-Typ ist unbeweglich in seinen Entschlüssen, fest in seinen Intentionen, unbeugsam, wenn es um Gerechtigkeit geht, nachtragend im Haß, furchtlos in der Schlacht. Er haßt Lärm, lange Reden und laute, gefühlsbetonte Prediger, Modehasen und oberflächliche Protzer. Scharfe Waffen erregen ihren Unwillen. Sie fürchten sich vor nichts außer Gefängnis, Autorität und Armut.

Ca-Menschen sind Gewohnheitstiere. Wenn sie etwas auf bestimmte Art und Weise tun, dann wiederholen sie das so lange, bis es eine Gewohnheit geworden ist. Sie haben einen wohlgeordneten Verstand, den sie in all ihren Aktivitäten anwenden. So entstehen die Gewohnheiten. Verstand und Veranlagung tendieren zu Wiederholung, Ordnung, Systemen, Arrangements, Regelmäßigkeit, Genauigkeit und Aufeinanderfolge. Ordnen und Klassifizieren ist ihre Stärke. Aus dem Chaos entwicklen sie ein System. Diese Tendenz ist so stark, daß sie Handlungen unbewußt wiederholen. Diese Gewohnheit ist so mächtig, daß ihr Organismus sich weigert, krank zu werden, wenn sie gesund sind, (was dazu führt, daß Giftstoffe und andere Schlakken nicht rechtzeitig in Form von Entgiftungskrisen = Krankheiten ausgeschieden werden und der Körper dadurch immer mehr verschlackt und innerlich langfristig doch krank wird - A.d.Ü.). Man könnte das als chronische Gesundheit im Gegensatz zur chronischen Krankheit bezeichnen.

Die Hauptfehler dieser Konstitution sind Rücksichtslosigkeit, Unterdrückung, Intoleranz, Sturheit, Hartherzigkeit, Raufen und Trinken. Es fehlt diesen Menschen der Glaube an Gott und in die Menschen, und so werden sie materialistisch und pessimistisch. Sie haben zu viele Skrupel, sind zu streng, habgierig, gegensätzlich und hängen so sehr an der Vergangenheit, daß sie den Fortschritt behindern. Manchmal schließen sie sich Bruderschaften an und werden darin so verwickelt, daß sie ihre eigene Familie darüber vergessen. Sie sprechen die reine Wahrheit so rücksichtslos aus, daß sie sich Feinde machen.

Auf dem Gebiet des Sportes und des Vergnügens liebt der Ca-Typ Kraftleistungen und tapfere Heldentaten, Jagd, Schießen, Fechten, Trinken, militärischen Drill, die Suche nach Bodenschätzen, expeditionsmäßiges Reisen und Pferdesport.

2.1.7 Kulturelles Leben und Psyche

Die Menschen der Ca-Konstitution verleugnen das Diktat der Gesellschaft bezüglich Kleidung, Etikette und feiner Manieren. Sie sind auch nicht diplomatisch. Politikern und anderen gegenüber behaupten sie ihre eigenen Gedanken und ihre Individualität, weil sie sich durch schmeichlerische Versprechen, geschliffene Rede und Äußerlichkeiten nicht beeindrucken lassen.

Der Ca-Typ ist nicht insofern idealistisch, als er fantastischen Gedankengebäuden nachhängt, die sowieso nur Luftschösser sind. Er träumt von realistischen und objektiven Dingen. Er entfernt sich nie weit von der Realität. Er stellt sich nur das vor, was er auch realisieren kann.

Ca-Menschen besitzen viele Tugenden. Sie sind geduldig, ergeben, loyal und standfest. Sie sind fleißig, ökonomisch und ehrenwert. Sie zeigen ein hohes Maß an Intelligenz und sind große Liebhaber der Wahrheit, sowie von Fakten und Prinzipien. Sie können das tun, was niemand tun mag, und sie können andere zwingen, ihre Pflicht zu tun. Sie sind patriotisch und schützen die Gesellschaft vor Kriminellen und unmoralischen Leuten.

Sie sind intolerant. Sie erwarten zu viel von anderen und lassen Schwachheit, Feinheit, Empfindlichkeit, Zartheit oder Mangel an Erfahrung nicht zu.

Die Religion der Ca-Leute kommt vom Kopf her, von der Wissenschaft oder dem Naturalismus. Sie gehen der Religion an die Wurzel und glauben mehr an Moral und Taten als an Glaubenssätze. Sie fürchten den Teufel nicht. Puritaner und Quaker gehören oft zum Ca-Typ, auch Anhänger der religiösen Wissenschaft, der Presbytherianer, der Christlichen Wissenschaft usw. Einige Ca-Menschen sind Atheisten.

Ca-Menschen verbringen ihre Mußezeit mit Studieren, Training oder mit der Teilnahme an Freizeitbeschäftigungen, wie sie weiter oben aufgezählt wurden. Einige haben Hobbys, die sie für gewöhnlich in die Vergangenheit entführen oder auf wissenschaftliche Bahnen, zu Erfindungen oder zu Kriegen und den Kriegskünsten. Sie machen auch ein Hobby daraus, Sitten, Glaubensrichtungen und Systeme darzustellen, um dabei die "Wahrheit" - so wie sie sie sehen - ans Licht zu bringen. Sie untersuchen archaische Handschriften, Antiquitäten, geschichtliche Ereignisse, Gesetze, Kristalle und Mineralien, geologische Schichten, Fossilien und alte Knochen. Sie stopfen Tiere oder Vögel aus, studieren alte Waffen oder Bäume, beschäftigen sich mit Bonsai oder wollen beweisen, daß die Bibel nicht Gottes Wort ist. Eines steht fest: die Ca-Menschen betreiben ihre Hobbys - falls sie überhaupt eines besitzen - mit der gleichen Intensität wie alles andere in ihrem Leben auch.

Die meisten Ca-Menschen reisen wenig, es sei denn, sie sind auf einer Expedition oder mit einem Unternehmen beschäftigt, das mit ihren Fähigkeiten übereinstimmt. Sie sind normalerweise zu Hause.

Der Ca-Typ lernt am besten visuell und durch seine Denkfähigkeit und viele von ihnen haben sich das meiste selbst beigebracht. Sie lernen zwar langsam, können das Gelernte aber sofort anwenden, wenn sie es erfaßt haben. Lehrer und Professoren nennen Ca-Menschen häufig Dummköpfe, diese können sich aber Lehrstoff ausdenken, der dem Lehrer nie in den Sinn kommen würde. Die Ca-Frau und der Ca-Mann studieren auch noch, wenn sie das Schulhaus verlassen haben. Sie studieren auf einem Bergesgipfel ebenso wie in der Universität. Ihre Erziehung baut sich langsam, Schritt für Schritt auf und großes Wissen auf den Gebieten von Wissenschaft, Erfindungen, Gesetzgebung, Staatskunst, Ingenieurwesen und auf anderen, mit ihrer Konstitution verbundenen Gebieten, steht ihnen offen.

Ca-Menschen lernen normalerweise moderne Sprachen nicht besonders gut. Etymologie, Philosophie und alte Sprachen meistern sie besser. Sie sind nicht notwendigerweise gute Redner. Wenn sie eine Rede halten, dann wird es eine Vorlesung. Sie erreichen Geldbeutel und Vernunft anderer viel besser als ihr Herz. Gelegentlich sind Ca-Menschen Schriftsteller. Sie besitzen dann einen überlegten, gut begründeten, tiefgehenden und kraftvollen Stil und arbeiten nur selten mit Methaphern, Gedichten oder mit blumiger Ausdrucksweise.

2.1.8 Gesellschaftliches Leben und Liebesbeziehungen

Die besten Geschäftspartner für die Kalzium-Konstitution sind Menschen der Wasserstoff-Kohlenstoff-Konstitution (#14), der Kohlenstoff-Kalium-Konstitution (#17) sowie der Kalium-Konstitution (#9) mit dunklem Teint. Für Bekanntschaften und Freundschaften haben sich Vertreter der Phosphor-Konstitution (#5), der Kalium-Konstitution (#9) und der Silizium-Konstitution (#2) am besten bewährt. Heiraten sollten sie am besten Vertreter der Wasserstoff-Kohlenstoff-Konstitution (#14) oder der Stickstoff-Konstitution (#15). Ca-Leute können sich nicht anpassen. Sie haben Schwierigkeiten, mit den Launen und Eigenheiten von anderen fertig zu werden; deshalb müssen sie solche Typen heiraten, die anpassungsfähig, taktvoll, geduldig und diplomatisch sind. Von Vertretern der Phosphor-Kalzium-Konstitution (#6), der Mißbildungs-Konstitution (#19), der Natrium-Konstitution (#10) und der Unterernährungs-Konstitution (#18) fühlen sie sich abgestoßen.

Im allgemeinen ist der Ca-Typ unabhängig von Freunden und Kameraden. Ihre Freundschaft gründet sich mehr auf Vernunft und Prinzipien als auf Sentimentalitäten. So wenig, wie sich ihre Freundschaften auf Gefühlen, Bewunderung oder Liebe gründen, so sehr bilden sie sich aufgrund von Verdienst, Charakter, Ehre und individuellen Bedürfnissen. Mögen ihre Freundschaften auch rauh sein, sie sind jedenfalls aufrichtig. Ein Ca-Freund steht auch zu Zeiten von Kampf und Not zur Verfügung.

Ca-Menschen wollen in Ruhe gelassen werden, wenn sie krank oder betrübt sind. Wenn Partner oder Freunde sie bemitleiden, fühlen sie sich provoziert. Sie sind dann trübsinnig und untröstlich. Sie vertrauen mehr der Natur oder Naturgesetzen als Partnern und Freunden. Sie haben ein tiefes Verlangen nach Liebesbezeugungen und anerkennen diese auch, sind jedoch zu stolz, es auch zuzugeben.

Wie Sie sich inzwischen vorstellen können, halten die Ca-Menschen nicht viel von Konversation. Sie haben sich stets unter Kontrolle, egal unter welchen Umständen. Wenn man sie wirklich herausfordert, dann kämpfen sie mit der Faust oder der Waffe bis ans bittere Ende. Sie vergessen und vergeben nie. Wenn sie mit einem Menschen fertig sind, dann sind sie es. In diesem Punkt sind Ca-Männer ritterlicher gegenüber Frauen.

Ca-Menschen sind nicht romantisch in dem Sinne des Wortes, wie wir es normalerweise gebrauchen. Die Liebe eines Ca-Mannes ist anfangs stark. Er liebt weise. Er ist dabei niemals sehr demonstrativ oder enthusiastisch, aber er ist ausdauernd und wird die Frau seiner Wahl niemals einem Rivalen überlassen.

Einige Ca-Frauen bleiben ledig. Es mag sein, daß sie so bescheiden, damenhaft, antiquiert, reserviert, kalt, distanziert und förmlich sind, daß es kein Mann wagt, diesen Schutzschild zu durchbrechen. Sie können dann eine antiquierte Schönheit, eine Lehrerin, Uni-Professsorin, Mathematikerin, Missionarin oder Nonne werden. Sie mögen auch Frauenrechtlerin werden, um den Männern zu zeigen, "was sie wirklich sind". Wenn eine Ca-Frau heiratet, dann tut sie dies aus genau überlegten Vernunftsgründen. Sie ist die Pflicht in Person und eine unermüdliche Arbeiterin im Haus und in der Nachbarschaft auch dann, wenn sie außerdem noch berufstätig ist und einer Karriere nachjagt.

2.1.9 Beruf

Ca-Menschen bringen sehr viel zustande, ihre Fähigkeiten liegen aber gewöhnlich verborgen. Wie der Eichbaum wachsen sie langsam und nehmen an Kraft und Ausdauer zu, während sie reifen.

Ihr Ehrgeiz zeigt sich mehr als Unternehmungsgeist. Sie sind harte Arbeiter und schonen sich dabei niemals. "Sie nutzen sich ab, aber sie rosten nicht", wie das Sprichwort sagt. Die Fähigkeiten vieler Ca-Menschen blühen so im Verborgenen, daß sie das ganze Leben lang nichts anderes werden als einfache Arbeiter, wie Ochsen, die schwere Lasten ziehen, obwohl sie die angeborene Fähigkeit als Chef oder Abteilungsleiter der jeweiligen Arbeiten haben. Falls sie sich dazu entschließen, Geld zu verdienen, dann müssen die Ca-Menschen Initiative und ihr Unternehmertalent entfalten und ihre Fähigkeit zur Schwerarbeit hintanstellen. Das Potential dazu ist da. John D. ROKKEFELLER III war ein gutes Beispiel für diese Konstitution.

Die Talente des Ca-Mannes liegen hauptsächlich auf mechanischem Gebiet. Ca-Frauen findet man meist in den anspruchsvolleren Berufen. Es ist typisch für sie, daß sie feiner und kultivierter sind - dies gilt jedoch allgemein für alle Konstitutionen. Ca-Menschen sind sehr gute Beobachter und können Materialien sehr gut abschätzen und beurteilen und auch verwerten. Sie wissen, wie man etwas anwendet, erfindet oder konstruiert. Sie haben einen starken Hang zum Messen, Durchdenken und wissenschaftlich Urteilen. Der Ca-Typ nutzt diese Fähigkeiten bei der Auswahl seines/ihres Berufes so weit wie möglich. Folgende Berufe sind für ihn typisch:

Der Ca-Typ als körperlich Arbeitender: Bauarbeiter, Bergmann, Bremser, Erdarbeiter, Hausmeister, Holzarbeiter, Holzfäller, Lagerarbeiter, landwirtschaftlicher Arbeiter, Schmelzereiarbeiter, Steinbruchsarbeiter, Werkzeugschleifer, Ziegeleiarbeiter, Zugführer. Generell: harte, körperliche Arbeiten; auch die Ca-Frauen sind harte, unermüdliche Arbeiterinnen.

Der Ca-Typ in Mechanik- und Konstruktionsberufen: Automobilfabrik-Arbeiter, Automechaniker, Bauunternehmer, Bildhauer, Bohrmeister, Brückenkonstrukteur, Designer, Erfinder, Graveur, Ingenieur, Klempner, Mechanikermeister, Metallwarenhändler, Schlossermeister, Schmied, Schiffsbauer, Schriftsetzer, Stahlarbeiter, Steinmetz, Töpfer, Uhrmacher.

Andere und gehobene Berufe: Adreßbuchverleger, Architekt, Astronom, Bauinspektor, Beamter, der ungeklärte Todesfälle untersucht, Prokurist, Buchhalter, Buchprüfer, Chemiker, Chirurg, Facharzt für Knochenleiden, General, Geologe, Inspektor, Instrumentenhersteller, Landwirtschaftsberater, Lehrbeauftragter, Lehrer, Mathematiker, Metaphysiker, Meteorologe, Naturforscher, Ornamente-Zeichner, Patent-Anwalt, Philologe, Philosoph, Politiker, Polizeichef, Rechtsanwalt, Referent für medizinische Vorträge, Reformer, Religionsgründer, Richter, Senator, Staatsmann, Theologe, Tierarzt, Zensor.

2.1.10 Gesundheit und Ernährung

Beim Ca-Typ sind Kalziumverbindungen vorherrschend. Kalziumtriphosphat, Kalziumzitrat, Kalziumkarbonat, Magnesiumphosphat und gelatinöse und albuminoide (Protein-) Substanzen finden sich im Überfluß. Das Kalziumphosphat der Knochen ist die vorherrschende Verbindung. Der Kalziumverbrauch der Körperzellen und bei den im Organismus ablaufenden Prozessen ist im Ca-Typ derart groß, daß dieses Element den Körper mit seinen eigenen Eigenschaften quasi durchdringt. Kohlenstoff, Chlor, Wasserstoff, Magnesium, Mangan, Kalium und Schwefel sind relativ schwach vertreten.

Die kräftigsten Körperfunktionen des Ca-Typs sind Atmung, Oxidation, Schwitzen und Sexualität. Einige Ca-Frauen haben eine eher niedrige Oxidation (die Fähigkeit des Körpers, Blut und Gewebe mit Sauerstoff aufzuladen), weil sie eine sehr starke Menstruation aufweisen oder weil sie schwanger sind oder weil sie Probleme mit ihren Geschlechtsorganen oder eine falsche Ernährung haben. Generell ist die Oxidation bei Frauen niedriger als bei Männern desselben Typs.

Ca-Menschen verdauen kalziumhaltige Nahrungsmittel und Protein gut, nicht aber Fett, Zucker, Stärke und sehr saure Früchte. Wenn sie älter werden, neigen sie zu Verdauungsbeschwerden, weil sie so schlechte Essensgewohnheiten haben, zu viel arbeiten und zu ernst veranlagt sind. Die Ausscheidung ist generell träge. Im jugendlichen Alter schwitzen und urinieren sie kräftig, mit zunehmendem Alter setzt die Verkalkung ein und erschwert alle ihre Körperfunktionen. Flüssigkeiten können sie nicht gut im Körper halten. Wasser verläßt sie schnell wieder, wodurch sie trocken und knochig werden.

Der Ca-Mann hat niemals sehr scharfe Sinne. Die Frauen dieser Konstitution sind in dieser Hinsicht besser dran. Der Gesichtssinn ist nur so lange gut, bis die Verkalkung einsetzt und ihn schwächt. Sein Tastsinn für feine Materialien ist kaum je ordentlich entwickelt. Gewicht, Druck und Bewegung kann er jedoch gut einschätzen. Von wenigen, seltenen Ausnahmen abgesehen, finden sich unter dieser Konstitution keine Künstler. Das Gehör ist nicht eingestellt auf Lebewesen, dafür aber auf unbelebte Objekte wie zum Beispiel Maschinen. Er hat niemals einen scharfen Geruchssinn. Man sagt, er kann in Leimfabriken, Sezierräumen, Hospitälern, Jauchegruben und in Limburger Käsereien arbeiten ohne sich dabei viel belästigt zu fühlen. Auch seine Geschmacksknospen haben keinen besonders hohen Entwicklungsstandard erreicht. Dies sind konstitutionelle Tendenzen; denken Sie aber daran, daß es immer Ausnahmen gibt.

Ca-Menschen haben ausgeprägte Vorlieben und Abneigungen. Dies betrifft Essen und Trinken ebenso wie alles andere. Sie schlingen ein schweres Mahl hinunter, eilen zu ihrer Arbeitsstelle und arbeiten wie ein Pferd. Wenn sie eine bestimmte Speise auserkoren haben, dann verlangen sie diese Tag für Tag, Jahr für Jahr, und dann auf einmal essen sie sie nie wieder. Sie essen zu schnell und mehr, als sie verdauen können. Sie kauen ihr Essen nicht richtig, denn sie sind, während sie essen, damit beschäftigt, über Politik zu reden, über mechanische Geräte oder Philosophie zu diskutieren oder die Gesellschaft zu verdammen. Bei der Auswahl der Speisen tun sie sich schwer und bevorzugen gebratene Speisen, feste Speisen, Milchspeisen, Brot und gebratenes Fleisch, alles stark gesalzen. Sie lieben Getränke und Drogen, die stark und bitter sind. Sie kümmern sich in der Regel wenig um die Auswahl ihrer Speisen, legen aber großen Wert darauf, daß das Essen regelmäßig zur selben Zeit auf dem Tisch steht. Jedermann wird rasch erkennen, was bei einer solchen Eßweise letztendlich herauskommt.

Ca-Menschen schlafen normalerweise am besten während der ersten Hälfte der Nacht und werden dann ab 4-5 Uhr morgens unruhig. (Das ist die Zeit, in welcher der Organismus von Verdauung und innerer Aufnahme der Nährstoffe auf Entgiftung und Ausscheidung umschaltet. A.d.Ü.) Sie stehen früh auf und gehen auch früh zu Bett. Sie brauchen viel Schlaf, können aber auch Tag und Nacht durcharbeiten, ohne viel zu schlafen. Wenn ihr Organismus zu sauer ist oder wenn Verdauungsstörungen oder Selbst-Vergiftung auftreten, dann leiden sie auch unter Schlaflosigkeit. (Diese Probleme treten dann auf, wenn zu viele Tier- und Getreideprodukte und zu wenig frisches Obst, Salate und Gemüse gegessen werden. A.d.Ü.) Die Ca-Frau und der Ca-Mann sollten immer daran denken, daß ihre Mägen sorgfältige Aufmerksamkeit verlangen. Sie sind solche Schwerarbeiter, daß ordentliches Essen, vor allem wenn sie älter werden, extrem wichtig für sie ist.

Der Ca-Typ neigt zu folgenden Leiden und Krankheiten: Generell besteht eine Neigung zu chronischen Krankheiten, Kalziumstoffwechselstörungen, Kalkablagerungen, Arteriosklerose, Gefäßverkalkung, Verkürzung der Bänder, Konkrementbildungen; Harnwegsablagerungen wie Harngries, Blasen- und Nierensteine; verhärteter Samen, Harnröhrenentzündung, Gicht, Gelenkschwellungen, Knochentumore, Schwerhörigkeit, Gehirnschrumpfung, Gehirntumor, Grauer Star, Thrombosen; Verdauungsbeschwerden, erhöhter Harnsäurespiegel im Blut, Tagesschläfrigkeit, Abmagerung, Auszehrung.

Unter Ca-Menschen, besonders unter Männern, sind auch der Leistenbruch durch Überheben und Verletzungen, die auf Raufereien und Leichtsinn zurückgehen, weit verbreitet. Starke Verschleimung sowie Krankheiten des Verdauungsapparates, der Sexualorgane, des Darmes und der Lungen sind ebenfalls verbreitet.

Die Ursachen der meisten ihrer Schwierigkeiten liegen an einem Übermaß an Kalzium im Organismus (er findet sich nicht nur dort, wo er natürlich hingehört, sondern vor allem in Form von Schlakken, Verkalkungen, Ablagerungen in Gelenken, Bahnen und im Zwischenzellgewebe, Ad.Ü.), an zu großer Entschluß- und Willenskraft, einem Mangel an Natrium, einem intensiven Verlangen nach Arbeit, einer trockenen Diät (Mangel an natürlich wasserhaltigen Nahrungsmitteln wie frischem Obst, Salaten und Gemüse, A.d.Ü.) sowie träger Ausscheidungsorgane.

Um den gesundheitlichen Problemen des Ca-Typs vorzubeugen oder sie zu heilen, ist eine Ernährung sinnvoll, die viel natürliches, (an lebendige Zellen gebundenes, sog. organisches) Natrium (nicht mineralisches Kochsalz!) enthält. Weiterhin helfen: Reduktion der hohen Kalziumzufuhr aus Kuh-Milchprodukten (die der Körper nicht sinnvoll verwenden kann und die daher besonders zur Verschleimung beiträgt), eine die Entschlackung fördernde Ernährung (mit viel frischer Rohkost), sowie eine Spülung der Nieren und des Darmes mit destilliertem oder möglichst mineralarmem Wasser. Auf geistigem Gebiet sollten diese Leute es lernen, an ihre Gefühle heranzukommen und Zuneigung und Liebe zu zeigen, nachzugeben und an harmlosen, vergnüglichen Freizeitbeschäftigungen teilzunehmen.

Sie sollten natriumhaltige Lebensmittel essen, Ziegenrohmilch und Käse daraus, Fisch, Beeren, Lebensmittel, die Ameisen- und Zitronensäure enthalten und destilliertes Wasser trinken. Ganzes gekochtes Vollkorn (in Maßen), frisch gepreßte Fruchtsäfte und Gemüse sind ebenfalls vorteilhaft. Kuhmilch und ihre Produkte, Fett, Süßigkeiten, Stärkeprodukte (wie Brot und Nudeln), alkoholische Getränke und das meiste tierische Protein sollten sie weglassen! Sie brauchen ein warmes, freundliches Klima, viel Erholung, Yoga oder Tai Chi (weil diese Übungen die Knochen und Gelenke beeinflussen und auf die inneren Organe und den Kreislauf wirken), Reiten und eine fröhliche, liebevolle Umgebung. Sie sollten langsam essen und alles gut kauen. Nach Überschreiten des 35. Lebensjahres sollten sie auf eine Ernährung achten, die wenig Kalzium und statt dessen mehr natürliches, "organisches" Natrium und Chlorid enthält. Im hohen Alter ist leichte Arbeit an der frischen Luft sehr zuträglich. Es geht ihnen am besten, wenn sie in einem warmen, trockenen, schwach windigen Klima in 1300 bis 3300 m Meereshöhe leben. Sie brauchen tiefgehende Bindegewebsmassagen. Kalte, feuchte Luft verschlimmert ihren Zustand, wenn sie sich nicht wohl fühlen.

Die Menschen der Kalzium-Konstitution sind so stark, daß man meinen könnte, sie wären unsterblich. Sogar ihre rücksichtslosen Gepflogenheiten des Trinkens und Rauchens bringen sie kaum um. Wenn sie nur ihr ganzes Leben gut auf sich aufpassen würden, dann wäre es schwer abzuschätzen, wann sie sterben. Unter den Hunza, deren Langlebigkeit legendär ist, finden sich sehr viele Ca-Menschen.

Es ist bekannt, daß Ca-Menschen so düster, pessimistisch und angewidert von der Welt sein können, daß sie auf eine rücksichtslose, häßliche Art und Weise Selbstmord begehen. Es ist befremdend, daß so mutige Menschen Selbstmord begehen. Dies mag daran liegen, daß es ihnen an Glaube, Hoffnung oder anderen spirituellen Eigenschaften fehlt oder weil im Gehirn durch mangelhafte Ausscheidung Selbstvergiftung eintritt, oder weil die Leber schlecht arbeitet und das Gemüt dadurch düster wird oder weil infolge von zu wenig Feuchtigkeit in den Nervenbahnen das gesamte Nervensystem irritiert wird. Einige Kalziferen verlieren aus diesen und anderen Gründen die Hoffnung und begehen Selbstmord.

2.2 Die Silizium-Konstitution (Si-Typ, Nr. 2)

2.2.1 Kurzcharakteristik

In dieser Konstitution spielt das Element Silizium (Si) die Hauptrolle. ROCINE bezeichnet sie auch als "sillevitic", was so viel bedeutet wie: "in Beziehung zu Silizium stehend". Die lateinische Wurzel "levis" steckt ebenfalls in sillevitic, was so viel bedeutet wie hell und leicht. Als Leitworte merken wir uns: "schnell - optimistisch".

Wenn der Organismus reichlich mit Silizium versorgt wird und es auch verwendet, dann wird das Blut alkalisch und wärmer, dann erhalten die Muskeln und der Bewegungsapparat mehr Energie, und das Gemüt wird fröhlich. Solche Menschen sind flink, mitgehend und begeisterungsfähig, fließend, agil und optimistisch.

Die junge Si-Frau ist lebendig, liebevoll, leichtherzig, unbekümmert und leichtsinnig. Sie liebt Lachen, Tanzen und Singen; Tanzen ist ihre liebste Freizeitbeschäftigung. Ihr Gesicht ist gerötet, sie kann ihre Hände und Füße niemals stillhalten. Glücklichsein ist für sie so natürlich wie das Singen für die Vögel. Es ist schwierig, ja nahezu unmöglich, sie trübsinnig zu machen. Selbst wenn sie krank, vernachlässigt, arm oder vom Glück verlassen ist, beklagt sie sich niemals oder macht sich gar Sorgen darüber.

Sie ist immer schlank, hat aber gut geformte Knochen, ziemlich große Füße und knochige Hände. Sie hat ein langes, schmales oder breites, quadratisches Gesicht, leuchtende, lächelnde Augen, üppig glänzendes oder (selten) borstiges Haar, das meist gewellt oder gelockt ist. Sie kann groß und schlank oder klein und schlank sein, ist aber niemals zu klein.

ROCINE hat die junge Si-Frau mit der Gazelle oder Bergziege verglichen - leichtherzig und unschuldig. Aufgrund ihrer natürlichen Veranlagung und ihrer Gewohnheiten fühlt sie sich auf der Bühne wie zu Hause. Sie ist eine natürliche, freie und graziöse Tänzerin und übertrifft jeden, wenn es um Aktivität und Arbeit geht. Sie ist niemals schüchtern und hat ein sonniges Gemüt und einen freundlichen Charakter; und, sie ist eine ausgesprochene Quasselstrippe. Sie quillt über vor Sympathie und Zustimmung und ist immer bereit, anderen Menschen zu helfen. Sie hat viele Freunde und ist ein wun-

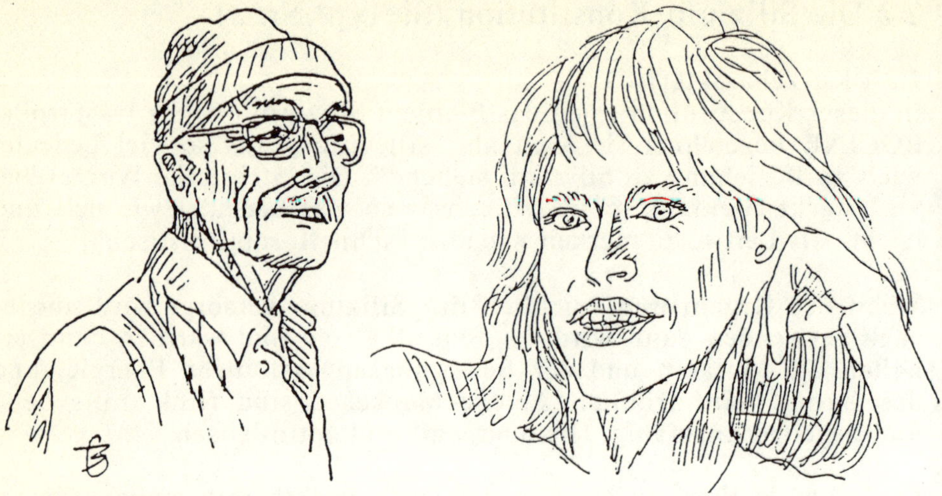

Abb. 33 - 34: Beispiele für die Silizium-Konstitution
Jaques -Yves COUSTEAU — Carly SIMON
Segler, Abenteurer, Umweltschützer — Popmusikerin

derbarer Nachbar, sie bindet sich jedoch selten und findet es ganz einfach, die Vergangenheit hinter sich zu lassen. Sie lebt mehr in der Gegenwart und in der Zukunft. Neue Freunde, ein neues Zuhause, neue Interessen, Fortschritt und Veränderung - so ist das Leben der Si-Menschen. Sie sind gedankenlos und unbeständig. Sie sind sorglos und unbekümmert und zuzeiten sogar leichtsinnig. Einige von ihnen setzen dem konventionellen Leben und den herkömmlichen Gewohnheiten eine nomadisch-lose, hippiemäßige Indifferenz entgegen, die meisten von ihnen sind jedoch fleißig. Sie können lang und schwer arbeiten, ohne dabei ihre Energiereserven zu erschöpfen. Es scheint, als ob sie den ganzen Tag arbeiten und die ganze Nacht durchtanzen könnten, ohne ihrer Gesundheit zu schaden.

Viel Silizium in Blut und Zellen macht die Menschen hochauf begeistert über ihre Pläne, enthusiastisch und altruistisch. Sie wollen ihr Glück mit anderen teilen. Menschen mit alkalischem Gewebe sind schnell und genau. Sie können schnell entscheiden und sind stets bereit, sofort zu handeln.

Menschen, die aufgrund ihrer Ernährung und ihrer Konstitution mit Silizium wohl versorgt sind, sind auf den ersten Blick hin ansprechend und interessant. Sie haben lockere Manieren und lachen ihre Mitmenschen an und sprechen zu ihnen, als ob sie alte Bekannte wären. Sie sind niemals formell, steif oder affektiert. Die Schauspielerin Daryl HANNAH und die Sängerin Carly SIMON gehören zum Si-Typ.

2.2.2 Identifikations-Faktoren

1. Temperamente und Temperament-Kombinationen: mobil-mental, mental-mobil
2. Größe: kurz, mittel oder groß, aber immer schlank, Gewicht: unterschiedlich, niemals schwer, 40 - 75 kg
3. Formtyp: Kopf: andromorph, Körper: Tendenz zu harmonisch, kann positiv oder negativ sein
4. Teint: meistens dunkel, aber auch viele mittlere und blonde
5. Profil: meistens analytisch, viele faktisch, wenige konzeptionell
6. Hände: kleine Handknochen, schmal, flexibel, kräftig. Die Finger sind lang und dünn, schmal und biegsam. Die Haupthandlinien sind gewöhnlich sehr deutlich. Es finden sich aber auch viele kleine Linien.
7. Geschlechterverhältnis: 50% männlich, 50% weiblich

2.2.3 Das physische Äußere

Si-Menschen haben herrliches Haar, besonders die Frauen. Bei Brünetten reichen die Farbtöne von sandfarben, sandbraun, dunkelgold und flachsfarben bis hin zu einem schimmernden Braun. Es ist häufig sehr voll und wellig entwickelt oder fällt in natürlichen Locken. Gelegentlich kann es borstig oder locker- duftig sein. Si-Männer haben weniger Haar. Die Stirn ist mittelgroß bis sehr groß, rundlich und häufig etwas vorspringend. Die Augenbrauen drücken Optimismus, Fröhlichkeit und eine glückliche Veranlagung aus, weil sie hoch sitzen oder gebogen sind. Die Augen sind voll, können aber sehr verschieden groß sein. Mechanisch begabte Si-Menschen haben kleinere Augen, künstlerisch veranlagte größere. Brünette zeigen verschiedene Schattierungen von brauner und blauer Augenfarbe. Der Augenausdruck ist optimistisch, unschuldig und aufmerksam.

Die Si-Konstitution beinhaltet verschiedene Gesichtsvarianten, und die Gesichtszüge variieren ebenfalls. Geradlinige Gesichter haben gewöhnlich feine Gesichtszüge, runde Gesichter sind einfach schön und die breite, quadratische Variante sieht sehnig aus. Die Nase ist gewöhnlich gerade, dünn und spitz. Häufig findet man auch große, knochige, konvexe Nasen, besonders bei sehr maskulinen Männern, großen Erfindern, knochigen Arbeitern oder Menschen mit viel Willenskraft. Die Nase ist selten kurz oder nach oben gebogen. Selbst optimistische Damen haben lange, harmonische Nasen. Der Mund variiert in Abhängigkeit vom Gesichtstyp. Er reicht von weit bis schmal. Die Lippen sind mittelvoll und wohlgeformt. Kinnlade und Kinn verleihen dem Gesicht eine hohlwangige Tendenz, da sie knochig, und leicht spitz oder leicht quadratisch sind.

Die Si-Menschen sind relativ schlank. Sie haben lange, schlanke Knochen. Sie sehen auch knochig aus, ihre Knochen sind jedoch niemals schwer. Sie sind mehr nach den Prinzipien von Geschwindigkeit und Aktivität gebaut, etwa so wie der Windhund. Sie machen keinen harmonischen Eindruck, denn für ihre Größe sind sie zu schlank. Viele von ihnen machen einen struppigen, sehnigen oder dürren Eindruck, sind aber immer sehr interessant, voller Spaß, Lachen und witziger Sprüche. Füße und Finger sind lang und schmal mit kleinen Knochen und sehr kräftigen Sehnen, ebenso Beine und Arme. Die Hüften sind schmal und dünn wie alle anderen Knochen. Alle Sehnen sind kräftig ausgebildet.

2.2.4 Das physische Innere

Si-Menschen haben zwar ein gesundes (alkalisches) Blut, die Blutbildung ist jedoch langsam. Sie können leicht anämisch werden, d. h. praktisch, ihr Optimismus verläßt sie, sie leiden unter Blutmangel. Das Blut, das sie besitzen, ist reich an allen üblichen mineralischen Salzen. Die Knochen sind alle lang, dünn, biegsam und dicht. Die Nieren sind zwar klein, aber effizient. Die Membranen und Bänder sind stark und effizient. Die Muskeln sind klein aber fest, geschmeidig und kompakt. Alles in ihrem Körper gründet auf den Prinzipien von Kompaktheit, Aktivität und Geschwindigkeit.

Die Ausschüttung der lebenswichtigen inneren Säfte ist langsam, und sie sind schnell verbraucht. Das Lymphsystem des Si-Typs ist schwach. Ein ziemlich einzigartiges Phänomen des Si-Typs ist seine dynamische, extrem rasche Nervenfunktion. Stimulation erzeugt augenblickliche Reaktion.

2.2.5 Die geistige Entwicklung

Das Gehirn des Si-Typs arbeitet sehr schnell. Das Kleinhirn und die Brücke sind beide groß ausgebildet, die Brücke kann sehr groß sein, auf jeden Fall größer als bei Menschen anderen Typs. Das Kleinhirn und die Brücke sind für die Bewegung zuständig. Man hat herausgefunden, daß alle Tiere, die springen, hüpfen, hopsen oder rennen eine größere Brücke aufweisen. Sie ist zum Beispiel bei Ziegen groß. Es könnte sein, daß der Si-Typ deshalb so schnell ist.

Der Si-Verstand zeichnet sich vor allem durch folgende stark entwikkelte Eigenschaften aus: Heimatliebe (*4), Ehrgeiz (*12), Erhabenheitssinn (*B), Festigkeit (*14), Sprachsinn (*35), Beobachtungssinn (*24), Zahlensinn (*30), Ortssinn (*31), Vergleichssinn (*37), Bausinn (*20), Charaktersinn (*C), Nachahmungssinn (*22), Gläubigkeit (*17) und Gutmütigkeit (*19). Zu den schwach entwickelten Eigenschaften zählen: Eßlust (*8a), Trinklust (*8b), Verschwiegenheit (*10), Idealitätssinn (*21), Emsigkeit (*5), Kausalitätssinn (*36), Anmut (*D), Gewissenhaftigkeit (*15), Hoffnung (*16) und Demut (*18).

Si-Menschen können die physikalischen Gesetze, z. B. bezüglich Geschwindigkeit, Bewegung, Gleichgewicht, Kraft, Schwung oder Druck sehr gut einschätzen. Menschen, Handel, Kristalle, Erze, Halbedel- und Edelsteine, wie auch Glas, Ornamentik, Töpfereiwaren, Prismen und Porzellan sind die Gebiete, auf denen sie sich auskennen. Sie können Regierungsformen beurteilen, sowie häusliche Künste und Dienste. Wie wir sehen werden, ist ihr Urteilsvermögen das Zentrum ihrer Talente und Fähigkeiten. Sie haben ein hervorragendes Gedächtnis für Fakten. Sie haben mit großem Scharfsinn alles parat, was sich um ihre Arbeit und ihre Interessen dreht. Sie erinnern sich an Fakten, Prinzipien, Erfahrungen, Tatsachen, die mit der Menschennatur zu tun haben, außerdem an Zahlen, Buchführungsdaten, Gewohnheiten von Tieren, Pflanzenphysiologie usw. Ihr allgemeines Gedächtnis liegt haushoch über dem Durchschnitt.

Die alles durchdringenden geistigen Eigenschaften des Si-Typs sind Optimismus, Großzügigkeit, Altruismus, Familiensinn und Fröhlichkeit. Er weist auch eine nomadische Tendenz auf. Die Schwächen ergeben sich aus einer Übertreibung der positiven Eigenschaften. Si-Menschen können ihre Gedankenflut und ihren Redefluß häufig nicht stoppen. Oft können sie sich nicht konzentrieren und mit dem fortfahren, was sie gerade tun. Sie können prahlen und angeben und Geschichten erzählen, die ihnen niemand glaubt. Die meisten ihrer Schwächen sind relativ harmlos. Der Verstand und alle geistigen Prozesse sind sehr schnell und werden von einem starken Willen getragen. Der Wille selbst aber kann sich ändern.

2.2.6 Charakteristika und Besonderheiten

Si-Menschen sind sehr lebendig und werden von Optimismus und Enthusiasmus angetrieben. Sie weisen altruistische und utopische Tendenzen auf, die sie loyal, patriotisch und beschützend sein lassen. Sie sind im Grunde immer glücklich und wollen andere Menschen glücklich machen. Sie lieben die Freiheit, erscheinen jedoch demütig. Dies liegt vielleicht daran, daß sie eine freundliche, entgegenkommende, helfende, menschenfreundliche Ader haben. Sie arbeiten am besten, wenn es schnell gehen muß und abwechslungsreich ist. Sie begehren Anerkennung. Sie haben einen starken Antrieb, sich zu bewegen (zu springen, zu tanzen, zu hüpfen usw.), besonders wenn sie jung sind. Sie sind oft recht laut und reden unsinnige Dinge und stören so andere bei der Arbeit.

Da die Si-Menschen so vielseitig sind und sich und ihre Lebensumstände so häufig ändern, entwickeln sie normalerweise keine Gewohnheiten. Sie halten nichts lang genug durch, als daß daraus eine Gewohnheit werden könnte. Was bei ihnen wie eine Gewohnheit oder ein Brauch aussieht, sogar ihr Glaube oder ihre Arbeit, kann sich plötzlich verändern und verschwinden. Es sind Menschen die Abwechslung lieben. Sie haben keine eigentlichen Fehler, aber viele Mängel. Dazu gehören Phantasterei, Unbesonnenheit, Überstürztheit, Wankelmütigkeit und lautes Verhalten, sie lieben hohe Geschwindigkeiten, dumme Rivalitäten und Spekulationen. Sie meinen es zwar gut, aber ihre schlechte Zeiteinteilung hat in der Regel schlimme Auswirkungen. Weil sie so hastig sind, verursachen sie Unfälle für sich selbst und andere. Sie vergnügen sich am liebsten mit anderen Menschen im Freien.

2.2.7 Kulturelles Leben und Psyche

Si-Menschen interessieren sich nicht für Konventionen. Sie hassen soziale Heuchelei, Ambitionen und die Arroganz der oberen Zehntausend. Sie lieben jedoch wirkliche Kultur und Vornehmheit. Natürlichkeit, Gleichheit, Freiheit, Offenheit, Ehrlichkeit, Höflichkeit und Respekt sind Worte, die für einen Si-Menschen noch wirkliche Bedeutung haben. Sie sind menschlich. Vornehmheit muß für sie wirklich vornehm sein, Kultur echte Kultur. Sie sind niemals diplomatisch. Dazu sind sie viel zu einfach, ehrlich, geradeheraus und natürlich. Aus den gleichen Gründen haben sie auch keine Manieren im üblichen Sinne des Wortes. Sie sind freundlich, zuvorkommend oder herablassend, jedoch auch frei, unaffektiert, urkomisch und unbekümmert.

Si-Menschen ziehen sich hübsch an. In dieser Hinsicht übertreffen die Frauen die Männer. Alle Typen ziehen sich zur Arbeit zweckmäßig an und nehmen Rücksicht auf ihren Geldbeutel und ihren Lebensabschnitt. Der Si-Tramp ist zum Beispiel anders gekleidet als der Si-Techniker; allgemein gibt es unter ihnen aber eine starke Tendenz, dünne, elegante Stoffe und fließende Gewänder zu wählen. Es kleiden sich aber nicht alle Si-Menschen so, manche ignorieren Stil und Mode gänzlich.

Der Si-Typ hat noble Ansichten. Sein Verstand kümmert sich stets um irgendwelche Verbesserungen. Sein größtes Ziel im Leben ist Glücklichsein. Er weist viele Tugenden auf. Er ist immer hoffnungsvoll, mitfühlend, fröhlich und mildtätig. Er ist menschlich, wohlwollend und selbstlos. Er hat ein gutes Herz und versucht immer zu helfen, zu verbessern, zu beschützen, zu vergeben und aufzuheitern. Er sucht Frieden durch Schlichtung, Fairness und Vergeben. Häufig ist er beteiligt, wenn es darum geht, Quälerei, Mißbrauch und Unterdrückung von Tieren zu verhindern. Er ist bemerkenswert tolerant, nachsichtig, nachgiebig und leidet lange, besonders wenn es um seinen Seelen-Gefährten geht. Er glaubt an die Vereinigung der Seelen, nicht an Streit.

Si-Menschen interessieren sich fast immer für emotional getönte Religionen und genießen die soziale Seite von Religionen ganz besonders: von den Kirchen organisierte Veranstaltungen wie Picknicks, Bankette, Empfänge etc. Sie verbringen ihre Freizeit mit Erholung, Sport, Reisen, mit anderen Menschen und auf religiösen Veranstaltungen, mit Musik und gelegentlich mit bildenden Vergnügungen. Sie haben Hobbys die ganz allgemein ihrer Wandernatur entsprechen, oder solche, die sich in ihrer Form ändern oder schließlich in ein ganz anderes Hobby einmünden. Man kann den Schluß ziehen, daß ihre Hobbys von psychologischer, ulkiger, verbessernder, erfinderischer, erholsamer, wettbewerbsmäßiger, musikalischer, sprachlicher oder heilender Natur sind. Sie sind für sehr einfache, kluge Erfindungen bekannt, die so nützlich sind, daß sie den Weg in jeden Haushalt finden; selbst die größten Hirne und Genies dieser Welt hätten niemals in diese Richtung gedacht. Sie sind große Reisende, weshalb man sie selten zu Hause antrifft. Sie sind auch große Redner.

Die Si-Menschen lernen am besten mit Augen, Ohren und Fingern. Sie lesen gerne und lieben vor allem Bücher, die in ihrem Verstand und in ihren Sinnesorganen oder ihren Fähigkeiten einen Entwicklungsprozeß auslösen. Sie lesen gerne Reisebeschreibungen, Abenteuerromane, Gedichte, Biographien oder über Gesetze, soziale Verbesserungen und Statistiken über Geschwindigkeit und Wettbewerbe.

2.2.8 Gesellschaftliches Leben und Liebesbeziehungen

Die besten Geschäftspartner der Silizium-Konstitution sind Vertreter der Wasserstoff-Konstitution (#16), der Sauerstoff-Konstitution (#13) und der Kohlenstoff-Kalium-Konstitution (#17). Für gesellschaftlichen Verkehr eignen sich am besten Vertreter der Wasserstoff-Kohlenstoff-Konstitution (#14) und der Schwefel-Konstitution (#7). Die besten Heiratspartner kommen aus der Kalzium-Phosphor-Kohlenstoff-Konstitution (#3). Si-Menschen sind so ansprechend und sympathisch, daß sie keiner der anderen Konstitutionen gegenüber einen natürlichen Widerwillen spüren. Wenn sie in eine unangenehme Situation geraten sind, dann gehen sie einfach weg und stellen keine Fragen. Als Typ sind sie extrem anpassungsfähig. Sie sehnen sich nach einem Partner und wollen nicht alleine sein. Sie haben viele Bekannte und Freunde und ein großes Bedürfnis, sich selbst auszudrücken und darzustellen. Für einige von ihnen ist es geradezu wie eine Strafe, wenn sie allein sind und niemanden haben, der ihnen zuhört. Sie sind Tatmenschen, deshalb ist ihre Konversation auch sehr lebhaft. Sie bewegen sich, wechseln das Thema, gestikulieren, rollen mit den Augen, schütteln den Kopf und bewegen ihre Beine, während sie sprechen.

Sie schließen, ohne zu zögern und ohne höhere Motivation, Bekanntschaften. Ihre Beziehungen sind unschuldig, und sie sprechen niemals schlecht von anderen Menschen. Wenn sie überhaupt ein Motiv haben, dann ist es das, daß man miteinander eine schöne Zeit verbringt und Spaß und Vergnügen hat. O-Typ, H-C-Typ, K-Typ und andere sind auch gesellig, sie alle aber haben für gewöhnlich ein Motiv dafür. Der O-Typ möchte, daß man sieht, wie großartig er ist, damit er sich der Unterstützung und Gunst der Bekannten sicher ist. Dem H-C-Typ geht's entweder ums Geld oder um Sex. Der K-Typ ist gesellig aufgrund von brüderlichen oder kommerziellen Impulsen.

Der Si-Typ verliebt sich schnell und stürmisch, die Verliebtheit klingt aber ebenso schnell wieder ab. Er läßt sich von seinen eigenen Gefühlen und seiner Begeisterung forttragen. Das hat nichts mit Untreue zu tun, er ist sehr treu. Er hat nur nicht so viel Ausdauer. Er liebt in Abschnitten. Das bedeutet wiederum nicht, daß die Liebe nicht echt wäre. Wenn er seinen richtigen Partner gefunden hat, ist er treu. Wie der Mond zu- und abnimmt oder sogar gelegentlich einer Finsternis zum Opfer fällt, so geht es dem Si-Typ in der Liebe. Im allgemeinen sind Si-Menschen sehr romantisch, und es kommt nicht selten vor, daß sie mit ihrem Partner durchbrennen. Ihr Herz ist stärker als ihr Geldbeutel. Sie sind altruistisch, haben ein Faible für Utopien und Idylle und lassen sich gerne von hochgelegenen Plätzen, dem Anblick des Himmels und der Sterne, der hochgehenden See, von Gebirgslandschaften, dem Himmelsblau, von üppig grünen Tälern und anderen Manifestationen von Gottes Macht und Schönheit beeindrucken.

2.2.9 Beruf

Si-Menschen sind Schnelldenker und haben sehr flinke Hände, Füße und allgemeine Funktionen. Sie lernen schnell, reagieren gut und sind scharfsinnig und geschickt. Diese Fähigkeiten benutzen sie beruflich. Sie möchten sich gerne hervortun und sind sehr unternehmungsfreudig. Das größte Hindernis auf dem Weg zum Erfolg ist, daß sie zu wenig Ausdauer besitzen und deshalb vor Eintritt des Erfolges aufgeben. Die meisten Si-Menschen sind zwar irgendwie erfolgreich, so lange sie denken, arbeiten und tätig sein können; insgesamt betrachtet sind sie jedoch keine großen Geldverdiener.

Ihre Führungsqualitäten rühren nicht von großer Macht her. Einige von ihnen haben Führungsqualitäten, weil sie sehr schnell arbeiten können oder weil sie handwerklich begabt sind, sonst sind ihre Führungsqualitäten nicht von großer Bedeutung. Si-Menschen glauben an Freiheit, nicht an berufliche Sklaverei, an Welchsel und Abwechslung, nicht an stumpfsinnige Plackerei und Bosse. Sie brauchen eine Arbeit mit kurzer Arbeitszeit, wechselnder Arbeitsverteilung, Schichten, vielseitigen Anforderungen und eingeschalteten Ruhepausen. Sie können zwar so hart und ausdauernd wie ein Ca-Mensch arbeiten, dann aber verkaufen sie plötzlich ihr Geschäft, ihre Farm oder ihren Betrieb und gehen weg.

Ein Punkt, den ein Arbeitgeber berücksichtigen muß: ein(e) schnell arbeitende(r) Angestellte(r) braucht eine kürzere Arbeitszeit oder die Stunden werden sie (ihn) wirklich und wahrhaftig fertig machen. Ein langsamer Arbeiter sollte eine längere Arbeitszeit haben oder niedrigeren Stundenlohn erhalten. Sonst kann er seiner Arbeit, seinem Arbeitgeber oder seinem Gewissen nicht gerecht werden.

Die Begabungen der Si-Menschen variieren sehr, viele jedoch fallen unter die Kategorie von "Service". Sie nutzen bei der Arbeit auch, daß sie prompt, fingerfertig, flexibel, schnell etc. sind. Ihre Hauptberufe sind: Arbeiter im Kopiergeschäft, Arbeiter für ins Detail gehende Tätigkeiten, Artist, Bahnbeamter, Buchhalter, Charakterinterpretor (Astrologie, Handlesekunst, Vorhersage), Chef einer Abrißfirma, Drucker, Eilgutzusteller, Farmer (viele unzufriedene), häusliche, assistierende, dienende und untergeordnete Tätigkeiten, Kassierer, Kunsthandwerker (Glas, Mosaik, Diamanten, Perlen etc.), Mechaniker, Musiker, Näherin, Philosophie (Sozialismus, Regierungsformen, Neue Gedanken etc.), Rennfahrer und andere Rennsportarten (Pferde, Schlittschuhe, Laufen, Schießen), Schärfen von Instrumenten, Werkzeugen, Klingen etc., Schriftenverkauf, Schriftsetzer, Statistiker, Stenograph, Tanz und Choreographie, Techniker, Trommler, Telefonservice, Verkäufer, Vorführer, Aufsteller und Wartungsmechaniker von Druck- und Büromaschinen; Veterinär, Zimmermädchen.

2.2.10 Gesundheit und Ernährung

Der Si-Typ ist wahrscheinlich die einzige, wirklich alkalische Konstitution. Die vorherrschenden Chemikalien sind Silizium, Kalzium, Gelatine, Fasern, Phosphor, Mangan und Sauerstoff. Es scheint ihnen an Kohlenstoff, Chlor, Jod, Magnesium, Stickstoff (funktionell) und Kalium zu fehlen.

Unter den Körperfunktionen ist die Atmung am besten entwickelt.

Der Puls ist stark und gleichmäßig. Die Verdauung ist schwach und unbeständig, die Ausscheidung ist nur mittelmäßig. Der Stoffwechsel ist stark in bezug auf die Nerven, das Gehirn, die Sehnen und Membranen, aber schwach in bezug auf alle anderen Bereiche. In der Hitze schwitzen sie sehr, ihr Wärmehaushalt ist jedoch so gut ausgebildet, daß sie sowohl Hitze wie auch Kälte sehr gut vertragen können.

Von den fünf Sinnen ist nur der Geruchssinn normal ausgebildet. Das Augenlicht ist hervorragend, der Gehörsinn ist fast doppelt so groß wie normal. Der Geschmackssinn variiert von hervorragend bis fast ganz fehlend. Besonders das Tastgefühl ist bei den Si-Menschen phantastisch ausgebildet. Sie haben ein hervorragendes Gefühl für Druck, und deshalb können sie mit empfindlichen Maschinen und Musikinstrumenten so gut umgehen bzw. alles was zart, zerbrechlich, delikat und klein ist, einstellen, aufteilen, unterscheiden, handhaben, reparieren etc.

Ihr Appetit ist unzuverlässig und variabel. Sie essen zu schnell und sind wild auf Süßigkeiten, die sie eigentlich vermeiden sollten. Ihre Zucker-, Stärke- und Fettverdauung ist fehlerhaft. Sie lieben Einladungen, aber überessen sich dabei, ohne es zu merken. Sie können Speisen in ihrer Wirkung auf ihren Körper nicht richtig beurteilen. Es sind ihre alkalische Konstitution und ihr Optimismus, die sie trotz dieser Unregelmäßigkeiten gesund erhalten.

Da die Si-Menschen so aktiv sind, benötigen sie viel Schlaf. Das Problem liegt darin, daß sie das Gegenteil glauben und deshalb sehr leichtsinnige Schlafgewohnheiten haben.

Wenn der Hunger nach Silizium überwiegt, dann neigt der Si-Typ zu folgenden Leiden und Krankheiten: Unfälle und Verletzungen durch maßloses Verhalten, Eile und Überarbeiten; geistige Überanstrengung durch Streß und Überarbeiten; Nervenkollaps, cerebrale Neurasthenie, optische Täuschungen, Taubheitsgefühle, Gewebsunterversorgung, Nekrosis, Schleimhautdegeneration, Knochenvereiterung, Alkalose, Fieber, chronischer Speichelfluß, Drüsenunterfunktion.

Ihre Krankheiten fallen normalerweise in die eine oder andere folgender Kategorien: ernährungsbedingt, blutbedingt, alkalisch, entzündungsbedingt, auf Mißempfindungen beruhend, erschöpft, auf Hautausschlag beruhend, drüsenbedingt, vereitert, degeneriert, mit Nieren und Blase zusammenhängend, psychisch, verhärtend, mit dem Magen, dem Mastdarm, der Gebärmutter, den Eierstöcken oder den Sexualorganen zusammenhängend. Die Ursachen liegen auf derselben Linie: Überarbeitung des Verstandes, des Gehirns, der Muskeln, Nerven und der Zunge. Si-Leute sind normalerweise nicht krank. Jede Krankheit, die sie trifft, kommt immer davon, daß sie es physisch oder geistig übertrieben haben. Vorbeugung und Heilung besteht in reichlich Schlaf, Urlaub für die Zunge, Umsichtigkeit in bezug auf das Verhalten, die Arbeit und die Sprache. Viel Ruhezeit und eine mineralreiche Nahrung heilt sie rasch wieder.

Sie sollten kalte Nahrung, Stimulantien und Aufregung vermeiden. Fett, Zucker und Stärke sollten sie auf ein Minimum hinunterschrauben. Sie brauchen ein kaltes Klima in einer Höhenlage zwischen 200 und 400 m, Hügel und Wälder und einen konservativen Partner, der zurückhaltend ist und kochen kann und sie von ihren wilden Streichen liebevoll abhält. Sie brauchen mittlere Luftfeuchtigkeit, regelmäßige Erholung, angenehme Arbeit an der frischen Luft und sollten zeitig aufstehen. Sie müssen einen Sinn für Zurückhaltung entwikkeln und es lernen, ihre Zunge in Kontrolle zu bringen und sich von zu hoher Geschwindigkeit und Hetze zu bewahren. Insgesamt betrachtet sollten Menschen dieser Konstitution sich mehr um eine richtige, ihrer Konstitution angemessene Ernährung kümmern und ihr Körpertraining nicht so übertreiben. Es kann nur nutzen, wenn sie in diesen beiden Punkten ihren Verstand und ihre Urteilskraft besser einsetzen.

Ihre Lebenserwartung variiert. Einige sterben früh, andere leben lang. Es hängt sehr von ihrem Verhalten, ihrer Arbeit und ihrer Ernährung ab. Sie kommen nicht ungeschoren davon, wenn sie die ihnen von Gott gegebene Gesundheit zu lange mißbrauchen. Es sind keine Si-Menschen bekannt, die Selbstmord begangen hätten. Hoffnung und Optimismus denken nicht an Selbstmord. Sie sind von Grund auf glücklich und lieben das Leben.

2.3 Die Kalzium-Phosphor-Kohlenstoff-Konstitution (Ca-P-C-Typ, Nr. 3)

2.3.1 Kurzcharakteristik

Dies ist eine Konstitution bei der zur Charakterisierung drei chemische Elemente herangezogen werden: Kalzium, Kohlenstoff und Phosphor. ROCINE nannte den Typ "isogenic", was "gleichmäßig entstanden" bedeutet. Beim Studium dieses Typs werden Sie sehen, daß dies nicht ganz trifft. ROCINE wählte diesen Namen, weil die Konstitution mit allen Temperamenten gut harmoniert, nicht weil sie selbst harmonische Gedanken, Fähigkeiten, Körperstruktur o. ä. hätte. Als Leitworte merken wir uns: "praktisch - gründlich".

Ca-P-C-Menschen sind selten groß, gewöhnlich ein wenig untersetzt mit kompaktem, dichtem, ja sogar steifem Gewebe, harten knochigen Händen und einem männlichen Gesicht. Sie sind Sitzriesen, weil sie einen langen Körper, aber kurze Glieder haben. Sie haben ausgeprägte mentale Züge. Frauen und Männer dieser Konstitution sind Menschen, die etwas leisten, in die Wege leiten und erreichen. Sie sind stark, ehrlich, positiv und normalerweise schüchtern. Sie sind meist friedlich, zumindest solange man sie in Ruhe läßt. Wenn sie jedoch gereizt werden, dann geht es stürmisch zu, sie zerbrechen Gegenstände und kämpfen, bis alles vorüber ist. Sie sind zwar nicht impulsiv, wenn man sie aber drängt, dann ist das wie ein Spiel mit Dynamit.

Die Ca-P-C-Charakterzüge sind verborgen, aus ihnen entwickeln sich jedoch große Taten. Diese Leute zeigen keine äußere Regung auf Lob oder Kritik von anderen; sie fahren mit ihrer Arbeit fort. Sie sind praktisch, reformfreudig und gehen den Dingen auf den Grund. Sie probieren oder testen viele neue Ideen, verwerfen diese aber, wenn sich kein praktisches Ergebnis daraus ableiten läßt. Sie konstruieren neue Systeme, benutzen alte Systeme und vervollständigen oder rekonstruieren unvollständige Systeme. Sie arbeiten ständig und unermüdlich. Auf ihren Fehlschlägen bauen sie Erfolg auf. Sie halten viel von soliden Fundamenten und Ergebnissen.

Die Ca-P-C-Menschen haben ein Gedächtnis wie Elefanten. Wenn sie im Alter von fünf Jahren ungerecht behandelt wurden, vergessen sie es niemals. Wenn sie einmal enttäuscht wurden, dann werden sie ihr

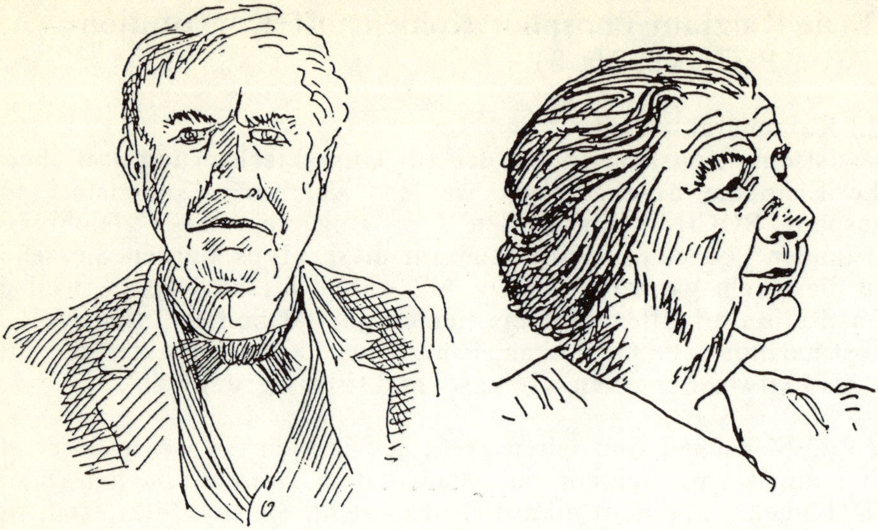

Abb. 35 - 36: Beispiele für den Ca-P-C-Typ

Thomas Alva EDISON
über 1400 Erfindungen, seine Lehrer klagten, er wäre zu langsam und zu schwierig

Golda MEIR
Ex-Premier-Minister von Israel

Vertrauen nie wieder falsch investieren. Wenn sie einmal von gebratenem Speck krank wurden, dann werden sie nie wieder Speck essen.

Ca-P-C-Männer lieben das weibliche Geschlecht und umgeben sich mit Assistentinnen. Sie vertreten die Sache der Frauen und haben sehr viele Frauenfreundschaften. Sie sind gerne verheiratet und tun dies schon in sehr jungen Jahren. Die Liebe verliert für sie niemals ihre Attraktivität, und es kann sein, daß sie mit 80 Jahren noch einmal heiraten. Diese Frauen und Männer sehen nicht ausgesprochen hübsch aus, sind aber immer attraktiv. Sie sind klug und taktvoll im Umgang mit Menschen und sie sind die natürlichen Experten in Charakterologie.

Die Ca-P-C-Menschen gehen manchmal ins Extrem, sie sind aber zu praktisch veranlagt, als daß sie exzentrisch werden könnten. Sie sind Menschen dieser Welt, sie zeichen sich durch die Tat aus, nicht durch viele Worte. Sie sind langsame, zähe Arbeiter, und sie arbeiten hart und unermüdlich, um Bildung, Erziehung und Erfolg zu haben. Sie arbeiten selbst hart und erwarten dies auch von allen anderen um sie herum. Sie glauben an praktische Tüchtigkeit.

Ca-C-P-Menschen sind zwar kräftig und und dynamisch, sie haben jedoch ihre Hochs und Tiefs, die vor allem von Problemen mit ihren Ausscheidungsorganen und ihrem Kreislauf herrühren. Ihre Probleme werden nach dem fünfundvierzigsten Lebensjahr hartnäckiger und setzen der Kunst und Medizin der Ärzte starken Widerstand entgegen.

Thomas Alva EDISON, Golda MEIR und Victor ROCINE selbst sind Beispiele für diese Konstitution.

2.3.2 Identifikations-Faktoren

1. Temperament, Temperament-Konbinationen: fast harmonisch, mit mobil an erster Stelle
2. Größe: 152 - 177 cm. Sie sind relativ klein, normalerweise zwischen 162 - 170 cm.
3. Formtyp: Kopf: andromorph (in Kopfform, im Verstand und in den Absichten), Körper: gynemorph
4. Teint: meistens blond, viele Übergangstypen, viele brünette
5. Profil: meistens gerade, einige konvex, wenige konkav
6. Hände: sie sind viereckig und dick. Sie sind nicht lang. Die Finger sind gleichmäßig entwickelt von der Wurzel bis zur Spitze. Die Fingerspitzen sind stumpfe, gerundete Vierecke. Die Finger können gegen den kleinen Finger hin lehnen oder gebogen sein und betonen so diesen Teil der Hand. Der kleine Finger kann groß und abstehend sein. Der Handrücken kann trocken, steif und knochig sein. Die Nägel sind dick, oval oder quadratisch und haben die Tendenz, nach unten zu wachsen. Die Handflächen sind groß, rot und feucht. Der Daumen ist normalerweise groß. Die Finger- und Daumengelenke können gut entwickelt sein.
7. Geschlechterverhältnis: 50% Frauen, 50% Männer

2.3.3 Das physische Äußere

Ca-P-C-Haar ist normalerweise steif, gerade und dünn. Gefühlsbetonte Menschen dieses Typs haben weicheres und welligeres Haar. Die Farbe ist mittel bis blond. Viele Männer haben Glatze. Ihr Haar fällt leicht aus, und sie verlieren es frühzeitig. Die Augenbrauen sind deutlich ausgeprägt: sie sind breit, buschig, steif und widerspenstig.

Die Augen sind breit und fallen zur Nase hin ab. Sie sind klein und von blauer, grauer oder brauner Farbe. Der Augenausdruck ist magnetisch und angenehm. Sie sehen ernst aus, dahinter verbirgt sich jedoch ein Lächeln. Die Ohren sind charakteristisch groß und mittel bis dick. Sie können verschiedene Formen haben, gleichmäßig spitz oder irgendwie mißgestaltet. Die Nase ist breit und flach mit einer großen Spitze, die manchmal rot ist. Die Oberlippe ist wohl geformt, aber etwas dünn. Die Unterlippe ist dick, voll und vorstehend. Ihr Kinn ist groß, aber nicht fleischig. Alle Gelenke, wie z. B. die Knöchel, Handgelenke, Knie und Füße sowie Arme und Beine, sie alle weisen große, schwere Knochen auf. Der Lendenwirbelbereich des Rückens ist steif und der gesamte Rücken breit und kräftig. Diese Leute sind sehr stark und kräftig, besonders im jugendlichen Alter, und sie besitzen eine unermüdliche Ausdauer für Arbeit und Anstrengung.

2.3.4 Das physische Innere

Ca-P-C-Menschen neigen zur Selbstvergiftung durch zu viel selbst erzeugtes Kohlendioxid. Ihre Ausscheidungsvorgänge sind immer schwach und langsam. Der Kreislauf, der Darm, die Leber und die Drüsen arbeiten alle langsam. Die Lungen sind zwar gut ausgebildet, leiden jedoch häufig unter Entzündungen, wenn Kalziumsalze fehlen. Ihre Atmung ist ungenügend. Es scheint, sie würden in den Hals statt tief in ihre Lungen atmen. Sie haben im allgemeinen starke Muskeln und starke Sehnerven. Sie haben häufig bis ins hohe Alter ein gutes Augenlicht.

2.3.5 Die geistige Entwicklung

Das Hirn der Ca-P-C-Menschen ist kompakt und kräftig. ROCINE sagt, daß ihre Gehirnzellen die Gedanken hervorbringen wie Mühlsteine das Mehl. Der für die Muskulatur zuständige Teil des Gehirns, das Zerebellum oder Kleinhirn, ist immer sehr gut entwickelt, weshalb sie kräftige Rücken, Muskeln, Knochen und eine wunderbare Ausdauer besitzen. Ein starkes Kleinhirn ist stets mit großer sexueller Liebesfähigkeit gekoppelt. ROCINE schreibt einer gestörten sexuellen Liebesfähigkeit die Ursache für Diabetes zu. Die Ca-P-C-Konstitution hat den höchsten Prozentsatz an Diabetikern (als Folge eines gestörten Sexhirnes).

Andere stark entwickelte Eigenschaften sind: Kampfsinn (*6), Gattenliebe (*A), Heimatliebe (*4), Ehrgeiz (*12), Vorsicht (*11), Festigkeit (*14), Maßsinn (*26), Wägesinn (*27), Ordnungssinn (*29), Vergleichssinn (*37), Bausinn (*20), Gläubigkeit (*17), Gutmütigkeit (*19) und Demut (*18). Die schwach entwickelten Eigenschaften sind Trinklust (*8b), Elternliebe (*2), Erhabenheitssinn (*B), Idealitätssinn (*21), Selbstachtung (*13), Emsigkeit (*5), Farbensinn (*28), Erinnerungssinn (*32), Ortssinn (*31), Zeitsinn (*33), Tonsinn (*34), Kausalitätssinn (*36), Charaktersinn (*C), Anmut (*D), Nachahmungssinn (*22) und Hoffnung (*16).

Weil sie Größe, Gewicht und Ordnungsgrad sehr gut wahrnehmen, können die Ca-P-C-Menschen Proportionen, Entfernungen, Größe, Durchmesser, Maße und Maßeinheiten, Mengen, Umfang etc. sehr gut einschätzen. Sie können auch Ergebnisse sehr gut abschätzen. Sie begutachten die Dinge von einem harmonischen Standpunkt aus und sehen die Umwelt, wie sie ist. Sie besitzen ein gutes Gedächtnis, wenn es darum geht, etwas zu lernen und zu verstehen, ihr allgemeines Gedächtnis ist aber eher schwach. Sie werden vergeßlich, wenn sie alt werden.

Diese Menschen scheinen verschlossen zu sein, in Wirklichkeit aber wollen sie nur keine Aufmerksamkeit auf sich lenken, von der sie fürchten, sie könnte abschätzig sein. Sie sind extrem empfindlich gegenüber Kritik, zeigen dies aber nicht. Sie ersehnen sich Lob und Bewunderung und sind ehrgeizig darauf bedacht, eine berühmte und ehrenvolle Position zu erringen. Sie dominieren, ohne daß es auffällt. Sie kämpfen, wenn es nicht anders geht, behalten aber ihren Groll normalerweise im Innern verborgen. Sie warten auf eine Gelegenheit, es dem Angreifer auf indirekte Art heimzuzahlen. Das kann Jahre später geschehen.

Ca-P-C-Männer haben wenig Familiensinn. Sie sind ihren Ehefrauen zwar treu, sie interessieren sich aber mehr für öffentliche Belange, und sie kümmern sich mehr um Fremde als um ihre eigenen Ehefrauen. Sie interessieren sich sehr stark für das andere Geschlecht.

Wenn sie krank sind, werden sie sehr irritiert, wenn nicht alles nach ihren Wünschen läuft. Sie haben die Tendenz, wie ein einsamer Wolf zu verschwinden und Gesellschaft und Sympathie zu scheuen. Sie wollen nicht, daß andere Menschen von ihrer Verzweiflung wissen.

Die mentalen Schwachpunkte der der Ca-P-C-Menschen sind ihr langsames Gedächtnis, gelegentliche sinnliche Gelüste und Phantasien und eine Schläfrigkeit, die immer dann aufkommt, wenn sie zu viel lesen oder wenn ihre Gefühle aufgewühlt sind. Ihr Verstand ist stark durch das Element Kalzium beeinflußt. Dies macht sie ausdauernd und hartnäckig in Neigungen und Gedankenformen. Sie denken langsam und werden von Informationen nicht immer sofort beeindruckt. Ihre Gedanken entwickeln sich jedoch weiter, ohne daß sie das beeinflussen können. Es kann zum Beispiel sein, daß sie eine Neuigkeit zunächst aufnehmen, ohne davon berührt zu sein; später dämmert es dann. Sie können Dinge spurlos an sich vorübergehen lassen. Wenn die Welt morgen unterginge, würde sie das nicht stören. Sie können sich auf logisches Denken und Planen konzentrieren. Sie erscheinen langweilig und lahm, aber sie sind es nicht. Sie fangen langsam an und bauen dann die Intensität ihres mächtigen Verstandes auf.

Ca-P-C-Menschen haben einen extrem starken Willen und sind ausdauernd bis hin zur Sturheit. Sie weisen große, steife Daumen auf, was das physische Zeichen für ihre Willenskraft ist. Sie haben es nicht gerne, wenn man sich ihnen entgegenstellt.

2.3.6. Charakteristika und Besonderheiten

Ca-P-C-Menschen sind ruhig, langsam und vorsichtig, bis sie jemand provoziert oder sich ihnen entgegenstellt. Wenn ihr Kämpfergeist erst einmal erwacht ist, dann können sie rasen, kämpfen und Dinge zerschmettern. Wenn alles vorüber ist, dann sinken sie wieder in eine friedliche Stimmung zurück. Sie studieren gerne, sind seßhaft, geduldig, ernsthaft, gutmütig, positiv, starr, extrem, nachtragend und denken nur in eine Richtung. Sie sehnen sich nach Ruhm und öffentlicher Anerkennung.

Sie fangen ihr Leben recht zaghaft an, sind aber sehr kraftvoll in ihren Vierzigern. Mit zunehmendem Alter werden sie eigentümlich. Sie werden vergeßlich, und es kommt vor, daß sie für viele Jahre untertauchen. Sie können sich sogar in eine andere Persönlichkeit verwandeln.

Ca-P-C-Menschen hassen Staub, Rauch und Lärm, es sei denn, sie machen ihn selbst. Viele von ihnen mögen keine Katzen, Schlangen und schreiende Babys und hassen Wasser und Saures. Weil ihr Verstand so arbeitet, wie oben beschrieben, haben sie stetige und hartnäckige Gewohnheiten. Wenn sie sich einmal auf einen bestimmten Weg begeben haben, sei es in der Ernährung, in ihren Studien, ihrer Arbeit oder auf anderen Gebieten, dann gehen sie diesen Weg fast ununterbrochen. Geben Sie ihnen ein Problem, und sie werden Tag und Nacht nicht ruhen, bis sie es lösen. Geben Sie ihnen einen völlig unmöglichen Fall, und sie werden sich so intensiv damit beschäftigen, daß sie Ursache und Abhilfe finden.

Ihre Fehler rühren von mangelnder Elternliebe (*2) her, die sich als ein Mangel an Sympathie äußert, so wie in starkem Kämpfergeist und Festigkeit, was sie zur Verdammung aller Fehler führt, die sie finden. Sie können skeptisch und hart sein, ja sogar streng und grausam. Sie versuchen Dinge durchzusetzen, anstatt mit den Menschen zusammenzuarbeiten. Sie sehen so aus, als ob man ganz einfach mit ihnen umgehen könne, dann aber kämpfen sie plötzlich für ihre Rechte. Sie können geduldig vieles schlucken, innen schlummert jedoch ein Sturm, der schließlich ausbrechen wird. Als Gruppe sind sie weder auf Vergnügungen noch auf Sport aus.

2.3.7 Kulturelles Leben und Psyche

Die Vertreter des Ca-P-C-Typs gehören nicht zu jenen Leuten, die wir als diplomatisch, fein und kultiviert bezeichnen. Diese Leute kleiden sich hübsch und sauber, sind aber nicht stilbewußt. Kleidung ist für sie nur eine Bedeckung. Gekünsteltes Verhalten verabscheuen sie. Sie reden die Wahrheit ohne Rücksicht darauf, ob sie unangenehm ist. Sie setzen sich über Kritik und die öffentliche Meinung hinweg und erreichen so ihre Ziele. Ihre Ideale sind gut verrichtete Arbeit und sinnvoll genutzte Tage. Sie orientieren sich an Ergebnissen.

Sie sind sehr beliebt, obwohl sie sich so wenig aus oberflächlicher Kultur machen. Sie haben einen breitgefächerten Verstand und sorgen sich um die öffentliche Wohlfahrt. Viele von ihnen erreichen in der Öffentlichkeit Großes, wobei sie ihre starke Willenskraft, ihr gutes Urteilsvermögen und ihren praktischen Verstand nutzen. Sie sind ehrbar, geduldig, wohlwollend, sentimental und ernsthaft. Sie sind solange leicht zu haben, bis man sie provoziert. Dann werden sie unnachgiebig, hart und schneidend. Man kann sie töten, aber niemals bezwingen. Manchmal nehmen sie Kleinigkeiten zu ernst. Sie vertragen es nicht, wenn man an ihnen herumnörgelt, und unwichtige Details sind ihnen ein Greuel.

Religiöse Regungen der Ca-P-C-Menschen laufen auf Naturalismus und Rationalismus hinaus. Sie glauben, der Schöpfer sei ihr Freund und die Menschheit werde durch ihre Taten erhöht. An Hölle oder Teufel oder an die Annahme, daß der Mensch eine Erlösung brauche, glauben sie nicht. Sie vertrauen auf die Natur, auf die Naturgesetze und darauf, daß sie aus der Natur lernen. Religiösen Dingen gegenüber sind sie großzügig-tolerant und haben nichts gegen Kirchen, deren Anhänger und Doktrinen. Eine Religion ist so gut wie die andere, denn sie fühlen, daß alle in das gleiche Ziel münden. Wenn sie die religiöse Welt betreten, dann werden sie Reformer und von der Mutterkirche ausgeschlossen. Dann entwickeln sie ein neues religiöses System und versuchen, den Himmel auf Erden zu verwirklichen. In ihrer Religion ist jeder Mensch seine eigene Strafe und Belohnung.

Ihre Freizeit verbringen sie häufig damit, daß sie ihr eigenes Werk betrachten und bewundern. Ihre Hobbys beinhalten das Studium des Verstandes und der menschlichen Natur, des Okkulten und des Mystischen. Sie lieben es, ins Unbekannte einzutauchen und die Geheimnisse von Mensch und Natur zu enträtseln. Conan DOYLE, der die Krimis mit Sherlock HOLMES schrieb, war ein Ca-P-C-Typ.

Die meisten fühlen sich zu Hause am wohlsten. Deshalb reisen sie nicht viel, es sei denn es ist geschäftlich nötig. Wenn ihre häusliche Umgebung ihnen nicht paßt, dann suchen sie ruhige, einsame Plätze auf.

Viele Vertreter der Ca-P-C-Konstitution sind gebildet, sie lernen jedoch besser visuell und durch nachdenken als aus Büchern. Sie können denken und argumentieren, Prinzipien studieren und diese anwenden. Sie sind keine Bücherwürmer, noch können sie auswendig lernen. Sie extrahieren die Essenz, das dahinter liegende Prinzip von Büchern. Am meisten liegen ihnen Untersuchungen über den Menschen, den Verstand, über Funktionsabläufe und das Leben. Ihr Verstand sucht sich schwere Literatur, wissenschaftliche Systeme, Altertumskunde, Anthropologie, antikes Wissen und historisches Material. Sie haben eine Tendenz, in der Vergangenheit zu leben, sie vergessen darüber aber nicht die Gegenwart.

Am Schreibtisch sind sie besser als am Rednerpult. Ihr Stil ist nicht weich oder fließend, sondern eher steif und systematisch. Sie sind zwar schwache Redner, aber trotzdem gute Lehrer. Auf einer Podiumsdiskussion können sie stundenlang sprechen, ohne dabei zu ermüden. Ihre Reden fangen langweilig an, steigern sich dann aber, bis gegen Ende das Wichtigste zur Sprache kommt. Sie geraten während des Vortrages so richtig in Fahrt.

2.3.8. Gesellschaftliches Leben und Liebesbeziehungen

Die meisten Ca-P-C-Menschen haben keine generelle Abneigung gegenüber anderen Menschen. Sie sind tolerant und anpassungsfähig. Der Kalium-Typ paßt am besten zu ihnen, sowohl geschäftlich als auch freundschaftlich, bei sozialen Aktivitäten und als Ehepartner. Obwohl die Ca-P-C-Menschen von kleiner Gestalt sind, wachsen ihre Kinder turmhoch über sie hinaus. Wenn die Eltern wirklich gut zusammenpassen, dann sind ihre Kinder sehr kräftig und fähig. Knochige Leute können große Familien haben. Ca-P-C-Männer sind jedoch lieber mit ihrer Gattin oder mit anderen Frauen zusammen als mit ihren Kindern. Vertreter der P-Ca-Konstitution finden die Ca-P-C-Leute als einzige Konstitution abstoßend. Sie brauchen anpassungsfähige und lebhafte Partner, die ihren Ärger nicht anstacheln. Ihre unnachgiebige Natur und ihre Tendenz, anderen etwas heimzuzahlen, ist schwierig zu handhaben. Andere lieben sie mehr als sie die anderen.

Es ist nicht ganz einfach, sich mit Ca-P-C-Leuten zu unterhalten. Sie lieben oberflächliche Konversation ebensowenig wie Selbstdarstellung. Sie fangen eine Unterhaltung meistens langweilig an, entwikkeln dann im weiteren Verlauf aber Begeisterung.

Sie sind im Frühling und Sommer romantischer als im Winter. Sie verlieben sich zwar nicht schnell, aber total. Besonders wenn sie jung sind, haben sie einen guten sexuellen Appetit und sind eigentlich immer mehr oder weniger an Geschlechtsverkehr interessiert.

2.3.9 Beruf

Die Vertreter der Ca-P-C-Konstitution sind langsam und ausdauernd bei allem, was sie tun. Sie zeigen überdurchschnittliche berufliche Fähigkeiten. Wenn sie eine Arbeit begonnen haben, dann fahren sie damit fort, bis sie zu ihrer Zufriedenheit beendet ist. Sie sind unternehmungsfreudig und ehrgeizig und arbeiten hart, um erfolgreich zu sein. Sie lieben Arbeit und Ergebnisse. Nur die Vertreter der Na- und der Ca-Konstitution sind genauso standhaft und ausdauernd wie die Ca-P-C-Leute. Sie arbeiten und arbeiten und vergessen dabei die spielerische Seite des Lebens.

Das Erfolgsmilieu dieser Menschen findet sich im Management und in der Manipulation von Kräften, Prinzipien, Menschen und Taten. Sie leisten Hervorragendes bei der Erforschung des Menschen, des Lebens und in der Wissenschaft. (DARWIN und CARNEGIE gehören zu dieser Konstitution.) Sie tun sich besonders hervor, wenn es um die praktische Anwendung dieser Studien auf die menschlichen Bedürfnisse geht. Aufgrund ihrer praktischen Veranlagung können sie Asche in Gold verwandeln. Sie sind liberal, weil sie Kämpfernaturen sind (die sich das nehmen was sie wollen und sich dann durchsetzten, wenn sie es für notwendig erachten) und weil sie wohlwollend und gleichzeitig ökonomisch sind.

Die Veranlagungen und die Berufe der Ca-P-C-Leute liegen auf folgenden Gebieten: Medizin, Metaphysik, komplizierte Mechanik, Aufbau und Wiederaufbau, Wissenschaft mit Bezug zum Menschen, zum Leben, zum Verstand, zur Entwicklung und praktischen Anwendung. Sie sind praktische Geschäftsleute und erstklassige Ökonomen. Sie finden sich unter unseren besten Chemikern, Bakteriologen und Chemieingenieuren. Sie sind im Lebensmittelsektor, im Verkauf, der Herstellung und in der Inspektion erfolgreich. Sie sind konservative Bankiers und Finanzexperten, abwägende Richter, Regierende, Juristen großer Firmen und Schadenssachverständige bei Versicherungen.

Sie decken eine sehr breite Palette von Berufen ab. Sie tun sich auf den Gebieten der Botanik, der Insektenkunde, der Chemie, der internationalen Ökonomie, der Ökotrophologie, der Forstwissenschaft, der Finanzplanung, des Straßenbaus, des Militärwesens und der Klimatologie hervor. Sie sind praktisch orientierte Metaphysiker, aber keine Träumer. Ihre Systeme, ihr Glaube, ihre Doktrinen, ihre Bücher, ihr Wissen, ihre Wissenschaft und ihre Arbeit gründen sich auf praktische und beurteilbare Prinzipien.

2.3.10 Gesundheit und Ernährung
Bei diesem Typ handelt es sich im wesentlichen eine Kalzium Konstitution in Verbindung mit Phosphor, Kohlenstoff und den organischen Verbindungen. Sie leidet unter einem Mangel an Natrium, Magnesium und Chlor.

Kalzium hat mit Ernährung viel zu tun, denn es verlängert das Leben der Zellen und lockt ihre Eigenschaften hervor. Deshalb ist der Stoffwechsel der des Ca-P-C-Typs hervorragend, vor allem bezüglich der Knochen und Zähne. Wenn diese Menschen älter als 50 Jahre sind, dann wird der Stoffwechsel bezüglich Gewebe und Blut langsam, weil sich so viele saure Schlacken angesammelt haben (eine Folge falscher Ernährung mit zu viel Tier- und Getreideprodukten, AdÜ.).

Die Verdauung ist recht gut. Die Atmung ist kräftig und regelmäßig, die Versorgung des Blutes mit Sauerstoff ist jedoch gering, weil Natrium fehlt und zu viel Kohlendioxid vorhanden ist. Sie haben das Gefühl, sie würden nicht genug Luft bekommen. Die Ausscheidung ist schwach. Dies liegt daran, daß diese Leute in der Regel viel zu wenig trinken, was die Leber und alle anderen Ausscheidungsorgane negativ beeinflußt.

Obwohl sie schwerfällig erscheinen, so haben sie doch einen sehr feinen Tastsinn. Ihr Gehör ist aber schwach. Sie sind weitsichtig. Ihr Geruchssinn ist ungenügend und ihr Geschmack mittelmäßig. Da sie sich keine großen Gedanken über ihre Ernährung machen, können sie sich relativ einfach selbst versorgen. Sie genießen ihr Essen, haben aber keinen natürlichen Durst. Sie trinken niemals viel, sie lieben aber Fruchtsäfte, süße Weine, Champagner und Drinks mit reichlich Kohlensäure.

Sie schlafen schlecht, wenn sie Blähungen und Säureüberschuß im Körper haben. Am liebsten würden sie im Wald schlafen, wo es ruhig und friedlich ist.

Der Ca-P-C-Typ leidet an veränderlichen, oft chronischen Krankheiten. Diese haben vor allem mit zu langsamer Ausscheidung, mit Problemen der Bauchspeicheldrüse, mit Steifheit der Knochen und Gelenke, gichtigen Ablagerungen, Leber und Nierenproblemen, Schnupfen, Lungenentzündung, Harnsäure sowie Eiweiß- und Epitelausscheidungen zu tun. Folgende Krankheiten sind charakteristisch: Verdauungsstörungen und Blähungen, Magenübersäuerung, Sodbrennen, Nierenentzündung, Harnverhalten, Magengeschwüre, Pilzbefall (z.B. Candida), Lebertumor, Rheuma, Gicht, Knochenhautentzündung, Gelenkserguß, Vereiterung von natürlichen Körperhöhlen, z. B. der Gallenblase, Verdickung des Blutes, Schlaganfall, Herzwassersucht, Blutvergiftung, Lähmungen, Hüftgelenksbeschwerden, Malaria, Typhus, Grippe, Schnupfen, Furunkel, übermäßige Schweißausbrüche, Diabetes, Schuppen, Lungenentzündung, Schlaflosigkeit, Schizophrenie, Vergeßlichkeit.

Die Hauptgründe für die Krankheiten des Ca-P-C-Typs sind Überanstrengung des Gehirns, Selbstvergiftung, Gärung, zu wenig Basenreserven, zu wenig Natrium und Chlor sowie Trägheit der Leber, der Nieren und der Haut in punkto Ausscheidung von Stoffwechselgiften. Weil das Gehirn sehr große Aktivität entfaltet, werden Kalzium und Phosphor zu reichlich verbraucht. Dadurch verringert sich der Gehalt dieser Salze im Blut, und Gärung (mit entsprechender Gasproduktion) kann leichter stattfinden, und Pilze nehmen leichter überhand. Da diese Menschen zu wenig trinken, ist die Funktion ihrer Leber, der Pfortader, der Nieren und der Haut schwach und langsam. Dies führt zur Ansammlung von Säuren, Gasen und Stoffwechsel-Abbauprodukten im Blut und damit zur Selbstvergiftung, unreinem Blut und demischen Beschwerden.

Folgende Maßnahmen können diese Krankheiten verhindern oder lindern: eine stark natriumhaltige Ernährung (organisches Natrium, kein Kochsalz!), ein warmes, feuchtes Klima, eine hohe Meereshöhe, viel Schwitzen, kräftige Massagen, weniger Kopfarbeit, mehr Schlaf und Zuneigung. Außerdem die Zufuhr von Eisen, Magnesium, Kalium und Silizium und der Verzehr von rohen Früchten (vor allem Beeren!) mit hohem Natriumgehalt und viel Zitronensäure. (Dieses Obst unterstützt die Entschlackung, besonders wenn es vormittags für sich allein auf nüchternen Magen gegessen wird. AdÜ.) Kohlensäurehaltige Weine, gedämpfte und gegrillte Speisen sind gut. Diese Leute benötigen viel freien Sauerstoff. Sie sollten sich vor Kalzium, konzentrierten Kohlenhydraten, Fetten, konzentrierten Proteinen, hochprozentigen Getränken sowie Industrie- und Traubenzucker hüten.

Ein warmes, feuchtes Klima regt die Ausscheidungsorgane an. Warme Bäder und Salzbäder helfen, die Ausscheidung durch die Haut zu verstärken. Wenn sie Kopfarbeiter sind, sollten sie mehr körperlich arbeiten als nachdenken, und sie sollten viel und gut zugedeckt schlafen. Frische Luft und ein warmes, angenehmes Klima mit feuchten Winden hat einen vorteilhaften Einfluß auf ihren Organismus. Auf dem Land oder am Meer geht es ihnen viel besser als in den Bergen, im Gebirge oder in der Stadt. Alles, was die Zirkulation anregt, wie zum Beispiel Reiten oder Joggen, ist gut für sie. Sie arbeiten gewöhnlich lang und hart und machen sich deshalb nichts aus Körpertraining.

Trotz dieser Probleme reifen die Ca-P-C-Menschen langsam und erhalten sich ihre Jugend bis ins hohe Alter. Sie leben länger und sind länger aktiv als alle anderen Konstitutionen. Sie kämpfen fürs Leben und geben nicht auf und haben deshalb keine Neigung zu Selbstmord.

2.4 Die Kalzium-Protein-Konstitution (Ca-Pro-Typ, Nr. 4)

2.4.1 Kurzcharakteristik

Dies ist eine Kalzium-Konstitution, bei der neben einem starken Knochenbau auch das andere Körpergewebe sehr kräftig ausgebildet ist (große Proteinmengen). ROCINE gab diesem Ca-Pro-Typ den Namen "barotic" was sich von dem griechischen Wort "baros" ableitet, was so viel bedeutet wie schwer. Diese Leute sind schwer in ihrem Gemüt, in Gedanken, Sprache, Körperbewegungen, in ihren Taten und in den Rollen, die sie spielen. Der Ca-Pro-Typ geht mit schwerem Schritt, er schreibt mit schwerer Hand, er liebt es, schwergewichtigte Gegenstände zu bewegen, wie z. B. Lokomotiven, Schiffe, ganze Häuser, Bergwerks- und Baumaschinen etc. Er hat auch schwerwiegende Ideen, besitzt aber nur wenig Ausdruckskraft. Er erscheint lahm, schwerfällig, ungeschickt, schwierig und uninteressiert, auch dann, wenn dies alles nicht wirklich zutrifft. Als Leitworte merken wir uns: "schwer - gutmütig".

Es mag sein, daß er eine Zeitlang eine Zielscheibe für Spott und Witze darstellt, weil er so langsam ist. Der Spötter wird aber rasch merken, daß er sich mit einem menschlichen Gorilla eingelassen hat. Der Ca-Pro-Typ kann ihn anheben, als ob er ein Stück Stroh wäre und ihn durchs geschlossene Fenster hinauswerfen. Das genügt normalerweise, um seine Autorität gegenüber seinen Arbeitskollegen aufzubauen. Wenn er aufgebracht ist, kennt er keine Angst. Seine Geschwindigkeit, seine Stärke und seine Erscheinung scheinen proportional mit seinem Zorn zuzunehmen. Ich arbeitete mit einem Ca-Pro-Mann zusammen, der am ersten Arbeitstag seine Kraft dadurch demonstrierte, daß er mit der Faust ein Loch in ein Stück 1,3 cm dickes Sperrholz schlug. Der Ca-Pro-Mann hat immer natürliche Kraft. Wenn er jedoch zornig ist, dann kann er einen Menschen mit einem Schlag töten. Seine Arbeitskollegen lassen den Löwen in ihm schlafen, wenn sie erst einmal wissen, daß er da ist.

Ca-Pro-Menschen haben großen Appetit, langsame Gedankenprozesse, ein wildes Temperament und ein in vieler Hinsicht schlechtes Gedächtnis. Sie gehorchen dem Gesetz und der Obrigkeit, sind ihren Chefs treu ergeben, fast immer pflichtbewußt und unterwürfig. Sie trinken jedoch gerne, und es kann auch vorkommen, daß sie Drogen nehmen. In diesem Fall können sie rebellisch werden.

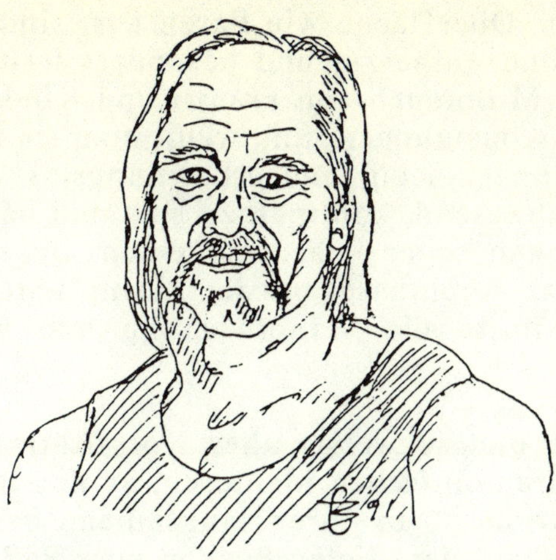

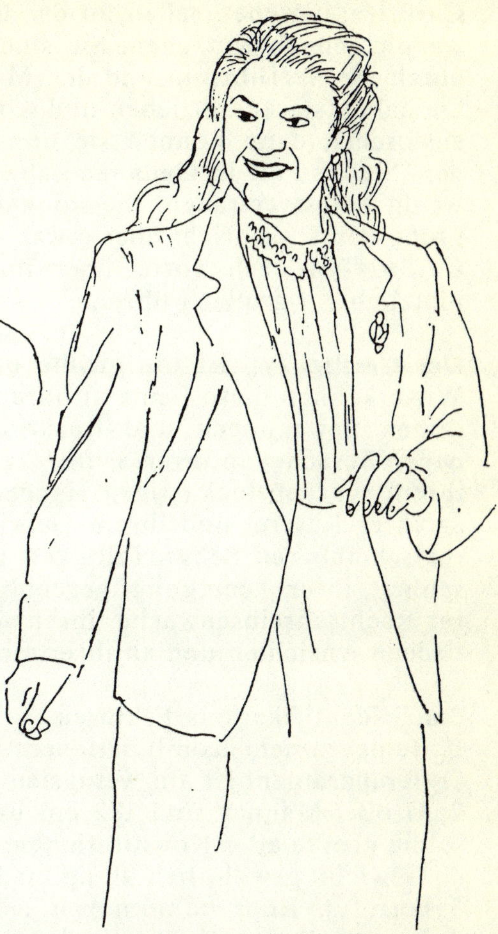

Abb. 37 - 38: Beispiele für die Ca-Pro-Konstitution:

Hulk HOOGAN, Profi-Ringer-Champion (oben),

eine typische Frau des Ca-Pro-Typs (rechts)

Der Ca-Pro-Typ ist robust und gesund. Feuchtigkeit und unangemessene Ernährung sind die größten Feinde seiner Gesundheit. Viele haben das eine oder andere Problem mit der Blase und beim Wasserlassen. Probleme mit dem Herzen und dem Kreislauf sowie Taubheitsgefühle sind ebenfalls verbreitet. Sie verbrauchen unglaublich schnell ihre Nervenkraft und leiden dann unter Kopfschmerzen, Nervenschmerzen und Nervenentzündungen. Sie haben so viel Lebenskraft, daß sie ein Kraftwerk antreiben könnten, aber ihre Nerven halten nicht mit. Ihre Knochen, Gelenke, motorischen Nerven und Muskeln werden bei kaltem, feuchtem Wetter steif.

Ca-Pro—Menschen sehen an der Oberfläche wie Bären aus, sind inwendig jedoch Kätzchen. Sie sind gutherzig und besonders irritiert durch die Verführung und den Mißbrauch von Frauen und Kindern. Sie haben starke Vorlieben und Abneigungen, und wenn man sie herausfordert, dann können sie unnachgiebig und erbarmungslos werden. Sie sind oft in Gedanken abwesend, kommen zu spät und haben wenig Selbstvertrauen. Sie können sogar feige erscheinen, bis eine große Panik ausbricht oder etwas Furchtbares passiert. Dann tritt der Ca-Pro-Typ nach vorn, übernimmt die Verantwortung und wird plötzlich ein großer Führer.

Der Ca-Pro-Typ ist die größte und schwerste aller Konstitutionen. Wir erkennen diese Leute an ihren einfachen Manieren, an den langsamen Bewegungen und Reaktionen, an ihrer langsamen, besonnenen Sprache, an ihrer Säumigkeit, dem tiefen Bariton oder Baß, an ihrem schraubstockartigen Händedruck, an ihrer Geduld, aber auch an ihrer Raserei und ihrem Gebrüll, wenn sie ärgerlich sind, an ihrer scheinbaren Schwerfälligkeit und Konfusion, ihrer Geistesabwesenheit, ihrer Abneigung gegenüber Geschwindigkeit und Hetze, ihrer Rechtschreibschwäche, ihren schüchternen Manieren, ihren praktischen Ansichten und an ihrer morgendlichen Schläfrigkeit.

2.4.2 Identifikations-Faktoren

1. Temperament-Kombinationen: relativ gleichmäßig, das mentale Temperament ist am wenigsten vertreten.
2. Größe: Männer sind 182 cm und größer, Frauen kleiner. Dies ist die größte aller Konstitutionen, es sind fast Riesen.
   Gewicht: gewöhnlich 90 kg bis 170 kg, Frauen leichter
3. Formtyp: Kopf: homomorph, Körper: generell andromorph
4. Teint: hell, mittel oder dunkel
5. Profil: meist flach und breit, einige konkav
6. Hände: groß, breit, dick, stark, fleischig. Sie sind weicher, geschmeidiger und flexibler, wenn die menschlichen Eigenschaften (*B, *C, *D) gut ausgeprägt sind. Die Finger sind groß, dick, schwer und knochig, aber sie sind reichlich mit Gewebe versehen, so daß die Knochen nicht erkennbar sind. Die Nägel sind generell breit und dick. Bei Schwerarbeitern können sie nach unten gebogen sein. Die Handflächen sind breit mit wenigen, tiefen roten Linien.
7. Geschlechterverhältnis: 90% Männer, 10% Frauen

2.4.3 Das physische Äußere
Ca-Pro-Haar ist immer grob, manchmal zottelig und nicht zu bändigen. Jede Farbe ist möglich. In der Jugend ist dieses Haar sehr dicht; die Männer können jedoch glatzköpfig werden. Die Stirn ist eckig und schmaler als der untere Gesichtsabschnitt. Zumindest erscheint sie schmaler, als sie wirklich ist, weil die Backenknochen vorstehen und der Kiefer breit ist. Die Augenbrauen sind buschig-schwer und normalerweise nur knapp über den Augen. Die Augen sind lang, fleischig mit einem ernst-feierlichen Ausdruck. Ihre Farbe variiert sehr.

Ihre Ohren sind gewöhnlich groß, dick und schwer. Sie liegen eng am Kopf an und deuten damit auf abstraktes Denkvermögen und eine nach innen gerichtete Tendenz. Die Nase ist manchmal aus der Form geraten und unregelmäßig, lang und fleischig an der Spitze. Die Oberlippe wird in typischer Manier nach innen gehalten, was auf körperliche Kontrolle hindeutet, die Unterlippe ist dick, groß und schwer. Der Mund ist eindeutig männlich und breit.

Das Kinn ist breit, eckig, tief und fleischig. Das Gesicht ist immer groß und schwer, was auf potentielle Macht hindeutet. Auch alle Tiere mit großen Schädeln besitzen verhaltene Kraft, wie z. B. der Elefant, der Gorilla, der Bär und der Stier.

Der Ca-Pro-Typ hat breite und unregelmäßige Formen. Ohne Rücksicht darauf, wieviel gute Manieren oder welche Bildung er haben mag, so erscheint er doch häufig ungehobelt, gewöhnlich, einfach oder sogar grob. Er ist immer ein einfacher Mann. Es kommt ihm aufs Nützliche an, für Schau, Eitelkeiten und Feinheiten hat er keinen Sinn. Er ist gleich schwer und fleischig gebaut mit großen, starken Knochen. Er ist fest und stark und gehört zu den größten Exemplaren der menschlichen Familie. Ca-Pro-Menschen können fast Riesen werden, Männer weit mehr als 182 cm groß, Frauen nur wenig darunter. Sie sind standbildhaft, robust und muskulös. Sie besitzen kraftvolle Knie und Rücken, starke, schwere Arme und Beine, und sie greifen mit ihren breiten, fleischigen Händen kräftig zu. Viele unserer Berufsringer, wie z. B. Hulk HOGAN, verkörpern die barotische Konstitution.

2.4.4 Das physische Innere Der Bauch der Ca-Pro-Menschen ist groß, jedoch etwas kleiner als in einigen Konstitutionen der vitalen

Temperamente. Die Baroten haben normalerweise einen ungewöhnlich langen Darm. Wenn Vertreter dieser Konstitution Darmprobleme haben, dann liegt das an falscher Ernnährung, nicht, weil Organschwäche vorläge.

Sie haben sehr kräftig entwickelte Herzmuskeln und Arterien. Die Venen sind jedoch häufig überfordert und können Unreinheiten nicht immer abtransportieren. Blutstau in den Venen verursacht viele ihrer Krankheiten. Auch die Bildung von Harnsäure ist in dieser Konstitution weit über normal und vergiftet das Blut. Deshalb neigen diese Menschen zu Rheuma, Arthritis, lahmen Füßen usw.

Die Knochen der Ca-Pro-Männer sind immer groß, solide, kompakt und stark, was aber nicht notwendigerweise auch auf die Frauen zutrifft. Die Gelenke sind kraftvoll, aber häufig durch die Ablagerung von Harnsäurekristallen geschädigt. Die Leber, die Nieren, die Blase und die Venen sind die schwächeren Teile, was mit einem schwachen Wasserhaushalt zusammenhängt, der diese Körperfunktionen wie ganz allgemein die Wasserversorgung kontrolliert. Die Lungen sind stark, die meisten Drüsen normal, der Magen ist stark, wird aber meistens mißbraucht. Milz und Bauchspeicheldrüse sind unterentwikkelt. Diese Leute können tierisches Fett nicht gut verdauen und eine grobe, fette Ernährung hat langfristig einen schlechten Effekt auf ihre Gesundheit.

2.4.5 Die geistige Entwicklung

Man kann sagen, daß das Ca-Pro-Gehirn sich in einem Stadium milder Trägheit befindet. Es reagiert nur auf kräftige Anreize. Das Kleinhirn, das für den physischen Körper verantwortlich ist, arbeitet langsam, ist aber kräftig. Es ist gewöhnlich groß, breit und tief. Aufgrund dieser Ausprägung entwickelt der Ca-Pro-Typ einen dichten, kompakten Körper und besitzt ein hohes Maß an Ausdauer mit verhaltener Stärke.

Die gut entwickelten Fähigkeiten des Ca-Pro-Typs sind Festigkeit (*14), Kampfsinn (*6), Gewissenhaftigkeit (*15), Zerstörungssinn (*7), Demut (*18), Gutmütigkeit (*19), Geschlechtsliebe (*1), Vorsicht (*11), Bausinn (*20) und einige der wahrnehmenden Eigenschaften (**24-31). Schwach entwickelt sind: Sprachsinn (*35), Erinnerungssinn (*32), Trinklust (*8b), Erwerbssinn (*9), Selbstachtung

(*13), Tonsinn (*34), Charaktersinn (C), Nachahmungssinn (22), Anmut (D) und Idealitätssinn (*21).

Der Ca-Pro-Verstand ist zwar nur schwer zu beeindrucken, und er äußert sich auch nur langsam, in ihm schlummert jedoch oft ein Genie. Der Verstand dieser Konstitution arbeitet unter dem Einfluß ihres großen, langsamen Gehirns und leidet unter Mineralmangel und zu viel Kohlendioxid im Blut. Der Ca-Pro-Typ ist langsam und unbeholfen, verspätet sich häufig, bewegt sich wie eine Schnecke und lernt langsam. Hüten Sie sich aber vor seinem Schraubstock-Griff, wenn er erregt ist!

Der Ca-Pro-Typ hat ein sicheres Urteil bezüglich Gerechtigkeit, Benehmen, Gesetzen und Dingen des praktischen Lebens sowie auf allen Gebieten von Schwerarbeit und Athletik, wie z. B. Holzfällen und Verarbeiten, Straßenbau, Transport schwerer Güter und Maschinen, Ringen etc. Wie wir später sehen werden, wendet er diese Fähigkeiten in seinem Beruf an, und er hat selten außerhalb davon Erfolg. Es gibt natürlich individuelle Ausnahmen, besonders in Notfällen, wenn eine ungewöhnliche Möglichkeit sich auftut. Sein Gedächtnis ist bestenfalls unzuverlässig, vor allem wenn es um Bücher, Worte und Namen geht. Sein Gedächtnis für das Alltagsleben, für Verhaltensregeln und Moral und Taten ist jedoch ausgezeichnet.

Ca-Pro-Menschen können einige der folgenden Züge tragen. (Bedenken Sie dabei, daß kein Individuum irgendeiner Konstitution alle vorgeschlagenen Tendenzen aufweisen kann.) Sie können bisweilen infolge von Blutstau im Gehirn verwirrt sein. Ihr Verstand ist lethargisch. Sie können unversöhnlich und nachtragend sein. Sie sind praktisch veranlagt. Sie sind sehr moralisch in bezug auf Benehmen und soziales Leben, ihre eigene sehr starke Sexualität kann sie jedoch in fragwürdige Situationen führen, wenn sie noch jung und unerfahren sind. Gegenüber den Menschen, die sie lieben und bevorzugen, weisen sie sanftmütige, passive, nachsichtige, sehr duldsame Tendenzen auf. Sie können sogar schüchtern sein; wenn man sie jedoch aufgebracht hat, dann sind sie explosiv.

Sie lieben es, mit schweren Körpern umzugehen, gewichtige Dinge zu tun, zu experimentieren und zu erfinden. Die Männer können Skeptiker, ja Atheisten sein. Die Frauen jedoch sind meist religiös.

Ca–Pro-Menschen haben eine enorme Willenskraft, obwohl einige von ihnen das nicht wahrhaben wollen. Es ist ein verborgener Wille, der durch Notfälle hervorgelockt wird.

2.4.6 Charakteristika und Besonderheiten

Die meisten Ca-Pro-Menschen sind ernst, passiv, geduldig, unterwürfig, demütig und naiv veranlagt. Sie sind selbstbeobachtend (introspektiv) und geistesabwesend, können aber wild werden, wenn man sie ärgert. Es mag sein, daß sie sich falsch ausdrücken, wenn sie sprechen oder schreiben. In der Rechtschreibung sind sie ebenfalls schwach. Sie hassen Geschwindigkeit, Eile und Hetze. Sie bewegen sich langsam, denken langsam, werden langsam ärgerlich, lernen langsam. Wenn sie jung sind, mögen sie Schule und Lernen gar nicht. Sie ziehen Berge und Wälder vor, später im Leben jedoch können sie in aller Ernsthaftigkeit ein Fach aufnehmen und studieren. Sie durchdenken ihr eigenes Wissen mit einem verborgenen Genius, der sich jedoch selten äußerlich manifestiert.

Sie sind zaghaft, wenn sie mit kleinen Gegenständen und Details arbeiten, vollbringen jedoch große Leistungen, wenn es um Notfälle oder große Dinge geht. Im Gegensatz dazu können sie sich einem Plan in all seinen Details anpassen und ihn bis zum Ende verfolgen.

Die Sehnsüchte der Ca-Pro-Menschen sind passiv und verborgen, ebenso wie so viele andere seiner Züge. Diese Sehnsüchte werden ebenfalls sehr dynamisch, wenn sie erst einmal zum Leben gebracht wurden. Ihre Abneigungen sind stark und langanhaltend bis permanent und beinhalten eine Racheader. Wenn sie einmal angefangen haben, etwas heimzuzahlen, dann gibt es kein Halten mehr, und sie strafen gnadenlos. Sie haben eine starke Abneigung gegen Eile, schlechtes Benehmen, Eitelkeiten und Haute Couture und andere Dinge, die noch angesprochen werden.

Der Ca-Pro-Typ formt Gewohnheiten und steht unter starkem Einfluß durch seine Kindheits-Erlebnisse. Sein Verstand, seine Gedanken und seine Gewohnheiten bewegen sich stets in dieselbe Richtung. Wenn er auf einem Bauernhof geboren wurde, dann wird er Bauer, wenn er im Wald geboren wurde, wird er Holzfäller oder Waldsiedler und bleibt dies sein ganzes Leben lang. Wenn sein Vater Polizist ist, dann wird er sich sehr wahrscheinlich zu der ein oder anderen Tätigkeit auf polizeilichem Gebiet hingezogen fühlen. Er läßt sich durch Schwierigkeiten nicht abbringen, durch Hindernisse nicht ablenken und durch Fehlschläge nicht entmutigen. Er tendiert dazu, weiter und weiter zu schreiten. Dies bewahrheitet sich auch für kleinere Gewohnheiten. Die Gewohnheiten der Baroten hängen jedoch niemals mit Eitelkeit, Faulheit, Vergnügen oder Konventionen zusammen. ROCINE sagt: "Wahrheit ist seine Autorität und Fakten sind sein Kompaß."

Junge Ca-Pro-Männer interessieren sich für Jagen, Fischen, Wandern, Ringen, Werfen und Schwerathletik. Wenn sie älter werden, läßt ihr Interesse an Sport nach.

Obwohl viele seiner Fehler bereits klar zutage liegen, wollen wir sie hier ausführlich diskutieren. Der Ca-Pro-Typ mag einmal zu nachsichtig sein und das nächste mal unnachgiebig. Er hat gelegentliche Gefühlsausbrüche und wird dann sehr irritierbar. Er neigt zuzeiten dazu, schüchtern zu sein und sich selbst und die sündige Welt zu verdammen und generell deprimiert zu werden. Er ist langsam, verspätet sich öfters und ist geistesabwesend. Er ist manchmal nachsichtig bis hin zur Dummheit und unterwürfig gegenüber jemandem, den er bevorzugt. Er scheint roh und grob zu sein, was aber oft nur aufgrund seines Äußeren so erscheint. Er kann exzentrisch sein, ja sogar in manchen Fällen primitiv. Ca-Pro-Menschen sind leichtgläubig und können ihr Vertrauen und ihre Zuversicht den Falschen entgegenbringen. Im Wald oder in der Stadt verlieren sie bisweilen die räumliche Orientierung.

2.4.7 Kulturelles Leben und Psyche

Die Menschen des Ca-Pro-Typs passen in die Welt der Industrie, der Arbeit, des Hausbaus und der Praxis. Sie geben nichts auf Dinge, die sie für oberflächliches Raffinement und Kultur halten. Sie interessieren sich für Moral, aber in bezug auf die Feinheiten des Lebens gelten sie als rustikal. Ihnen geht es nicht um äußere Kultur, sondern um wirkliche Verbesserung und Entwicklung.

Der Ca-Pro-Typ ist nicht diplomatisch, weder in politischer noch in sozialer Hinsicht. Wenn man einen Diplomaten aus ihm machen würde, hätte man damit "das Rechte" getan. Polit-Halunken täten gut daran, ihn in Ruhe zu lassen. Seine Manieren sind einfach, oft schüchtern. Ca-Pro-Menschen verhalten sich ganz natürlich. Sie sind ungebildet und unaffektiert, und so benehmen sie sich auch. Sie kleiden sich einfach und legen dabei vor allem Wert auf Komfort und weniger auf Stil und Aussehen.

Der Ca-Pro-Mann ist kein Idealist, er ist Realist. Sein einziges Ideal ist, folgende männliche Tugenden zu perfektionieren: Tapferkeit, innere Stärke, Heldentum, Kraft, Integrität, Herzensgüte, Redlichkeit, Moral, Ritterlichkeit und Mut. Ca-Pro–Männer sind zuzeiten so tolerant, daß sie sich damit in Schwierigkeiten bringen. Sie sind auch öfters zu geduldig, nachsichtig und passiv.

Sie machen sich normalerweise nichts aus inspirierenden, theologischen oder emotionalen Religionen. Sie können sogar Atheisten sein. Wenn sie doch "religiös" sein sollten, dann handelt es sich gewöhnlich um Naturalismus, moralisierende Philosophie, Rationalismus oder Religionen, welche die Vernunft betonen.

Ca-Pro-Menschen nutzen ihre Freizeit, indem sie sich und ihr Heim verbessern. Sie machen keine Vergnügungsreisen, sie bleiben lieber zu Hause. Sie geben sich Hobbys wie Pferdezucht, Boots- oder Schiffsbau, dem Studium von Helden, Schwerathletik, wie z. B. Ringen, sowie Fußball, Fischen oder Jagen, dem Studium von Erzen, Gesteinen, Mineralien oder mechanischen Hobbys hin. Die Veterinärwissenschaften, Kosmologie und das Studium der Evolution des Menschen und der Natur stehen auf dem Plan.

Wenn sie jung sind, studieren sie selten. Viele wollen ein Gewerbe erlernen und sich eine Existenz aufbauen. Wenn sie älter geworden sind, dann kann es sein, daß sie Fächer studieren, die im praktischen Leben und in Unternehmungen angewandt werden können - es geht immer um schwere, praktische und anwendbare Dinge. Der Ca-Pro-Typ kann besser schreiben als sprechen, sein Vokabular ist jedoch für gewöhnlich beschränkt. Die meisten dieser Leute haben kein literarisches Talent oder gar daran Interesse, Schriftsteller, Journalist, Verleger etc. zu werden. Sie sind Menschen der Anwendung, und wenn sie tatsächlich einmal ein Buch schreiben, dann hat der Inhalt starken Praxisbezug.

2.4.8 Gesellschaftliches Leben und Liebesbeziehungen

Die besten Partner für Freundschaft und Ehe für die Ca-Pro-Menschen sind gesunde, umgängliche Vertreter des Unterernährungs-Typs. Der richtige Partner ist für die Ca-Pro-Menschen sehr wichtig, wenn sie gesund, glücklich und erfolgreich sein wollen. Sie sehnen sich nach Liebe und Kameradschaft. Über häusliche und berufliche Probleme machen sie sich Sorgen und Ängste bis sie krank werden. Bei der Auswahl ihrer Liebespartner treffen sie häufig absurde Entscheidungen. Sie können ganz allgemein Menschen nicht richtig einschätzen. Bei der Auswahl von gut gezüchteten Tieren sind sie viel besser als bei der Auswahl von Ehegatten. Geschäftlich arbeiten sie am besten mit Menschen der Kohlenstoff-Kalium Konstitution (C-K-Typ) oder erfolgreichen Vertretern des Unterernährungs-Typs zusammen. Sie fühlen sich von Vertretern des P-Ca-Typs und des H-C-Typs abgestoßen.

Ca-Pro-Menschen sind normalerweise keine guten Gesprächspartner, vor allem deshalb, weil sie so schüchtern sind. Für alle Menschen, für die sie sorgen, sind sie loyale, treue Freunde. Sie sind romantisch, anhänglich und von Zuneigung abhängig. Man lernt sie leicht kennen, aber ihre Abneigungen und Vorlieben sind sehr stark. Sie wollen, daß jemand anders die Führung übernimmt. Diesem Menschen dienen sie dann treu - egal ob es sich dabei um die Gattin, den Chef, ein Geschäftsgenie oder einen uniformierten Führer handelt. Sie zeigen Nachbarschaftsgeist und gereichen ihrer Kommune immer zur Ehre.

2.4.9 Beruf

Die größten Fähigkeiten der Ca-Pro-Menschen liegen darin, daß sie im täglichen Leben Dinge und Vorgänge verstehen, benutzen, sich ausdenken und durchführen. Sie sind langsam, besonnen und vorsichtig. Sie sind nicht schnell, geben aber nie nach. Wenn es nicht um Geschwindigkeit oder Details geht, dann vollbringen sie mehr als jeder andere. An der Spitze ihrer Vorlieben stehen schwere Arbeit im Freien oder der Umgang mit schwergewichtigen Dingen.

Der Ca-Pro-Typ ist ehrgeizig, aber nicht besonders unternehmungslustig. Infolge seiner Schüchternheit hält er sich oftmals zurück. In der zweiten Hälfte seines Lebens bringt er mehr zuwege, weil er sich sehr langsam entwickelt. Er besitzt eine natürliche Führungsqualität, arbeitet aber lieber für andere als für sich selbst. Er ist ein enormer Arbeiter und kann als Vorarbeiter oder Vormann von schwerer körperlicher Arbeit oder im Bewegen von schwerem Material Mensch und Arbeit vorantreiben. Er hat auf seinem Arbeitsgebiet Erfolg - selten auf einem anderen. Er lernt am besten im praktischen Leben oder in der Universität der Natur und hat ein gutes Urteilsvermögen und einen gesunden Menschenverstand. Ein Studium hilft ihm nicht in dem Grade wie die eigene Erfahrung. Es folgt eine Liste der typischen Ca-Pro-Berufsfelder:

Asphaltieren, Aufbau von Maschinen, Ausgrabungen, Baugeschäft, Bauschreinerei, Bergbau, Beton- und Ziegelbau, Bewegen schwerer Körper, Bildhauerei und Steinmetzarbeiten, Bodenanalytik, Brückenbau, Dachziegelei, Erdbewegungen, Forstwirtschaft, generell körperliche Arbeit, Geologie, Gießerei, Hafenbau, Handel mit Brennstoffen, Holzfällen und Holzindustrie, Hotel- und Gaststättengewerbe, Hydraulik-Ingenieurwesen, ingenieurmäßige Rekonstruktion archäologischer Befunde, Kontrollaufgaben, Krankenpflege, Landwirtschaft und Landwirtschaftswissenschaften, Lebensmittelherstellung, Metallverabeitung und Stahlherstellung, Metzgerei und Fleischindustrie, oberes Management, Polizei, Rohrverlegen, Schiffsbau, Schmieden, Schwerathletik wie Ringen, Football, Kugelstoßen etc., schwere Architektur, Spedition, Sprengen, Steinbruchsarbeit, Straßenbau, Technisches Hilfswerk, Tierzüchtung und Tierpflege, Töpferei, Transportwesen, Tunnelbau.

2.4.10 Gesundheit und Ernährung

In der Ca-Pro-Konstitution herrschen Protein und Kalziumphosphat vor. Des weiteren spielen folgende Elemente eine wichtige Rolle: Stickstoff, Wasserstoff, Kohlenstoff und Schwefel mit pflanzlichem Phosphor in den festen Geweben. Chlor, Eisen, Kalium, Magnesium und Silizium kommen in normalen Anteilen vor. Aus unbekannten Gründen werden das Gehirn und die Nerven nicht so gut mit Phosphor versorgt wie die Knochen und Muskeln. Freier Sauerstoff und tierischer Phosphor sind ungenügend vorhanden und werden deshalb in der Ernährung für Gehirn und Nerven empfohlen. Der Ca-Pro-Körper hat für gewöhnlich zu wenig Jod, Mangan und Natrium.

Verdauung und Nährstoffaufnahme scheinen beim Ca-Pro-Typ ausgezeichnet zu funktionieren. Die Ausscheidung muß verbessert werden.

Die Verdauung von Phosphaten und Proteinen läßt etwas zu wünschen übrig, weshalb dauerhafte Gesundheit nicht verläßlich erreicht werden kann. Die Fettverdauung sowie der Stoffwechsel im Gehirn und in den Nerven liegen unter dem Normalwert. Dies betrifft auch die Wasseraufnahme. Die Atmung funktioniert ausgezeichnet, die Versorgung der Lunge mit Sauerstoff ist jedoch weniger wirkungsvoll. Deshalb kann das Blut in der Lunge nicht genügend freien Sauerstoff aufnehmen. Der Ca-Pro-Typ hat einen kräftigen Pulsschlag und enorme sexuelle Fähigkeiten.

Die Körpersinne der Ca-Pro-Menschen sind auf einigen Gebieten unterentwickelt, nur der Gesichtssinn ist gewöhnlich ausgezeichnet. Tastsinn, Gehörsinn, Geruchssinn und Geschmackssinn (sowohl körperlich als auch künstlerisch) sind oft schwach, schwerfällig oder defekt.

Der Ca-Pro-Typ hat immer Appetit, selbst wenn er krank oder alt ist. Dabei bevorzugt er festes Essen. Auch mit dem Schlaf hat er keine Probleme. Ca-Pro-Kopfarbeiter(innen) sollten ganz anders essen als Handarbeiter.

Die Hauptkrankheiten dieser Konstitution sind vornehmlich nervöser und rheumatischer Natur. Sie sind nicht ausgesprochen krankheitsanfällig. Wenn sie aber krank werden, dann ist es für gewöhnlich die Folge von zu viel Protein in der Nahrung und/oder von im Körper gespeichertem Protein (Eiweißspeicher-Krankheiten im Sinne von WENDT, zit. bei WEISE), von zu viel Phosphor und zu wenig Natrium, oder von zu viel Kohlendioxid im Körper. Folgende Krankheiten sind für die Ca-Pro-Menschen typisch:

Abszeß, Blutvergiftung, Thrombosen, Zysten, Tumore, Magengeschwüre, Ohrenschmerzen, Ohrensausen und Gehörverlust, Grauer Star, Blutandrang im Gesicht, Polyämie, Krampfadern, Verkalkung, Verschlackung, Verschleimung, Rheuma, Arthritis, Ohrensausen, Epilepsie, Lähmungen, Hautausschläge, Schwellungen; Gehirnerkrankungen, Gehirnvergiftung, Nervenfieber, Nervenzusammenbruch, nervöses Schwitzen, Geistesabwesendheit, Verwirrtheit, Wahnvorstellungen, Orientierungslosigkeit, Schläfrigkeit, Lethargie, Stumpfsinnigkeit, Gedächtnisverlust, Ängstlichkeit, Wutausbrüche, Raserei, Wahnsinn, bösartige Stimmungen, krankhafter Bewegungsdrang,

Hypochondrie, Hysterie, Wollust, Drogenabhängigkeit, Freßsucht.

Es sieht so aus, daß abgesehen von den oben schon erwähnten Gründen, die Krankheiten der Ca-Pro-Menschen hauptsächlich mental bedingt sind, wegen Blutstau und Entzündungen im Gehirn. Ein weiterer Grund mag darin liegen, daß manche mentale Fähigkeiten zu stark und andere zu schwach ausgebildet sind. Dies bedingt sowohl körperliche wie mentale Exzesse. Der Verstand macht dem Ca-Pro-Typ mehr zu schaffen als der Körper.

Für die Ca-Pro-Menschen sind Speisen reich an Jod, Magnesium, Natrium und Schwefel besonders wichtig. Schwefelhaltige Speisen regen an, während Suppen und andere flüssige Nahrungsmittel die osmotischen Vorgänge im Körper steigern. Ca-Pro-Menschen müssen Fett, Gewürze und hochprozentige Getränke meiden. Ihre Grundnahrung sollte sich aus den folgenden Lebensmitteln zusammensetzen: Meeresgemüse, Meerestiere, Zwiebeln und alle Arten von Kohl, Wasserkresse, Zitrusfrüchte, Backpflaumen, Feigen, Zwetschgen, Sellerie, Okra und anderes frisches Gemüse.

Ca-Pro-Menschen profitieren von Salzwasserbädern, Sonnenbädern und tiefen Massagen, die den Blutrückstrom zum Herzen unterstützen. Sie brauchen täglich frische Luft im Freien, Waldluft, körperliche Arbeit oder anderweitige körperliche Betätigung. Zuneigung und Frieden in ihrem Heim sind für ihre Gesundheit enorm wichtig. Sie sollten denjenigen gegenüber, die sie nicht leiden mögen, mehr Toleranz aufbringen. Desgleichen sollten sie mehr Selbstvertrauen entwickeln, ihre rednerischen Fähigkeiten entwickeln, ihr Gedächnis und ihr Augenmerk auf Details trainieren und ihre Bereitschaft, leitende Posten zu übernehmen, und ihre Beobachtungsfähigkeit verbessern.

Grundsätzlich sind die Ca-Pro-Menschen langlebig, robust und stämmig. Sie erreichen die Hundertjahrmarke häufig. Sie begehen nicht Selbstmord. Sie haben den Mut, Hindernisse zu überwinden und Schicksalsschläge, Schmerzen und Widrigkeiten zu überstehen.

3 MENTALE TEMPERAMENTE

3.1 Die Phosphor-Konstitution (P-Typ, Nr. 5)

3.1.1 Kurzcharakteristik

Dies ist ganz klar ein Phosphortyp. Phosphor kommt aus der griechischen Sprache und bedeutet Lichtträger. Das derzeitige Verständnis des Gehirns und des Nervensystems und moderne wissenschaftliche Untersuchungen bestätigen ROCINEs Ansichten von den elektrochemischen Impulsen der Reizleitung in den Nervenbahnen. ROCINE nennt diese Konstitution auch "neurogenic". Die Vorsilbe "neuro" weist darauf hin, daß diese Konstitution besonderen Bezug zum Nervensystem hat. Als Leitworte merken wir uns: "feinsinnig - philosophisch".

Grundlage der P-Konstitution ist ein Mangel an physischer Vitalität, eine Unterernährung von Gehirn und Nerven, eine Unterversorgung mit Kalzium, Stickstoff, Kohlenstoff, Silizium, Magnesium, Natrium und Sauerstoff in Verbindung mit einer angeborenen Neigung, viel Phosphor aufzunehmen.

ROCINEs Prototyp der P-Konstitution sitzt in einem Schaukelstuhl im Schatten, ißt köstliche Früchte, ließt über Jean D`Arc und stellt sich vor, daß sie selbst Jean D`Arc ist. Vorstellungskraft und Ehrgeiz der P-Menschen sind viel größer als ihre Durchführungskraft und ihre Vitalkraft.

P-Menschen leben den ganzen Tag über jede Stunde in ihren idealistischen Gefühlen. Sie glauben mehr an die Zukunft, an mentale Suggestionen und an die Vorsehung als an Arbeit, Taten, Ernährung und die Materie. Wenn sie krank sind, dann wollen sie einen Gesundbeter oder Geistheiler und ignorieren Vernunft, Diät und andere Heilmaßnahmen, bis sie von Idealismus völlig durchdrungen sind. Umweltbedingungen und Medikamenten gegenüber reagieren sie extrem empfindlich. Sogar Kräuter und Lebensmittel müssen vorsichtig angewandt werden.

Je mehr Phosphor sich im Organismus im Verhältnis zu den anderen Elementen des Körpers befindet, um so mehr mystisch, metaphysisch, idealistisch, okkult, schöpferisch und philosophisch sind diese

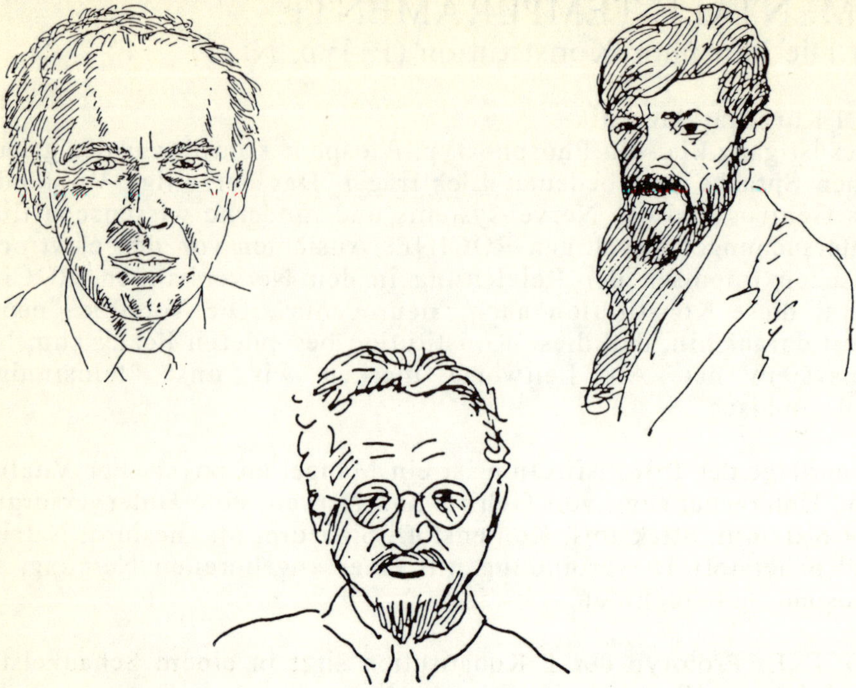

Abb. 39 - 41: Beispiele für die Phosphor-Konstitution

James WATSON	Leon TROTZKY	D. H. LAWRENCE
berühmter Biologe	politischer Idealist	Romanschriftsteller
"Die doppelte Helix"	Schriftsteller, Revolutionär	

Menschen. P-Menschen sind im täglichen Leben und in geschäftlichen und weltlichen Angelegenheiten unpraktisch. Wenn sie andere heilen, dann geschieht das durch Glauben, Weihwasser, Fasten, Handauflegen, mentale Suggestionen oder durch die Macht der Gedanken. Ihre physischen Sinne sind ein wenig trügerisch, und das ist ein weiterer Grund, warum sie in der Welt der Materie nicht besonders gut zurecht kommen. Ihr Entfernungssinn ist verzerrt, und Farben können sie auch oft nicht richtig einschätzen. Der Schall hallt in ihren Ohren, und sie können ihre eigene oder die Stimme anderer nicht immer deutlich hören. Sie leben mehr in ihrer inneren als in der äußeren Welt.

Sie ist Romanschriftstellerin, die Urheberin des Unmöglichen. Ihr Gott wirkt die phantastischsten Wunder und ihre Helden vollbringen die unglaublichsten Taten. Sie ist leicht zu Tränen gerührt. Süße Musik macht sie traurig. Sogar Temperaturunterschiede können sie zum Weinen bringen, denn die Tränen fließen leichter in der Hitze, in der Kälte und in der Dunkelkeit. Sie ist extrem sensitiv gegenüber der Ausstrahlung von anderen Menschen, von Örtlichkeiten, Pflanzen und Objekten.

Die Kraft der Selbstsuggestion ist bei ihnen so groß, daß der Gedanke an eine Krankheit nur lange genug in ihrem Kopf zu sitzen braucht, um Wahrheit zu werden. Sie läßt sich leicht hypnotisieren und kann von einem Augenblick auf den anderen in Trance gehen. Sie ist das geborene Medium, die Priesterin, die Lehrerin und ist auf den Gebieten der Mystik, der Erfindungen, der Experimente und der Religion sehr erfolgreich.

Die P-Menschen sind immer feinsinnig, gepflegt, zierlich und anmutig in Kleidung und Erscheinung. Sie haben einen guten Geschmack. Sie gehören zu den schlanksten und kleinsten Menschen, die wir kennen. Sie sehen immer vornehm und exclusiv aus und machen oft einen traurigen Eindruck. Sie sind sehr interessiert an allem, was um sie herum vor sich geht, und sie reagieren sehr gut darauf.

3.1.2 Identifikationsfaktoren

1. Temperament-Kombinationen: mental, mental-mobil; alle übrigen Temperamente sind untergeordnet.
2. Größe: 142 - 178 cm, gewöhnlich um 157 cm, Gewicht 43 - 57 kg
3. Formtypen: Kopf: gynemorph, Körper: andromorph oder harmonisch, immer sehr fein
4. Teint: meistens blond, viele Zwischenstufen, viele brünette
5. Profil: meistens theoretisch, viele analytisch und faktisch
6. Hände: Die Hände sind schmal und schlank mit kleinen Knochen. Die Haut ist fein, dünn und empfindlich. Die Finger können jede Länge aufweisen, sind aber immer dünn und gewöhnlich tailliert, wie auch der Daumen. Der kleine Finger steht häufig ab, wobei die anderen Finger leicht zu ihm hin geneigt sind. Es gibt sehr viele Handlinien, die nur schwach eingetieft sind und blutlos aussehen. Die Nägel sind dünn und weich.
7. Geschlechterverhältnis: 75% Frauen, 25 % Männer

3.1.3 Das physische Äußere

P-Menschen haben ein feingewobenes, weiches, dünnes Haar. Es kann von jeder Farbe sein, ist aber häufig blond. Es neigt dazu, früh grau zu werden, und es fällt auch leicht aus. Die Stirn ist fast immer hoch und weit, vorstehend oder überhängend. Sie erscheint durchleuchted und glänzend, weil das Gewebe der Haut so fein ist. Der Kopf kann ungewöhnlich groß aussehen, wenn man ihn mit dem Gesicht und dem übrigen Körper vergleicht. Im Gesicht oder auf der Stirn können Linien eingegraben sein, sie sind jedoch niemals tief. Die Ohren sind klein, dünn, delikat und feminin. Der Oberteil ist immer größer, was auf einen aktiven Geist hindeutet. Der kleine untere Teil ist ein Zeichen für niedrige Vitalität. Ihre Augenbrauen liegen hoch oder sind im mittleren Abschnitt gewölbt. Das Brauenhaar ist dünn. Die Wimpern sind dünn oder fehlen. Die Augenlider sind empfindlich, manchmal rot und geschwollen. Die Augen sind groß und können grau bis graublau sein. Der hohe Phosphorgehalt ihres Körpers ergibt eine graue Augenfarbe, alle anderen Farben sind aber auch möglich. Die Augen sind hell, ausdrucksvoll und sehr intelligent, solange die Vitalität hoch ist. Wenn sie wenig Lebenskraft besitzen, dann sehen die Augen ängstlich, schwach und müde aus und werden matt und zusammengezogen.

Die Nase ist für gewöhnlich lang und schmal mit einer langen Spitze. Sie ist selten konvex (an jeder Stelle). Die Nasenspitze ist dünn, feucht und enthält besonders viele Blutgefäße was den P-Menschen einen außerordentlich scharfen Geruchssinn verleiht. Die Wangen sind klein oder gar eingefallen, was auf eine Unterversorgung des Blutes mit Nährstoffen und Sauerstoff hinweist. Der Mund ist immer klein, feminin und wohlgeformt. Er ist im Zentrum häufig voller, weil die Oberlippe dort nach oben schwingt (Betty Boop Lippen). Das ist ein Zeichen für Elternliebe, es ist ein Mund, der sich besonders gut dazu eignet, Babys zu küssen. Das Kinn ist schmal, kurz und eng. Es kann eingebuchtet sein, muß aber nicht. Es ist für gewöhnlich etwas spitz, dreieckig oder schmal rechteckig-spitz.

P-Menschen sind immer schlank und zerbrechlich gebaut. Schwere Schläge und rauhe Behandlung können sie nicht aushalten. Ihr Nakken ist lang und schlank. Ihre Schultern hängen oft herunter, sie können auch viereckig und schmal sein. Ihre Muskeln, Sehnen und Knochen sind immer unterentwickelt. Die Schulterblätter stehen mit ihren scharfen Knochen heraus. Ihr Rücken ist mager und eng und häufig zum Zentrum hin eingebogen. Die Wirbelsäule ist sehr anfällig, zerbrechlich und schwach. Der Rumpf ist andromorphisch mit einer hohen Taille, aber empfindlich, klein, kühl und feucht. Arme und Beine sind schlank. Die Arme hängen etwas nach vorne und erlauben den Schultern abzusinken. Sie zeigen, daß wenig Kraft in ihnen sitzt. P-Menschen sind in jeder Hinsicht sehr feinsinnig organisiert.

3.1.4 Das physische Innere

P-Menschen erscheinen fast knochenlos. Ihren Knochen mangelt es an Größe, Dichte oder Stärke. Die Gelenke sind klein und schwach. Bei einigen P-Menschen ist der untere Teil der Wirbelsäule sehr empfindlich und schmerzhaft. Da das Blut relativ wenig Nährstoffe, Ionen und Fibrinogen enthält, ist es auch wenig nährend für die Zellen. Der Kreislauf ist schwach und ungleichmäßig. Das Herz schlägt heftig, aber weder effektiv noch gleichmäßig. Unangenehme Nachrichten stören den Herzschlag und andere Körperfunktionen. Natürlich ist an den P-Menschen kein Fett dran. Sie mögen fettes Essen grundsätzlich nicht, und es ist für ihren Organismus sehr schwer, für die Ernährung von Gehirn und Nerven genug Fett zur Verfügung zu stellen.

Alle inneren Organe sind klein ausgebildet und funktionieren nur unregelmäßig oder ineffektiv. Der Magen ist häufig übersäuert, was an phosphorhaltigen Abfallprodukten liegt. Die Eingeweide sind klein und haben mit vielen Schwierigkeiten zu kämpfen. Die Leber ist überarbeitet, die Bauchspeicheldrüse schwach, die Nieren sind klein und krankheitsanfällig, weil sie so viel Phosphorverbindungen zu verarbeiten haben. Die Lungen sind klein und unfähig, den Körper ordnungsgemäß mit genügend Sauerstoff zu versorgen. Die meisten Körper-Absonderungen sind fehlerhaft oder zu trocken.

3.1.5 Die geistige Entwicklung

ROCINE stellt fest, daß das Gehirn der P-Menschen heiß läuft, weil es hyperaktiv arbeitet und dabei zu viel Feuchtigkeit und Lebenskraft verbraucht. Es scheint in der Zeit zwischen 22 Uhr und 3 Uhr am aktivsten zu sein. Morgens ist es langsam. Das Kleinhirn ist schmal, weshalb die Muskeln nur schwach entwickelt sind und nicht genug Wärme produziert wird. P-Menschen reagieren deshalb empfindlich auf Kälte, Feuchtigkeit und Wind. In einem muskulösen Temperament hat der Mensch von Natur aus ein kräftiges Kleinhirn. Man sagt, daß die Muskeln in der Stunde so viel Wärme produzieren, wie nötig ist, einen viertel Liter Wasser zum Kochen zu bringen. Das trifft offensichtlich auf den P-Typ nicht zu.

Beim P-Typ sind folgende Fähigkeiten stark entwickelt: Ehrgeiz (*12), Vorsicht (*11), Elternliebe (*2), Erhabenheitssinn (*B), Idealitätssinn (*21), Formsinn (*25), Farbensinn (*28), Zeitsinn (*33), Tondinn (*34), Kausalitätssinn (*36), Frohsinn (*23), Bausinn (*20) und Gläubigkeit (*17). Ihr Verstand ist stark von Phosphor beeinflußt, was Verträumtheit hervorruft und all die Fähigkeiten beeinflußt, die Sensitivität, Sentimentalität, Idealismus und Feinsinnigkeit hervorrufen. Schwach entwickelt sind: Kleinhirn, Geschlechtsliebe (*1), Gesundheitssinn (*E), Eßlust (*8a), Trinklust (*8b), Kampfsinn (*6), Verschwiegenheit (*10), Erwerbssinn (*9), Festigkeit (*14), Selbstachtung (*13), Emsigkeit (*5), Wägesinn (*27), Ortssinn (*31) und Hoffnung (*16).

Das Urteilsvermögen der P-Menschen ist auf folgenden Gebieten bestens ausgeprägt: Kunst, Literatur, Dichtung, Musik, luxuriöse Wohnungsausstattungen, harmonische Farbkombinationen. Auch auf anderen Gebieten kann es individuell zu Spitzenleistungen kommen. Weil ihre Fähigkeiten des Fühlens, der Sensitivität und der Gefühle so stark entwickelt sind, haben sie ein sehr gutes Gedächtnis für Kritik, Verleumdung, Bewertung und Beschimpfung, die sie von anderen erhalten haben. Jedes unangenehme Gefühl, wie zum Beispiel Enttäuschung, Sorge, Depression oder Streß, legt sich wie ein Stein auf ihr Herz, erschöpft ihre Nervenkraft und verbraucht den Phosphor im Gehirn und das Lezithin in den Nerven. Chinesische Kräuter, die "den Herzgeist beruhigen", sind in diesen Fällen häufig angebracht.

P-Menschen sind in der Regel pingelig und sentimental, egal ob Männlein oder Weiblein. Sie stehen sehr auf New Age Wissen und Methoden, auf mentalen Suggestionen (Affirmationen) und auf Metaphysik und Okkultismus. Sie genießen Geheimnisse, Wunder, Magie, Engel und Aberglaube. Sie sind voller Staunen. Erzählen Sie ihnen eine unmögliche Geschichte, so werden sie ihre Augen weit öffnen, zuhören und daran glauben. Es scheint, sie glauben und vertrauen mehr unwirklichen Phänomenen, dem "universellen Geist" und auf eine perfekte Zukunft als an eigene Arbeit und Mühe.

Viele von ihnen haben Suizidgedanken und weinen viel. Die Kämpfe des täglichen Lebens und ihre empfindliche Gesundheit machen sie besorgt. Wenn sie alleine leben, werden sie trübsinnig, ängstlich und verzagt. Viele von ihnen sind Schlafwandler. Viele von ihnen gehen häufig zu Menschen mit übernatürlicher Wahrnehmung, zu Handlesern, Medien, Astrologen oder Trance-Channels, denn sie machen sich stets um ihre Zukunft Sorgen. Sie lassen sich leicht hypnotisieren und negative Dinge einreden. Ihr Gehirn arbeitet unter dem dominierenden Einfluß von Phosphor, der den Verstand zu ständiger Aktivität stimuliert und Sentimentalität und Mystizismus hervorruft. Sie haben zu wenig Willenskraft, obwohl sie in ihrem Gesicht einige Anzeichen für einen starken Willen zeigen. Diese Anzeichen sind hier aber nicht aktiv.

3.1.6 Charakteristika und Besonderheiten

P-Menschen sind mystisch, sensationshungrig, rastlos, periodisch und experimentierfreudig. Sie predigen Optimismus, praktizieren aber selbst Pessimismus. Sie fürchten sich vor Verwünschungen, sind leicht verletzlich und durch Trivialitäten irritiert. Sie haben extrem schwankende Gefühle. Es kann sein, daß sie furchtbar lachen und den nächsten Augenblick ärgerlich werden. Nach einem Gefühlsausbruch fühlen sie sich teilweise wie benommen.

Sie sprechen von hohen Idealen, positivem Denken und der Transformationskraft des Verstandes, sind aber selbst voll von Furcht und Schrecken, Unsicherheit und hoffnungsloser Verzweiflung. Es fehlt ihnen Arbeitswille, sie haben überhaupt nur wenig Konzentrations- und Willenskraft. Sie glauben lieber an das Unheimliche, Mystische, Okkulte und Transzendentale als an Fakten und Anstrengungen.

Sie haben das Verlangen, andere in deren Stellung, Kleidung und Geld zu übertreffen. Sie träumen davon, aufgrund einer persönlichen Errungenschaft berühmt zu werden, führen dies aber wegen ihrer körperlichen Schwäche und ihrer Beschränkungen selten aus. Viele P-Menschen haben einen Hunger auf Sensationelles, auf unpraktische Ideen, Eitelkeiten und Äußerlichkeiten. Sie weisen viele Gewohnheiten auf, die abträglich für ihre Gesundheit sind. Sie haben einen sehr unregelmäßigen Tagesablauf, gehen z. B. spät schlafen und bleiben den nächsten Morgen lang im Bett. Ihre eher positiven Eigenschaften sind: Altruismus, Fortschrittlichkeit, Kultiviertheit, religiöse Leidenschaftlichkeit, Raffinement, Geselligkeit, Zivilisiertheit und Höflichkeit.

3.1.7 Kulturelles Leben und Psyche

P-Menschen haben einen sicheren Sinn für Kultur, sind von Natur aus feinsinnig, anmutig und künstlerisch begabt. Sie sind sehr diplomatisch mit angenehmen, graziösen Manieren. Zuzeiten erscheinen sie unecht, überschwenglich oder herablassend. Es hängt ganz davon ab, wen sie grüßen. Sie sind insgeheim kritisch und sehen alles, was nicht stimmt. Sie behalten es bis zuletzt für sich. Sie können sarkastisch sein, aber sie sind so süß dabei, daß man es erst später merkt. Sie halten sich allen Rassen, beiden Geschlechtern und allen Glaubensrichtungen gegenüber für sehr liberal, manchmal hegen sie aber jemandem gegenüber eine Abneigung, die fast in Haß gipfelt.

Der P-Typ ist immer sehr sauber und ordentlich gekleidet. Er ist pingelig, untadelig, unbefleckt. Sein Haar ist weich und bestens frisiert, und er gibt ein perfektes, wenngleich etwas konventionelles Bild ab. P-Damen tragen häufig delikate, feminine Blusen mit Rüschenkragen oder Manschetten oder mit empfindlichen floralen Stickerei-Mustern etc.

P-Menschen gehören zu den idealistischsten Vertretern der Menschenfamilie. Sie sind auf Perfektion aus und deshalb oft von der Realität enttäuscht. Sie lieben Heiliges, Spiritualität, das Okkulte, Metaphysik, orientalische Philosophie, Phantasiegeschichten, die Natur und Magnetismus. Mit den Versuchungen der Fleischeslust haben sie keine Probleme. Sie sind begabt in allem, was mit Kunst, Erfindungen und mit der Luft zu tun hat. Sie sind von Grund auf gute, religiöse und spirituelle Menschen, die hohe und edle Taten anstreben.

P-Menschen glauben an die Vorsehung. Sie brauchen eine optimistische Religion als Trost für ihr düsteres und sensitives Gefühlsleben. Sie haben eine natürliche Begabung für die Interpretation religiöser Schriften und spiritueller Lehren, unabhängig davon, ob sie ein theologisches Seminar besucht haben oder nicht. Sie sind für Religion, Glaubensbekenntnisse, Magie, Metaphysik, Gesundbeten, Fasten und Asketentum geboren. Fast als Selbstverteidigung versichern sie sich zu jeder Stunde des Tages, daß es keine Krankheiten gibt. Was die Gesundheit anbelangt, verlassen sie sich mehr auf den Schöpfer und auf Autosuggestion als auf Ernährung oder Medizin.

Die Hobbys, für die sich der P-Typ interessiert, umfassen das Sammeln von Edelsteinen, Kristallen, Bildern, Antiquitäten und Orientalika. Er liebt es, mit einem Ballon aufzusteigen oder zu fliegen. Er läßt sich für extreme religiöse Dienstleistungen für andere Menschen, für orientalische Sitten und Philosopien und vieles andere, das für sonderlich und eigentümlich angesehen wird, einspannen. Er genießt Menschen mit einer ungewöhnlichen, unbürgerlichen Lebensweise und Nachtleben und Zersteuungen, solange für ihn dabei keine Gefahr erwächst und er unerkannt bleibt.

P-Menschen sind häufig gebildet. Sie lernen sehr leicht, vergessen aber und können ihr Wissen nicht anwenden. Sie erscheinen hochgeistig, sind meistens aber nur gut erzogen und sehr intellektuell. Sie sind sprachbegabt und in ihrer Muttersprache sehr eloquent. Sie haben eine starke Neigung für Literatur und Kunst. Sie studieren Kunst, Sprachen, Linguistik, Grammatik, Innenarchitektur etc. Die Männer bewegen sich mehr in Richtung auf die Fliegerei und auf Erfindungen im Zusammenhang mit Geschwindigkeit und Bewegung. Sie sind die geborenen Bücherwürmer und lesen und schreiben alle Arten von Romanen. Sie lesen am liebsten über Abenteuer, unmögliche Dinge, Geheimnisse, Außerirdische, Besuch von Engeln und fremden Wesen und alle Arten von unmöglichen Dingen.

3.1.8 Gesellschaftliches Leben und Liebesbeziehungen

In Liebe und Ehe fühlen sich die P-Menschen zu den K-Menschen hingezogen. Für Freundschaft wählen sie P-C-Menschen aus. In geschäftlichen Dingen passen die C-K-Menschen am besten zu ihnen. Sie empfinden Abneigung gegen alle grobschlächtigen Menschen. Vertreter des Chlor-, Mißbildungs- und Unterernährungs-Typs sowie der pargenen Konstitution mögen sie ganz besonders wenig. P-Menschen bevorzugen intellektuelle Beziehungen. Sie sehnen sich nach Gesellschaft, sind jedoch so kritikempfindlich und so delikat, daß es für sie schwer ist, passende Partner zu finden. Außerdem sind sie stolz und verschlossen, was sie bei der Suche nach geistesverwandten Freunden weiter einschränkt. Sie wählen meist Menschen des anderen Geschlechts, denn sie sind kalt und kritisch ihrem eigenen Geschlecht gegenüber. Sie bevorzugen zwar platonische Beziehungen, wenn sie sich jedoch verlieben, dann geht ihre Liebe sehr tief, und sie überhäufen ihren Geliebten mit Zuneigung. Da sie idealistisch, sentimental und rastlos sind, sehnen sie sich nach Abwechslung und Begeisterung. Sie möchten, daß sich jeden Moment etwas Ungewöhnliches abspielt. Sie lieben Theater, Reisen und Aufregendes.

3.1.9 Beruf

Die Fähigkeiten der P-Menschen liegen auf dem Gebiet leichter Arbeit. Sie sind schnell, lebendig, aber niemals stark, es sei denn, Kalzium und damit ihr Knochenbau ist gut vertreten. In diesen Fällen haben sie geniale Fähigkeiten. Sie sind außergewöhnlich ehrgeizig und energetisch, solange ihr Stehvermögen mitspielt. Ihr Ehrgeiz ist jedoch größer als ihre Kraft und ist kein Problem für sie. Nur diejenigen P-Menschen, die ein eher quadratisches Gesicht haben, besitzen mehr Führungsqualitäten, sind praktisch veranlagt und unternehmungslustig. Ihre physische Struktur schließt die Vertreter des P-Typs von jeder Art schwerer Arbeit aus.

Ihre Talente liegen auf künstlerischem, literarisch-künstlerischem, künstlerisch-mechanischem, musischem, religiösem, wissenschaftlichem und metaphysischem Gebiet. Sie haben dabei Erfolg, viele aber zerstören dabei ihre Vitalität. P-Menschen finden sich in den folgenden Berufsfeldern: alte Sprachen, Biologie, Botanik, Buchhandel, Experimentieren, Feinmechanik, Fliegerei und Raumfahrt, Floristik, gesellschaftliche Aktivitäten, Illustrieren, Malen, Ingenieurwesen, Kindergarten, Knochenheilkunde, Laborarbeit, Lehren, Literatur: Dichtung, Romane, Theaterstücke, mediale Bereiche, Mystik und Okkultismus, New Age Gedankengut, Orientalische Philosophie, Philosophie, Religion, Rettungspläne, suggestives Heilen, Werbegraphik, Zahntechnik.

Die meisten P-Leute verachten Geld und materielle Dinge, sie erwarten jedoch Entlohnung für ihre religiösen Programme und Projekte, ihre Erfindungen auf mechanischem Gebiet oder ihre Lehrtätigkeit. Mit dem Geldverdienen haben sie Probleme, und sie geben das Geld oft schon aus, bevor sie es verdient haben. Sie geben es tröpfchenweise für alles mögliche aus, meistens für unsinniges Zeug.

3.1.10 Gesundheit und Ernährung

Phosphor ist das vorherrschende Element dieser Konstitution. Der Dreh- und Angelpunkt ihrer Konstitution sind die niedrige Vitalität und der Überschuß an Phosphor. Sie weisen eine angeborene Tendenz auf, Phosphor übermäßig aufzunehmen und zu verwenden. Fast alle anderen Salze in Blut, Nerven, Gewebe und Drüsen sind unterrepräsentiert. Dies schließt Silizium, Kalzium, Kohlenstoff, Fluor, Eisen, Magnesium, alle organischen Verbindungen und freien Sauerstoff ein.

Die Speisen durchlaufen ihr Verdauungs- und Ausscheidungs-System zu schnell, und deshalb sind Gehirn und Nerven nicht ausreichend mit Nährstoffen versorgt. Ihre Atmung ist flach, weshalb auch die Versorgung mit Sauerstoff zu wünschen übrig läßt. Der gesamte Stoffwechsel ist schwach, unzuverlässig und mangelhaft.

P-Menschen haben einen hochentwickelten Tastsinn, Gehörsinn, Geschmacks- und Geruchssinn. Sie können diese Sinneseindrücke sehr scharf erfassen, unterscheiden und einordnen. Sie sind unangenehmem Geruch und Geschmack gegenüber sehr empfindlich. Ihr Augenlicht ist nur mäßig entwickelt. Es ist generell nachts besser. Grundsätzlich haben sie schon von Geburt an einen schwachen Gesichtssinn, der besonders im prallen Sonnenlicht zu wünschen übrig läßt.

P-Menschen essen meist mehr als sie verdauen können. Sie sind gewöhnlich mit ihrer Ernährung sehr pingelig und essen leicht. Von Zeit zu Zeit bekommen sie jedoch Freßanfälle. Sie bevorzugen saftige, weiche oder breiige Lebensmittel, kalte Getränke, Speiseeis, Sodawasser und andere sprudelnde Getränke, Delikatessen, Früchte und Gemüse. Da sie ihre Nahrung nicht ordentlich verdauen, nehmen sie auch nicht ausreichend Nährstoffe auf und nehmen nicht zu.

Die meisten ihrer Gebrechen haben mit dem Nervenkostüm und der Vitalkraft zu tun. Es folgen typische P-Krankheiten: Abmagerung, Asthma, Blutarmut, Blutungen, Blähungen, Darmkoliken, Eiterbildung, Epilepsie, Lähmungen, Schüttellähmung, Lungenentzündung, Herzkrankheiten, Sterilität, schwache Gelenke; Rückenmarks- und Nervenschwäche, Neuralgie, Neurasthenie, Schlafstörungen, Stimmungsschwankungen, Schwachsinn, Raserei, nervös bedingte Gelenkschwäche und alle Arten von nervösen- und Geisteskrankheiten.

Die Grundursachen ihrer Krankheiten liegen an einem Mangel an Phosphor in den Knochen, an einer Unterentwicklung im Basisbereich des Gehirns (Hinterkopf, Kleinhirn), an zu viel Phosphor im Gehirn und in den Nerven, einer übermäßig starken Entwicklung des Mentalbereiches, einer Unterversorgung mit Sauerstoff, einem Mangel an körperlicher Wärme, einem zu hohen Verbrauch von Phosphor, an Idealismus, unpraktischem Verhalten, niedriger Vitalität, einem Mangel an Gehirnsubstanz und an Salzen für Nerven und Gewebe und an einem Hang nach Sensationen. Sie sind blutarm, weil sie aus ihrer Nahrung zur Blutneubildung nicht genügend Mineralien aufnehmen können.

P-Leute brauchen viel Sauerstoff. Es wäre sehr vorteilhaft für sie, wenn sie so viel wie möglich kräftig körperlich arbeiten würden. Sie brauchen viel Sonne und eine Ernährung, die reich an Kalziumtriphosphat und Vitaminen ist. Körperertüchtigung wie Schwimmen, Wandern, Yoga, Tai Chi, Gartenarbeit, leichte aerobische Gymnastik sowie Tanzen und Atemübungen sind alle vorteilhaft für sie. Sie brauchen genügend Ruhe und ein kühles, leicht windiges Klima. Sie sollten sich mit Ca- und O-Leuten zusammentun und versuchen, so zu denken und zu handeln. Affirmationen sollten sie zwar benutzen, aber nur dann, wenn diese durch Taten und auf andere Weise unterstützt werden. Sie sollten ihre Gedanken und ihre Vorstellungskraft mehr auf praktische Dinge lenken. Waldluft, Seeluft und Vibrations-Massage sind für sie ebenfalls vorteilhaft.

Folgende Lebensmittel sollten sie bevorzugt essen: große Mengen an phosphorhaltigen Nahrungsmitteln, Lezithingranulat, organische (z. B. aus Kräutern hergestellte) Mineral- und Vitamin-Präparate, Nußmus, Nußöl, Weizenkeime, Fisch und Meerestiere, junges, weiches, mageres Fleisch, Geflügel und Wild, frisches Gemüse (Blätter und Wurzeln) sowie rohes Eigelb in Schafs- oder Kuh-Rohmilch. Schwedenbitter oder Hopfenblüten- und Pfefferminztee unterstützen ihre Nerven. Sie brauchen fast alle Mineralsalze, vor allem aber: Jod, Schwefel, Phosphor, Chlor, Eisen, Magnesium und Kalium. Saftige Früchte und andere saftige Lebensmittel sind vorteilhaft für sie. Sie sollten sich vor Speisen mit viel Zucker, Stärke und Fett hüten, ganz allgemein vor säurebildenden Nahrungsmitteln und vor allem, was ihnen Verdauungsschwierigkeiten bereitet. Auch eine salzige Ernährung paßt nicht zu ihnen. Stark magnesiumhaltige Speisen sind immer angebracht, um die Gase und Gifte des Phosphatstoffwechsels abzubauen und Gehirn und Nerven zu beruhigen und zu nähren.

Wenn sich die P-Menschen an eine günstige Ernährung halten, genügend Körperbewegung erhalten, in einem leicht windigen, kühlen Klima leben und genügend Schlaf, Ruhe und Erholung erhalten, dann können sie ihre typischerweise kurze Lebensspanne um ein paar Jahre verlängern.

Viele P-Menschen begehen in depressiven und melancholischen Zeiten Selbstmord. Es scheint, daß sie dabei am häufigsten ins Wasser gehen, sie benutzen aber auch Gas, Gift, Drogen oder andere gewaltlose Methoden.

3.2 Die Phosphor-Kalzium-Konstitution (P-Ca-Typ, Nr. 6)

3.2.1 Kurzcharakteristik

Dies ist eine Konstitution, in der die Nerven (durch das Element Phosphor) und die Knochen (durch das Element Kalzium) gleichermaßen kräftig sind. Es ist eine Kombination des mentalen (nervösen) mit dem mobilen (knochigen) Temperament, wobei das nervöse Temperament im typischen Fall überwiegt. ROCINEs Bezeichnung für diese Konstitution lautet: "nervi-motive" = "nervös-mobil". Als Leitworte merken wir uns: "intensiv - fleißig".

Die aktiven chemischen Elemente in dieser Konstitution sind Phosphor, Kalzium und Schwefel. Der Verbrauch dieser Elemente regt die gefühls- und willensbetonten Kräfte an. Große Energie und Aktivität erzeugt Hitze in Nerven, Gehirn und Knochen. Ihr Gehirn scheint wie in Flammen zu stehen. Sie sind deshalb nervös, irritierbar, intolerant, mißtrauisch, bissig, intensiv, emotional, explosiv und dogmatisch. Man kennt sie als fähige, aber kleinliche Arbeiter. Man kann es ihnen nur schwer recht machen. Sie ertragen viel und können still und geduldig leiden, aber sie vergessen oder vergeben niemals. Viele von ihnen sind streitsüchtig, beleidigend und heftig.

ROCINE sagt, daß niemand all das glaubt, was er über diese Konstitution geschrieben hat, wenn er nicht mit einem Menschen dieser Konstitution für sehr lange Zeit zusammengelebt hat. Offensichtlich hatte er diese Erfahrung; er war mindestens viermal verheiratet. Es ist schwer, diese Menschen zu verstehen, denn sie verstecken ihre wahre Natur vor der Öffentlichkeit. Sie sind entweder ruhig und sprechen nur wenig, oder sie sprechen sehr viel, sagen aber kaum jemals das, was sie wirklich meinen. Fremden gegenüber sind sie normalerweise charmant und liebenswürdig, in ihrem eigenen Heim aber schimpfen sie und lassen ihren Gefühlen freien Lauf. Einmal sind sie sympathisch, liberal und entgegenkommend, ein andermal aber werden sie unhöflich, stellen sich quer, sind gemein und beleidigend.

P-Ca-Menschen sind meistens mager, ja sogar ausgetrocknet. In Gesicht, Körperform und Ausdruck haben sie das Eckige und Knochige der Ca-Konstitution, ihre Körper sind jedoch kleiner. Sie sehen für ihr Alter alt aus, sind aber langlebig. Ihr Ausdruck ist gewöhnlich

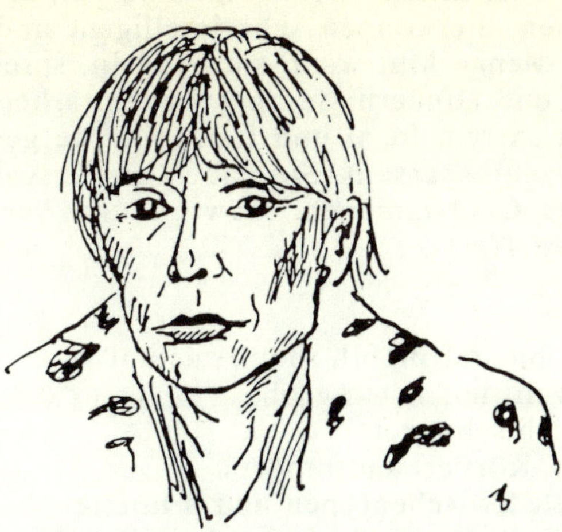 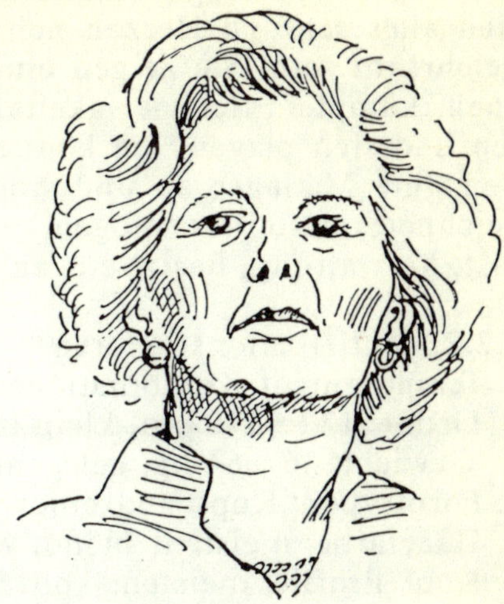

Abb. 42 -43: Beispiele für die P-Ca-Konstitution
Joni MITCHELL — Sängerin, Liedermacherin
Margaret THATCHER — Britischer Ex-Premier-Minister

streng, und ihr Umgangston kurz angebunden, besonders wenn sie es mit jemandem zu tun haben, der sie irritiert. Natürlich gibt es auch Beispiele mit viel milderem Gesicht und ebensolcher Veranlagung.

Die P-Ca-Menschen sind extrem fleißig und arbeiten in allen Unternehmensbereichen hart. Sie scheinen immer in furchtbarer Eile zu sein. Sie lieben Reichtum, Geld und Besitz. Immer wenn Waren, Immobilien oder Privateigentum günstig zum Verkauf stehen, sind sie zur Stelle und nutzen die Situation. Oft verwenden sie Geld, um andere Personen auszunutzen. Sie können aggressiv werden, wenn sie Lohn, Rückerstattungen oder Schadensersatz verlangen. Sie prozessieren gerne und sind bestechlich. Sie verlangen unbedingten Gehorsam. Sie sind autoritär und kaum je schüchtern. Sie neigen dazu, andere auszuspionieren und zu verdächtigen. Viele von ihnen finden keine innere Ruhe, denn sie fürchten sich ständig vor Verbrechern, Raubüberfällen, der Zukunft etc. Sie sorgen sich über die Mieteinnahmen, über ihre Nachbarn und über möglichen Betrug und haben eintausend und einen Ärger und unwichtige Sorgen.

Der P-Ca-Typ bringt eindrucksvolle, intensive Menschen hervor, die sich alles sehr zu Herzen nehmen. Sie können sehr intelligent und gelehrsam sein. Sie zeigen eine Menge Mut wenn sie handeln, sprechen, kämpfen, Schwierigkeiten und Hindernisse überwinden, arbeiten und sich plagen. Sie können extrem loyal und treu sein. Sie geben gute Manager ab und sind sehr sparsam. Sie haben ein ausgezeichnetes Urteilsvermögen, was Geldverdienen, Gewinn und Verlust, Verwaltung, Besitz etc. anbetrifft.

3.2.2 Identifikationsfaktoren

1. Temperament-Kombinationen: mental-mobil, mobil-mental
2. Größe: 122 - 170 cm, klein bis mittel, selten groß, Gewicht: 36 - 64 kg, gelegentlich schwerer
3. Formtypen: Kopf: andromorph, Körper: andromorph
4. Haarfarbe: meistens blond, viele Zwischentypen und brünette
5. Kopf-Profile: meistens konvex, einige gerade, keine konkaven
6. Hände: mager, trocken und knochig mit schweren Knöcheln und viereckigen Fingern und Handflächen. Die Nägel können dick, hornartig, schartig, ungleichmäßig und gerillt sein. Die Finger sind mittel bis lang, selten sehr lang, die Spitzen abgerundet viereckig. Die Finger sind gerade oder lehnen sich zum kleinen Finger hin, der häufig lang und unabhängig ist. Die Haupthandlinien sind tief eingefurcht mit vielen tiefen Hilfslinien, die Handform ist in beiden Geschlechtern sehr ähnlich
7. Geschlechterverhältnis: beide gleich stark vertreten

3.2.3 Das physische Äußere

Das Haar des P-Ca-Typs ist typisch trocken, steif, widerborstig, manchmal nicht zu bändigen und gewöhnlich ohne Glanz. Bei Angehörigen der weißen Rasse ist das Haar nur selten dunkel. Es reicht von hell oder sandgrau bis gelb und blaßrot. Wenn die mitmenschlichen, sozialen Qualitäten stärker vertreten sind, dann wird das Haar weicher und glänzender. Widerspenstiges Haar steht für eine widersprüchliche Natur. P-Ca-Menschen sind unabhängig bis hin zur Arroganz.

Die Augenbrauen haben immer die gleiche Struktur wie das Haar. Sie können vor dem Haar grau werden. Sie sitzen tief über den Augen, die klein und abgespannt, blaugrau oder stahlgrau sind. Häufig drücken ihre Augen die Intensität der für die P-Ca-Konstitution typischen Charakterzüge aus. Sie zeigen dann Habgier, Zynismus, Gemeinheit, Bestimmtheit oder eine andere starke Eigenschaft. Die Ohren des P-Ca-Typs sind verhältnismäßig groß und sitzen tief. Viele sind rot bis hochrot als Folge ihres stürmischen Temperaments, ihrer Leidenschaften und Emotionen (Einfluß des Schwefels!). Die Nase ist oft groß und knochig, konvex und scharf oder dünn. In vielen Fällen ist die Nasenspitze groß, breit, rot und glänzend. Der Mund ist generell entschlossen und abgehärmt, mit dünner Oberlippe. Ein vollerer, weicherer Mund würde einen positiven Einfluß auf die P-Ca-Menschen bedeuten. Das Kinn ist flach und spitz, vielleicht dreieckig, aber immer knochig.

Das Gesicht ist am größten bei den Wangenknochen, breit im Bereich der Brauen und des Kinns. Der Kopf und das Gesicht sehen dreieckig, keilförmig, knochig, eckig oder quadratisch aus. Das Gesicht erscheint ernst oder beleidigt.

Die P-Ca-Menschen sind von kleiner bis mittlerer Statur mit andromorpher Form, langen Gliedern und einem relativ kurzen Rumpf. Sie sind mager, kompakt, von vorne betrachtet breit und von der Seite betrachtet flach. Ihr Nacken ist lang und schwer im Verhältnis zu ihrem Körper, mit steifen, ruckartigen Bewegungen und großen Nackenmuskeln. Arme und Beine sind lang, stark, knochig und knotig. In vieler Hinsicht sehen sie wie eine kleinere Ausgabe des Ca-Typs aus. Die Schultern sind breit, viereckig und mager, der Unterleib eingesunken, die Füße knochig, warm, weich und trocken. Ihre Gewebe sind kompakt, steif und hart. Gelegentlich kann es auch flexibel sein, wenn es sich um sehr große Menschen handelt.

3.2.4 Das physische Innere

Die Knochen der P-Ca-Konstitution sind steif, hart, dicht und lang. Die Knochenbildungskapazität ist aktiv, ebenso die Nerven, welche die Impulse an die Knochen leiten. Arterien und Venen sind kräftig, aber das venöse System ist überarbeitet, was es anfällig für Krampfadern und geschwollene Adern besonders in den unteren Gliedmaßen macht. Das Blut selbst ist reich an allen Nährstoffen, aber arm an weißen Blutkörperchen. Wir finden eine hohe arterielle Spannung infolge starker Gefühle und weil das Blut ständig seiner Nährstoffe beraubt wird, was auf Überbeanspruchung, Überarbeitung, Aufregung, Leidenschaft, nervöse Intensität, Temperament etc.

zurückzuführen ist. Die Verdauung im Darm ist nur mittelmäßig, diejenige im Magen langsam. Die Darmperistaltik arbeitet nur langsam. Fett wird nicht gut verdaut. Selbst, wenn die P-Ca-Menschen davon essen, bleiben sie schlank. Nieren und Leber sind überarbeitet. Das Lympfsystem arbeitet langsam. Die Ausscheidungen der Drüsen sind ungenügend. Ihr Atmungssystem ist sehr gut, Bewegungsapparat und Sehnerven sind gut.

3.2.5 Die geistige Entwicklung

P-Ca-Menschen besitzen ein sehr aktives Gehirn und ein Kleinhirn, das im Verhältnis zum Großhirn und zum Körper groß ist. Dies manifestiert sich in dynamischer Energie, Arbeitskraft und Aktivität. Sie stehen früh auf und hören spät auf zu arbeiten.

Ihre Veranlagung fördert solche Eigenschaften wie: Kampfsinn (*6), Erwerbssinn (*9), Ehrgeiz (*12), Idealitätssinn (*21), Formsinn (*25), Bausinn (*20) und Gewissenhaftigkeit (*15). Die schwächer entwickelten Eigenschaften sind: Gattenliebe (*A), Freundschaft (*3), Selbstachtung (*13), Emsigkeit (*5), Ordnungssinn (*29), Ortssinn (*31) und Demut (*18). Ihren starken Idealitätssinn (*21), ihren Ehrgeiz (*12), und ihren Kampfsinn (*6) kann man bestenfalls als ungeduldige Eigenschaften bezeichnen. Zusammen mit einem hohen Schwefelverbrauch verursachen sie ein überschäumendes Temperament, Zorn, Wut, Hetze, Impulsivität und Intensität.

Auf das Urteilsvermögen des P-Ca-Typs kann man sich verlassen, wenn es um Zuwachs, Gewinn, Vorteile, Vergünstigungen, Verluste, Mieten, Fonds, Ausgaben, Steuern, Hypotheken, Obligationen, Nachlässe, fremde und eigene Rechte, Autorität, Vormachtstellung, Bestrafung, Verbrechen und Überschreitungen geht. Diese Menschen sind für Macht und Reichtum durch Geld und Besitz geboren. Arbeit und Arbeitsüberwachung ist ihr Metier. (Sie neigen jedoch dazu, despotisch zu sein und sind im Umgang mit Menschen selten erfolgreich.) Geschäfte machen, Vermieten und Börsenmaklerei sind ihre Schwerpunkte. Sie arbeiten hauptsächlich wegen des Geldes. Machen Sie einen Kratzer in ihre Möbel, und sie werden Sie verklagen. Erlauben Sie sich, die Miete nicht rechtzeitig zu bezahlen, und sie werden Sie auf die Straße setzen und Ihre Sachen verkaufen. Scheiden Sie sich von einer P-Ca-Person und sie wird eine unglaubliche Unterhaltssumme herausschlagen. Es wäre unfair, alle P-Ca-Menschen dieser negativen Eigenschaften zu bezichtigen, aber unter den Menschen dieser Konstitution finden sich viele Mietwucherer, Landhaie, Goldjäger, Despoten und Menschen, für die Mißbrauch an der Tagesordnung ist und die sich aufspielen, andere zu bestrafen.

An Unrecht, Verletzungen, Beschädigungen, Drohungen oder Lügen, von denen sie glauben, daß sie ihnen angetan wurden, können sie sich sehr gut erinnern. Sie merken sich Wertangaben, Ausgaben, Einnahmen, Steuern, Güter und Besitz. Sie sind zu Hause und im Geschäftsleben gleichermaßen diszipliniert. Einige von ihnen merken sich die Strafpredigten und Drohungen Gottes in der Bibel. Sie neigen dazu, Dinge anzuhäufen, fleißig, gelehrsam und sparsam zu sein und sich in der Verwaltung, im Handel und in der Politik zu betätigen. Ihre eher negativen Neigungen zeigen sich in Feindseligkeiten, Verdammungen, Zynismus, Beherrschung, Klatsch, Rechtsstreitigkeiten, Geiz und Rachsucht.

Sie haben keine geistigen Schwächen, über die man sprechen müßte. Es sind ihre Stärken, die schließlich ihre Schwächen werden. Ihre Leidenschaften, ihr Temperament, ihre Gier und ihre dominierende Rolle etc. schlagen ins Negative um. ROCINE sagt, daß sie eher dadurch sündigen, daß sie übertreiben, als daß sie etwas versäumen. Ihre schwachen Eigenschaften werden durch die starken versklavt. Ihre schwache Gattenliebe (*A) äußert sich nicht in Vernachlässigung, sondern in öffentlichem und privatem Streit, Skandalen, Verleumdungen, Haß und Kampf gegen ihre Partner(innen), und das alles, weil ihr Kampfsinn (*6), ihr Zerstörungssinn (*7), ihr Idealitätssinn (*21) und ihr Ehrgeiz (*12) so stark sind. Aufgrund ihres starken Erwerbssinnes (*9) verklagt die P-Ca-Gattin ihren Exgemahl auf horrende Unterhaltszahlungen oder erschießt ihren Gatten (und nennt das Liebe).

Der Verstand der P-Ca-Menschen ist unwahrscheinlich energiegeladen, und sie benutzen ihn oft bis an der Rand der völligen Erschöpfung. Sie vergeuden viel von ihrer Geisteskraft sinnlos, sind jedoch sehr ausdauernd. Sie haben Willenskraft im Überfluß. Sie können unbeliebte Aufgaben erledigen, Schmerzen ertragen und Hindernisse, Unfrieden und Opposition mit unglaublicher Kraft überwinden. Sie haben ein tapferes, unerschütterliches Herz. In Zeiten von Kampf, Unglück und Not sind sie die Tapfersten und Stärksten, im Frieden sind sie schwach, weil sie sich Sorgen machen, sich beklagen und mürrisch sind und weil man es ihnen kaum recht machen kann. Unter allen Konstitutionen gehören sie zu den eifrigsten, fleißigsten, schnellsten, gewissenhaftesten und zuverlässigsten. Sie bleiben bei ihrer Arbeit, bis sie getan ist, auch wenn es nur langsam vorangeht und sie sehr genau sein müssen.

3.2.6 Charakteristika und Besonderheiten

Für die meisten Menschen ist es schwer, P-Ca-Menschen zu verstehen. Einerseits können sie sympathisch, freizügig, entgegenkommend und freundlich sein; dann wieder sind sie unhöflich, sauer, beleidigend, knauserig und unfreundlich - und das alles ohne ersichtlichen Grund. Einen Augenblick sind sie liebevoll, dann ablehnend kühl; erst sind sie glücklich, dann beklagen sie sich, machen sich Sorgen und kämpfen; erst bringen sie die Geduld auf, die eine Arbeit verlangt, dann aber kommen sie ins Hetzen. Heute mögen sie tolerant sein, morgen sind sie intolerant und sarkastisch. Nicht alle P-Ca-Menschen sind gleich kapriziös, alle aber sind mehr oder weniger launisch und lassen Gleichmut vermissen. Wenn es jedoch um Arbeit, Erwerb, Fleiß, Eifer, Bemühung, Leistung und Wirtschaftlichkeit geht, dann sind sie immer dieselben. Ihr starker Wille, ihre Zweckgerichtetheit und ihre Gewohnheiten bleiben bestehen, ihre Launen jedoch kommen und gehen. Diese Veränderlichkeit verdanken sie dem unberechenbaren Element Schwefel und dessen Einfluß auf die Nerven und die Gefühle. Die P-Ca-Menschen mit einem höheren Kalziumanteil sind beständiger.

Einige P-Ca-Menschen sehnen sich nach Aufregungen, Skandalen, Gerüchten und Aufruhr. Sie nehmen dann an tumultösen politischen oder religiösen Treffen oder sog. religiösen "Erweckungen" teil. Viele von ihnen sind sehr nervös und leichtsinnig. Ihre Bewegungen sind verkrampft und ruckartig. Trotz allem haben sie eine hohe Lebenserwartung.

Die Sehnsüchte der P-Ca-Menschen sind sehr intensiv - wie Sie erwarten werden. Ihr Appetit auf Sex ist zwar unter normal; ihre Gelüste und Forderungen, ihre Gier und ihr Verlangen auf anderen Gebieten sind jedoch ungewöhnlich stark. Viele von ihnen haben eine so schwache Liebesfähigkeit, daß sie Nonnen und Mönche, alte Jungfern und Junggesellen, Menschenverächter oder gar ausgesprochene

Kämpfer gegen Liebe und Ehe werden. Ihre Abneigungen sind immer heftig, stark und unerschütterlich. Wenn sie sich von einem Menschen oder einer Angelegenheit eine Meinung gebildet haben, dann ist es praktisch unmöglich, sie wieder davon abzubringen. Sie haben sehr feste Gewohnheiten und doch gleichzeitig rasch wechselnde Launen.

ROCINE gibt die folgenden schlechten Eigenschaften an: ein übermäßig dominierendes Wesen voller Spott und Hohn, Wut, Überheblichkeit, Rachsucht, Angeberei, Vorurteile, Pessimismus, Unzufriedenheit, Mißtrauen in die Mitmenschen, Voreingenommenheit, Grausamkeit, Neid, Ungeduld, Heuchelei, Klassen- und Rassenhaß, Aufsässigkeit, Unterdrückung von Kindern und Intoleranz.

3.2.7 Kulturelles Leben und Psyche

P-Ca-Menschen sind aristokratisch, stolz und formell, aber nur wenige sind wirklich feinsinnig. Es mangelt ihnen an guten Manieren und einer Persönlichkeit, die andere beeindrucken und überzeugen könnte. Einige von ihnen sind rauhbeinig, kurz angebunden und unberechenbar. Sie sind alle ordentlich, sauber und gutaussehend gekleidet. Die aristokratischen Typen sehen erstklassig aus, mit hervorragender Kleidung, einem lächelnden Gesicht und passendem Benehmen und Schmuck. An Kleidung und Schmuck sparen sie nicht. Geschäftlich orientierte Typen kleiden sich eher praktisch.

Ihre Ideale haben mit Reichtum, Geld, Macht, Besitz, Ehre, Gelehrsamkeit, Eroberungen, Luxus, ihrem guten Ruf und der Errettung ihrer Seele zu tun. Ihre Tugenden beinhalten großen Fleiß und enorme Arbeitsfähigkeit, Ausdauer, Führungsqualitäten, Diszipliniertheit, Verwaltungs- und Organisationstalent, Sauberkeit, wirtschaftliches und Nützlichkeits-Denken sowie religiöse Neigungen. Sie sind hochintelligent und meist gebildet. Sie sind stark auf Gebieten wie Staatskunst, Geschäfte, Rechtsprechung, Gelderwerb, das Überführen von Verbrechern und die Reform des Sozialwesens. Sie haben einen starken Sinn für Moral und Zensur. Sie sind für gewöhnlich überhaupt nicht tolerant. Religiös stehen sie dem Grundsatz von Moses nahe: "Auge um Auge, Zahn um Zahn." Sie lieben auch "Erwekkungs"-Religionen, orthodoxe, formalistische und mönchische religiöse Bewegungen. Manche sind Asketen, einige mögen materialistische Religionen.

Ihre Freizeit verbringen sie mit Studien, Liebhabereien, Geldverdienen, Sensationen, "Erweckungen", Klatsch, Skandalen, Aufregungen und Ausflügen - häufig auch mit Arbeiten. Viele von ihnen haben keine Hobbys, andere wieder wechseln sie mit ihren Launen. Beliebt sind solche, die mit der Vergangenheit zu tun haben: antiquarische, archäologische, geologische, paläogeographische, zoologische und theologische. Einige P-Ca-Menschen reisen, die meisten aber bleiben lieber zu Hause und arbeiten an ihrem Heim oder in ihrem Betrieb.

Viele von ihnen betätigen sich geschäftlich in Handel und Finanzwelt, sie spekulieren oder sind als Börsenmakler tätig oder im Vermietungs- und Immobiliengewerbe. Einige legen ein religiöses Gelübde ab, alle aber treffen gründliche Vorbereitung für zukünftigen Erfolg. Die meisten ziehen es vor, sich durch eine gute Ausbildung vorwärts zu bringen, oder sie studieren für sich allein und sind ebenso erfolgreich. Sie können ausgezeichnet aus Büchern lernen und sind generell wortgewaltig, gewitzt und weitschweifig. Sie können fließend, tragisch, didaktisch, gelehrsam, methaphorisch, pedantisch, sarkastisch, kritisch, sensationslüstern und sehr zielgenau sein.

3.2.8 Gesellschaftliches Leben und Liebesbeziehungen

Es ist für Menschen der Phosphor-Kalzium-Konstitution generell schwierig, sich an andere Menschen anzupassen. Wenn sie diejenigen treffen, die zu ihnen passen, nämlich Menschen der Wasserstoff- und Stickstoff-Konstitution und gewisse Menschen der Phosphor-Konstitution, dann können sie so umgänglich und angenehm sein wie jeder andere Menschentyp. P-Ca-Menschen neigen dazu, sich zunächst immer erst einmal von ihrer schlechtesten Seite zu zeigen. Sie fahren dann ihre Geschütze auf und sind geradeheraus, direkt, strafend, abweisend und kritisch. Es kann sein, daß sie andere verspotten, sich über sie lustig machen und sie demütigen. Sie können sehr grausam und schneidend sein, wenn sie Ihre Stimme nachahmen oder Ihren Gang imitieren oder Dinge und Menschen kritisieren, die Ihnen teuer sind. P-Ca-Leute reagieren besonders verächtlich auf Vertreter der eigenen, der Schwefel-, der Natrium-, der Chlor- und der Mißbildungs-Konstitution.

P-Ca-Menschen sehnen sich nach Partnern, finden aber selten ihr Ideal. Sie brauchen Menschen, die ihnen gut zuhören, intellektuelle und gelehrsame Menschen. Ihre Freundschaften können konventionell sein oder aber auf finanziellen Gewinn oder anderen Nutzen abzielen oder auf falschen Voraussetzungen aufbauen. Liebesbeziehungen sind für Menschen des P-Ca-Typs ebenfalls schwierig und kurz, es sei denn, sie finden den passenden, richtigen Partner. Viele machen große Heiratsfehler und füllen die Scheidungsgerichte. Sie erleben eine Enttäuschung nach der anderen, und immer wieder schieben sie die Schuld auf ihren Partner. Es gibt aber auch einige von ihnen, die sich glücklich und auf Dauer verheiraten.

P-Ca-Menschen kann man leicht kennenlernen. Sie sind sehr kommunikativ und hervorragende Gesprächspartner. Sie sind oft literarisch, künstlerisch und intellektuell begabt und wohlerzogen. Sie können sehr interessiert, redegewandt, aktiv, energetisch und gewitzt sein. Diese sozialen Eigenschaften kommen aber in erster Linie vom Kopf her und sind nicht immer ein Zeichen für Herzenswärme und eine enge Verbindung. Geld, Ruf, Gelehrsamkeit und Position ziehen viele P-Ca-Menschen an. Sie haben viele vorherrschende, starke Qualitäten, die sie daran hindern, ihre eigenen Fehler wahrzunehmen. Sie glauben sowieso, daß sie keine hätten. Die Fehler der anderen sehen sie nur zu schnell, ihre eigenen jedoch bleiben ihnen verborgen. P-Ca-Menschen sollten an ihren mitmenschlichen Beziehungen arbeiten, um mehr ins Gleichgewicht zu kommen.

3.2.9 Beruf

Die Vertreter der Phosphor-Kalzium-Konstitution sind sehr fähige Menschen, können sich aber ihrem menschlichen Umfeld nicht immer gut genug anpassen. Ihr Ehrgeiz ist sehr hoch und die Aussicht auf Erfolg hervorragend. Sie sind mehr als gut motiviert und geistig sehr energetisiert, überstrapazieren aber ihre Lebenskraft. Auf einigen Gebieten sind sie großartige Arbeiter. Sie sind willens, so lange zu arbeiten, bis sie genug Kapital zusammenhaben, in einer Firma einsteigen oder einen eigenen Betrieb eröffnen zu können - selten jedoch länger. Mühsame, schmutzige, mit Chemikalien verbundene, lärmige Beschäftigungen lieben sie nicht. Arbeitsplätze mit schlechten Gerüchen, Gasen, Giften, Säuren, Schmutz und Dreck und übermäßig viel elektrischen Installationen sind sehr ungünstig für ihren Organismus, ihre Nerven und ihre Gemütsruhe.

P-Ca-Menschen sind in vielen Berufen erfolgreich. Sie können Geld verdienen, Geld sparen und Geld klug investieren. Sie besitzen viele

Talente, die näher betrachtet in Zusammenhang mit Kampfsinn (*6), Erwerbssinn (*9) und Gewissenhaftigkeit (*15) stehen. In den folgenden Berufsfeldern und Berufen sind sie am erfolgreichsten.

Auktionen, Bankwesen, Betreuen von Sammlungen, Beurteilen, Börsengeschäfte, Buchhaltung, Disziplinar, Eisenbahndirektor, Finanzwesen, Geldwechsler, Gelegenheitsarbeiter, Gerichtsreporter, Geschäfte, Handel, Herstellung (besonders eigener Erfindungen), Hygienebeauftragter, Immobilienmakler, Kassierer, Kontraktor, Kreditwesen, Mönch/Nonne, Musik, Ökonomie, Pfandverleih, Politikreporter, Rechtswesen, Schätzen, Sittenwächter, Staatsmann, Steuerbeamter, Steuereintreiber, Vermietungen, Versicherungskaufmann, Versicherungsstatistik, Versteigerungen, Werbung, Zensor.

Die P-Ca-Menschen sind in leitenden Positionen sehr effizient, bei den Mitarbeitern jedoch nicht beliebt, weil sie willkürliche Regeln aufstellen, eine strenge Disziplin verlangen und sehr dominierend sind.

3.2.10 Gesundheit und Ernährung

Die vorherrschenden Elemente dieser Konstitution sind Phosphor, Kalzium und Schwefel. Diese Menschen nehmen Salze mit diesen Elementen aus organischen Quellen effektiv auf, sie werden aber rasch abgebaut und im Feuer ihrer Leidenschaften, ihrer Wut, ihrer Sorgen, ihrer Rachsucht, ihres Hasses, ihrer Überarbeitung und nervlichen Überbelastung verbraucht. Natrium, Chlor, Kalium, Magnesium und Mangan werden ebenfalls bevorzugt verbraucht (und müssen mit der Nahrung ergänzt werden).

In der Praxis trifft man P-Ca-Menschen, bei denen Kalzium, Phosphor oder Schwefel dominieren und dadurch leichte Variationen in der konstitutionellen Veranlagung hervorrufen. Schwefel ist jedoch höchstwahrscheinlich das Fundament für jene Menschen, die besonders unberechenbar, widersprüchlich und aufbrausend sind. Schwefel wirkt im Körper wie ein Unterstrom und verstärkt die innere Wärme in der Leber, den Nerven, dem Gehirn und den Genitalien. Er steigert und intensiviert die Reizübertragung in den Nervenbahnen, das Temperament, die Reiz- und die Reaktionsfähigkeit. Er erzeugt tausend und ein widersprüchliches Gefühl. In dieser Konstitution fehlt es an Kohlenstoff, Jod, Magnesium, Mangan, Stickstoff (funktionell) und Natrium.

Die Körperfunktionen der Verdauung und Ausscheidung sind generell unter normal bis schwach. Verdauung und Aufnahme von Fett, Stärke und Zucker sind schwach. Deshalb ist der P-Ca-Typ immer schlank. Atmung und Oxidation funktionieren normal.

Schwitzen und Verdunsten sind außergewöhnlich stark. Sie können Wasser weder aufnehmen noch halten. Deshalb sind Haut und Haare trocken, das Gewebe hart, der Körper ausgetrocknet und die Nerven und das Gehirn überhitzt.

Das Augenlicht der P-Ca-Leute ist von Natur aus stark, häufig jedoch durch Überanstrengung, Leichtsinn etc. geschwächt. Manchmal kommt es vor, daß sich die Kleinhirn- und optischen Zentren dieser Leute, nachdem sie eine lange Zeit eine Brille getragen haben, wieder erholen und sie nie wieder eine Brille benötigen. Ihr Gehörsinn ist sehr scharf, ihr Tastsinn mittelmäßig und ihr Geruchssinn außerordentlich. Viele von ihnen sind gegenüber Gerüchen so empfindlich, daß sie gewisse Gase, Gerüche, Rauch etc. nicht aushalten können. Der Geschmackssinn variiert stark innerhalb der Konstitution.

Ihr Appetit ist generell gut, aber variabel. Gelüste variieren von Zeit zu Zeit. Es kann auch sein, daß sie einmal wahnsinnig hungrig sind und ein andermal Essen völlig undifferenziert gegenüberstehen. Wenn sie jung sind, essen sie ohne Rücksicht drauflos und haben nur selten etwas gegen harte Getränke. Sie lieben Alkohol, bittere, alkoholische Tonics, gegorene Getränke und starke, stimulierende Drogen- oder Kräuterzubereitungen. P-Ca-Menschen - besonders weibliche - mögen morgens nicht viel essen. Wenn sie ihren Kaffee oder Tee und ein Brötchen oder ein Stückchen süßes Gebäck bekommen, sind sie zufrieden. Mittag- und Abendessen sind ihre Hauptmahlzeiten.

P-Ca-Menschen erhalten häufig nicht ausreichend Schlaf, weil sie ihre Zeit zu unregelmäßig einteilen. Sie sind häufig so erschöpft, daß sie nicht einschlafen und die Erholung eines guten Schlafs genießen können. Wenn sie dann doch einschlafen, dann ist es wie die Ruhigstellung nach dem Genuß von Opium oder Heroin. Einige neigen zu aufregenden Träumen, nächtlichen Ängsten und Rastlosigkeit. Überbeanspruchung ist ihr schlimmster Feind eines Schlafes, bei dem sie sich wirklich ausruhen.

Wenn Energie und Lebenskraft auf einen Tiefpunkt kommen, dann erleben P-Ca-Leute vorzugsweise nervöse, das Gehirn betreffende und geistige Krankheiten. Sie leiden unter schlechten Gewohnheiten oder Abhängigkeiten, Blutkrankheiten, Fußbeschwerden, Entzündungen oder Verstopfung. Folgende Krankheiten sind für sie typisch:

Angina pectoris, vielfältige Nervenschmerzen, Nerven-Entzündung, Ganglioneurom (Nerven-Tumor am Gehirn oder Rückenmark), Entzündung des Rückenmarkes und der Nerven, andere Rückenmarksbeschwerden, Nervenzellen-Tumor, Migräne, Gehirnhautentzündung, Taubheit, blutende Hämorrhoiden, Darmschmerzen, Anus- und Mastdarmentzündung, Pilzbefall, Urämie, Blausucht, Ischias, Steifheit von Knochen und Gelenken, Muskelentzündung, Heuschnupfen, Erkältungen, Schlaflosigkeit, Knochen-Ausziehung (z. B. Fersensporn), Gebärmutterleiden, Eierstockleiden, Schwellungen, Haarausfall, Zahnschmerzen, Zwangsvorstellungen, Besessenheit, Angst vor Krankheiten, religiöser Wahn, Angst vor Vergiftungen, Trübsinn.

Die Ursachen der gesundheitlichen Probleme der P-Ca-Leute rühren von ihrem aufbrausenden Temperament, ihrer Selbstsucht, ihren unterernährten Nerven, ihrer Redemanie, ihrer Skandalsucht und/oder von Überarbeitung. Sie haben eine so wunderbare Ausdauer, daß sie ihre Krankheiten oft besiegen und, ob sie nun kränklich sind oder nicht, ein langes Leben führen.

Schlaf, Ruhe, Erholung, Schweigen, reichlich Gehirnnahrung, abführende Speisen, für sich allein leben und eine Ernährung reich an Magnesium - all das hilft bei der Vorbeugung oder Heilung der P-Ca-Krankheiten. Diese Leute brauchen eine Ernährung, die reich an Phosphor und Magnesium ist. Sie brauchen Beeren, Sauermilch, Käse, Fisch und Zwiebeln sowie hochalkalische Speisen wie Maulbeersaft und andere kühlende Fruchtsäfte, frisches, mageres Fleisch und Fisch, Avocados, Papayas, Persimonen, frische Früchte, Nußbutter, frische, grüne Gemüse, Suppen mit unpolierter Gerste, Vollreis, Weizenkeime, Ziegenmilch und deren Produkte. Sie können von Hopfen- und anderen Nerventees profitieren. Mit schwefel- und kalziumreicher Nahrung sollten sie sich etwas zurückhalten, auch mit süßer

Milch und fettigem Fleisch.

Wir schlagen auch Gymnastik, Meditation, Erholung, leichtes Reiten und Autoausflüge vor. Es wäre gut, wenn sie mehr Verschwiegenheit (*10), Selbstachtung (*13), Freundschaft (*3), Gattenliebe (*A), Demut (*18), Anmut (*D), Gutmütigkeit (*19) und Charaktersinn (*C) entwickeln würden.

Sie leben am besten auf geringer Meereshöhe in einem warmen und feuchten Klima. Kräftige Massagen, ein ruhiges Leben in der Vorstadt, magnesiumhaltige bittere Tees, viel Schlaf und das Vermeiden von Hetze, Hitze, Elektrosmog, überwürzter Speisen und brennender Getränke wie auch ungünstiger Emotionen wird ihnen gut tun. Wenn diese Vorsichtsmaßnahmen eingehalten werden - und selbst wenn dies nicht geschieht - gehören die P-Ca-Leute zu den langlebigsten Menschen überhaupt. Die P-Ca-Menschen neigen nicht zu Selbstmord, eher zu Mord. Sie sind hinter ihren Partnern und Partnerinnen her. Wenn sie ihre mitmenschlichen Beziehungen besser entwikkeln und die rechten Partner finden, dann können sie in Harmonie leben und eine gute Ehe führen.

3.3 Die Schwefel-Konstitution (S-Typ, Nr. 7)

3.3.1 Kurzcharakteristik

In dieser Konstitution ist der Schwefel das vorherrschende und entscheidende Element. ROCINE nannte sie "exesthetic", was bedeutet: Gefühle oder Emotionen hinausschleudern. "Ex" bedeutet hinaus und "esthetic" steht für Sensitivität oder Gefühle. Menschen dieser Konstitution drücken also ihre Gefühle aus. Es ist eine weibliche Konstitution, nur 10% davon sind Männer. Als Leitworte merken wir uns: "impulsiv - emotional".

Schwefel-Frauen sind ein interessanter Typ. Sie sind sehr schön, wohlgeformt und proportioniert. Auch im Alter wirken sie noch jung. Sie sind immer adrett, anspruchsvoll, charmant, von künstlerischem Geschmack, begabt und etwas Besonderes. Sie machen immer einen guten Eindruck und sind modebewußt. Viele haben ein Talent für Gesang, Schauspiel oder Tanz. Sie sind effizient, vielseitig, energetisch, sentimental, emotional und mitfühlend.

Aber nicht alle ihre Eigenschaften sind so angenehm. Sie haben auch irritierende Neigungen. Sie können kleinlich und pingelig sein. Einige tragen einen hochmütigen, abweisenden, exklusiven Ausdruck zur Schau. Sie sind oft gereizt und finden überall Fehler. Sie sind Extremisten auf den Gebieten des Verstandes, der Stimmungen und der Gefühlsausbrüche und Szenen. Erst sind sie stürmisch, dann sonnig. Während eines einzigen Tages, ja innerhalb einer einzigen Stunde zeigen sie viele verschiedene Gefühls- und Stimmungsvarianten. Sie können sich plötzlich scheinbar grundlos über Trivialitäten für längere Zeit in Tränen auflösen. Häusliche und soziale Sorgen sind häufig die Ursache. Sie können also ihre Gefühle nur sehr schwer kontrollieren, sind aber niemals langweilige Gefährten.

Die S-Konstitution basiert auf Intensität, Fermenten, die elektrochemische Prozesse steuern, und auf großer Aktivität, hinter der jedoch nur begrenzte Ausdauer steckt. Durch ihre intensiven Gefühle und ihr überaus aktives Nervensystem werden Schwefel- und Phosphorgase erzeugt. Viele S-Frauen beklagen sich über einen Geschmack nach Pottasche in ihrem Mund, einem Schwefelgeruch in ihrer Nase und über Schwefelgase in ihrem Hals. Wenn sie in der Natur leben, viel Zeit an der frischen Luft verbringen und die sich verändernde Land-

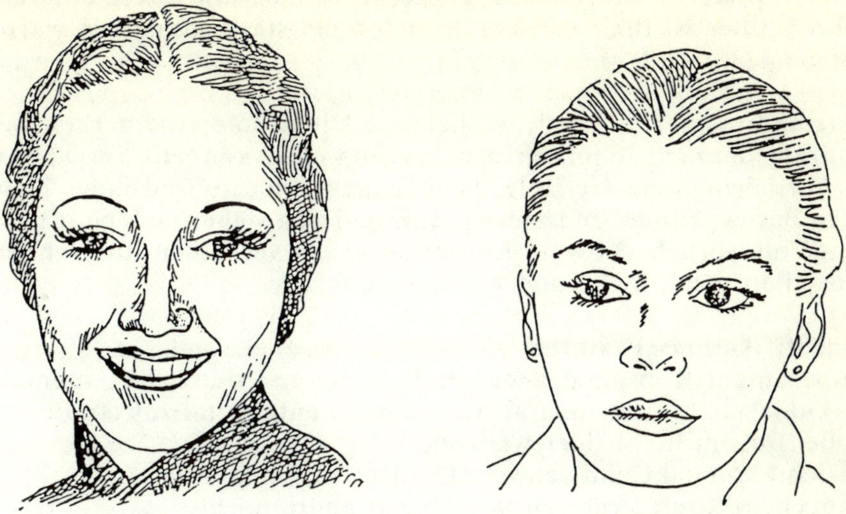

Abb. 44 - 45: Beispiele zur Schwefel-Konstitution
Dorothy LAMOUR — Schauspielerin
Lesley-Anne DOWN — Schauspielerin, Model

schaft beobachten könnten, dann nähmen sie ausreichend Sauerstoff auf, um die Fermente und Gase in ihrem System ausscheiden zu können.

ROCINE vergleicht ihr gesamtes sympathisches Nervensystem mit einer hoch gespannten Violinsaite, die auf die leichteste musikalische Vibration reagiert. Sie sind voller Musik und Gefühle, sogar ihre eigene Kehle, ihre Stimmbänder sind stark gespannt, was ihnen eine hohe Stimme verleiht.

S-Frauen erscheinen immer feinsinnig, kultiviert, würdevoll und selbstsicher, sogar in schwierigen Zeiten. Sie haben typischerweise lange Arme, Beine, Füße, Hände, Finger, ein langes Gesicht, einen langen Hals und Körper. Ihre Gesichter sind oval und harmonisch, obwohl viele eher einen rechteckigen Kiefer und ebensolche Schultern besitzen, was auf eine mehr aktive und bestimmende Disposition hindeutet. Sie bewegen sich mit einem federnden, elastischen

Gang. Ihre Augen sind klar und glänzend. Hände und Atem sind oft heiß, im Winter ist ihr Kreislauf jedoch nicht stark genug, sie warm zu halten.

Ihr Verstand reagiert schnell, weshalb sie Dinge sofort bemerken, sehen, hören, denken, unternehmen und bewegen können. Sie weisen starke Vorlieben, tiefe Gefühle, hochfliegende Ideale und hohe Ziele auf. Ihre Beweggründe sind zwar gut, ihre Taten stehen jedoch oft damit im Widerspruch. Sie sind immer bereit zu verzeihen und sehnen sich vor allem nach Liebe und Anerkennung.

3.3.2 Identifikations-Faktoren

1. Temperament-Kombinationen: mental, mental-muskulös, mental-muskulös-vital, vital-mental-muskulös, mental-vital-muskulös
2. Größe: 168 cm mehr oder weniger,
   Gewicht: kompakt und schwer für ihren schlanken Bau
3. Formtypen: Kopf: gynemorph; Körper: andromorph
4. Teint: meistens blond, viele Zwischentypen, einige brünette
5. Profile: meistens analytisch, viele faktisch, keine konzeptionellen
6. Hände: feine Haut, lange ovale Hände, lange flexible Finger mit runden Spitzen, der kleine Finger wird von den übrigen getrennt gehalten. Der Ringfinger ist lang und gerade, häufig sind die beiden ersten Finger gebogen oder lehnen sich an den Ringfinger an. Die Typ III Herzlinie ist typisch, was eine starke gefühlsmäßige Grundtendenz anzeigt.
7. Geschlechterverhältnis: 90% Frauen, 10% Männer

3.3.3 Das physische Äußere

Das Haar der S-Menschen kann alle Farbtöne von gold- bis sand-, von kastanienfarben bis schwarz annehmen, es ist aber immer üppig, glänzend und sehr schön. Es ist typisch locker, duftig, drahtig oder gewellt. Ihr hervorragender Haarwuchs kann dem Schwefel zugeschrieben werden, der ein wichtiger Haarnährstoff ist. Das Gesicht ist oval und harmonisch, voller Schönheit in Form, Zügen, Teint und Ausdruck. Es ist mittelgroß bis groß. Die Augenbrauen können dick oder dünn in Verbindung mit dem Haupthaar sein. Die Augen sind oval oder mandelförmig, groß, klar und leuchtend mit einem intelligenten Ausdruck. Sie sind gewöhnlich blau, blaugrau oder hell haselnußfarben mit einem grünlichen Einschlag.

Die Ohren sind wohlgeformt, harmonisch wie eine Muschel. Das Ohrläppchen ist in der Regel an der Wange angewachsen. Die Nase entspricht dem griechischen Ideal, fein geformt, mittelgroß, aber selten konkav. Sie ist gewöhnlich gerade oder leicht konvex. Die Wangen sind rund, und die Wangenknochen liegen hoch. Im Idealfall wären sie unsichtbar und würden so die Harmonie des Gesichtes nicht stören. In der Praxis sind die Wangenknochen jedoch häufig zu sehen. Die Lippen sind harmonisch, fein geformt und eher dünn. Der Mund ist klein und immer feminin. Das Kinn ist oval und von harmonischer Größe, jedoch hart und muskulös. Die Zähne sind klein und stehen eng ohne Zwischenräume. Sie sind stark, von einer dunkel-weißen Farbe und widerstehen dem Zahnverfall für sehr lange Zeit.

Der Körperbau der S-Leute ist generell groß, schlank und wohl proportioniert, woraus sich eine graziöse Schönheit ergibt. Sie sind nicht sehr stark, wenn auch drahtig. Ihr Nacken ist lang und läuft in wohlgeformten, graziös schwingenden Schultern aus. Der Rücken ist etwas rund, weil das Rückgrat schwach und die Brust selten groß entwickelt sind. Die Arme, Beine, Hände und Füße sind lang und schlank, wohlgeformt, schmal und harmonisch. Die Knöchel sind nicht stark. Sie schwellen leicht und sind anfällig bei Belastung. Das Gewebe ist allgemein elastisch und fest.

3.3.4 Das physische Innere

Die Unterleibsfunktionen sind der schwächste Aspekt der S-Menschen. Viele ihrer Krankheiten beruhen auf Schwächen des Verdauungstraktes oder der Sexualorgane. Sie haben eine schwache Veranlagung, Flüssigkeiten zu verlangen und aufzunehmen. Daraus folgt generell eine schwache Aufnahmefähigkeit und eine Tendenz, daß sich das venöse Blut dick und träge bewegt. Die Schwefelprodukte, die im Körper gebildet werden, haben einen nachteiligen Effekt auf die roten Blutkörperchen und damit auf die Sauerstoffversorgung des Blutes und der Gewebe. Die Kapillaren leiden häufig unter Blutstau und Überhitzung. Der Kreislauf ist unregelmäßig und damit auch die Körpertemperatur, manchmal zu heiß und manchmal zu kalt, eher das erstere. Die rechte Herzseite ist schwächer als die linke.

Weil sie nicht genügend Trinkverlangen haben, kann es sein, daß die Nieren schwach oder krank sind. Die Leber ist klein und überhitzt.

Die Lungen dehnen sich gut aus, sind aber insgesamt nicht sonderlich groß. Die Milz ist klein und unzureichend. Die Vertreter des S-Typs haben häufig Halsbeschwerden, geschwollene Mandeln und eine schwache und belegte Stimme. Ihre Sehnerven und die Nerven ganz allgemein sind schwach. Das Lymphsystem, die Bauchspeicheldrüse, die Bänder und die Sehnen sind normal ausgebildet. Die Knochen sind lang, schmal, biegsam und fein strukturiert.

3.3.5 Die geistige Entwicklung

Das Kleinhirn (Zerebellum) ist nicht besonders groß, aber es ist so aktiv, daß es fast ständig neuro-elektrische Wärme im Gehirn und in den Nerven erzeugt. Die Gehirne der S-Menschen funktionieren sehr schnell. Das Kleinhirn kann jedoch erschöpft werden, was zu Hysterie, allgemeiner Erschöpfung und Nervosität führt.

Dies sind ihre stark entwickelten Fähigkeiten: Elternliebe (*2), Ehrgeiz (*12), Vorsicht (*11), Erhabenheitssinn (*B), Idealitätssinn (*21), Sprachsinn (*35), Tonsinn (*34), Gläubigkeit (*17), Vergleichssinn (*37) und Demut (*18). Folgende Fähigkeiten sind schwach entwikkelt: Trinklust (8b), Verschwiegenheit (*10), Erwerbssinn (*9), Gattenliebe (*A), Selbstachtung (*13), Emsigkeit (*5), Wägesinn (*27), Zahlensinn (*33), Ortssinn (*31) und Kausalitätssin (*36). Die Gewissenhaftigkeit (*15) kann stark und schwach entwickelt sein.

Schwefel stimuliert den Zahlensinn derartig stark, daß die S-Leute häufig auf Zahlen fixiert sind, ja eine regelrechte Zahlenmanie entwickeln. Sie zählen die Muster auf der Tapete, die Stufen im Treppenhaus, die Blätter an den Bäumen etc. Die Fähigkeiten äußern sich in den verschiedenen Konstitutionen unterschiedlich. Die S-Menschen sind nicht typisch wissenschaftlich, philosophisch oder mathematisch. Ihr Idealismus, ihre elterliche Liebe, ihr Ehrgeiz und andere gefühlsbetonte Fähigkeiten drücken sich durch ein Interesse an Kleidung, Aussehen, Schönheit, Drama, Musik, Literatur, Sprache, Gesellschaft und Stellung aus. Ihr Urteilsvermögen ist am besten auf den Gebieten von Kunst, Literatur, Schauspielerei, Landschaften, Musik, Dienstpersonal, Menschen, Rhetorik, Metaphysik oder Religion entwickelt. Sie sehen sich Ihre Fingernägel genau an, ebenso Ihre Zähne, Ihre Bettwäsche und Ihre Art und Ihr Benehmen. Auf einigen Gebieten haben sie ein gutes Gedächtnis und ein trügerisches auf anderen. Gesichter können sie sich gut merken, gewisse Details aber vergessen sie. An Kränkungen und Beleidigungen können sie sich gut erinnern. Sie werden geistesabwesend, wenn sie ihre Nervenkraft verläßt.

Ihre geistige Verfassung ist so beschaffen, daß sie ihre Gefühle immer ausdrücken müssen, um sie loszuwerden. Sie sind vergebend und niemals nachtragend. Es ist gewöhnlich nur ein Aufbrausen. Ehegatten können S-Menschen nur schwer verstehen, denn diese lieben ihre Gatten und hassen sie im nächsten Augenblick. Wenn ihre Kinder müde, lustlos oder schlecht drauf sind, dann können sie irritiert und sehr ungeduldig werden. Sie haben viele veränderliche Gefühle, Gemütsverfassungen und Willen. Sie fühlen sich vernachlässigt oder mißbraucht und sehnen sich nach Sympathie und Zuneigung. Vor lauter Sorgen über nebensächliche Dinge machen sie sich das Leben schwer und haben viele Wahnvorstellungen. Wenn sie krank oder unglücklich sind, dann erzählen sie ihre Probleme anderen, besonders denen, die sie lieben.

Ihr Verstand reagiert sehr schnell. Blitzartig durchschauen sie Angelegenheiten. Sie genießen es, mit weisen und gelehrten Männern zu sprechen. Ihre Willenskraft tritt gemeinsam mit ihren Gefühlen in Erscheinung. Es ist das, was wir einen emotionalen Willen bezeichnen. Er hält niemals lange an. Wenn ihre Gefühle stark sind, dann können sie unvernünftig sein, wenn die Gefühle jedoch nachlassen, dann benutzen sie wieder ihren Verstand.

3.3.6 Charakteristika und Besonderheiten

S-Frauen sind pingelig, ungeduldig und erledigen vieles im Spurt. An Intensität des Augenblicks mangelt es ihnen wahrlich nicht, und sie opfern große Mengen an Nervenkraft auf dem Altar sentimentaler Gefühlsduselei. Sie haben ein schnelles Temperament, richten dabei aber keinen Schaden an. Es handelt sich eher um Feuerwerk, weniger um Feuerkraft. Dem anderen Geschlecht treten sie kritisch gegenüber. S-Frauen hassen Männer mit vulgären, groben oder rauhen Annäherungsversuchen. Sie ersehnen sich Liebe und Zuneigung von denen, die sie lieben, den anderen aber stehen sie indifferent gegenüber. Vorübergehende Launen, veränderliche Emotionen und elektrisch-knisternde Gefühlsstürme sind häufig. Sie haben ein derart starkes Gefühlsleben, daß scheinbar völlig triviale Ereignisse für sie zu einem größeren Desaster werden. Sie sind sich ihrer Beliebtheit sehr bewußt. Deshalb halten sie sich in der Öffentlichkeit zurück und kontrollieren sich und lassen dann zu Hause ihren Gefühlen freien Lauf.

Sie erscheinen gegenüber jeder Frage offen und interessiert. Sie vertreten stets eine bestimmte Ansicht, selten bleiben sie neutral. Ihre Gatten verstehen sie selten. Sie glauben, ihre Frauen sind der lebendige Widerspruch in Person. Sie brechen leicht in Tränen aus, was für gewöhnlich durch eine Kombination aus ihrer Veranlagung, ihrem Stolz und ihren Gefühlen verursacht wird. Manche von ihnen sind zu stolz, um zu weinen, selbst dann, wenn es ihnen danach ist. Sie sind aristokratisch, liberal und oft auch eitel, aber sie sind gleichzeitig auch mitfühlend und zeigen sich für andere moralisch verantwortlich. S-Frauen sind ungeduldig, reizbar, sensitiv und sehr temperamentvoll. Generell sind sie Fremden gegenüber mißtrauisch, aber großzügig gegenüber bekannten, gebildeten oder hochqualifizierten Menschen.

Da die S-Menschen Kinder des Impulses sind, reformieren sie oft, brechen aber ihre eigenen Resolutionen ebenso häufig. Sie sind friedliebend, fangen aber Krieg an. Sie sind einen Moment hart und geben den nächsten nach. Sie bemühen sich ständig um Perfektion, und ihre Gedanken sind in aller Regel optimistisch und rein. Sie verabscheuen direkte Fragen. Sie streben eine hohe Posititon, Ehre und Respekt an. Sie lieben Kultur und Raffinement. Ländliche Schönheit und Vornehmheit ziehen sie an, der Lärm und die Aufregung der Stadt stoßen sie ab. Trotzdem findet man die meisten S-Menschen in der Stadt. Sie möchten gerne korrekt leben und ein nützliches Leben führen. Viele von ihnen haben ein starkes Bedürfnis nach offenen Fenstern und kalter, frischer Luft.

Sie mögen vieles nicht leiden, vor allem aber laute Menschen, Gewitter, Dunkelheit, Kämpfen, Schmutz, Lumpen oder alles Alte, Abgetragene und Zerrissene, Kritik, rohe Menschen und platte Spaßvögel. Manche Menschen mögen sie sehr, und wieder andere können sie aus unerklärlichen Gründen überhaupt nicht leiden. Man kann nicht sagen, daß sie in dem Maße Gewohnheiten heranbilden, wie man das bei anderen Konstitutionen feststellen kann. Man könnte höchstens sagen, daß sie Reinlichkeitsgewohnheiten haben: Waschen, Baden und Kämmen. Über ihre Nachteile haben wir uns weiter oben schon ausgelassen, sie werden deshalb hier nicht wiederholt.

3.3.7 Kulturelles Leben und Psyche

S-Menschen fühlen sich von allen Arten von Kultur und Verfeinerung angezogen. Sie versuchen, diplomatisch zu sein, dann aber kommen ihre inneren Gefühle an die Oberfläche und spiegeln sich in ihrem Gesicht wider. Für S-Frauen ist es kaum möglich, ihre Gefühle zu verbergen, denn diese drängen an die Oberfläche. Ihr Benehmen ist wohlgefällig, sogar in Situationen, die sie später als unangenehm bezeichnen. Manchmal erscheint ihr Verhalten künstlich. Schmeicheleien genießen die S-Damen sehr, vor allem wenn diese zutreffen. Ein besonderes Augenmerk lenken sie auf ihre eigene und anderer Leute Kleidung, Gewohnheiten und Erscheinungsbild. Sie lieben kostbare, neue Kleidungsstücke. Sie tragen sie eine Zeitlang und sondern sie dann aus und geben sie weg. Sie kleiden sich nach der neuesten Mode, und man hat den Eindruck, daß sie ständig neue Kleider kaufen. Flicken oder Reparieren von beschädigten, getragenen Sachen ist nicht ihre Sache.

Obwohl sie auf einigen Gebieten oberflächlich erscheinen, so sind sie doch treu und wahr in einem strengen moralischen und ethischen Sinn. Sie sind immer mehr oder weniger religiös und progressiv. Sie sind sehr idealistisch und träumen von einem Utopia mit hoch entwickelten Wesen, die in einer herrlichen Umgebung harmonisch zusammen leben. Sie wünschen sich Menschen, die spirituell und friedlich sind und die nur das tun und sagen, was angenehm und nützlich ist. Kritik können sie nicht zulassen, genausowenig wie Necken, Schroffheit oder Hetze. Sie werden rasch intolerant - man sollte ihnen Hilfe anbieten, daß sie toleranter werden, denn dies ist eines ihrer größten Nachteile.

Ihre Freizeit verbringen sie damit, gute Literatur zu lesen, zu studieren, Vorträge zu hören, an Lehrveranstaltungen teilzunehmen, Theater und Konzerte zu besuchen und Einkaufen zu gehen. Sie interessieren sich für Psychologie, menschliche Beweggründe und Veranlagungen, Religion und die menschliche Seele. Sie fühlen sich von okkulten Dingen angezogen und machen daraus ihre Hobbys. Sie lieben es, zu reisen und Neues zu sehen.

Die meisten S-Menschen sind gebildet. Als Gruppe sind sie sehr ehrgeizig nach Bildung und bewundern das Lernen und die Gelehrten. Sprachen und Literatur gehören zu ihren Lieblingsfächern. Sie besitzen ein scharfes Ohr für korrekte Artikulation und für grammatische Fehler. Sie sprechen sehr ausdrucksvoll und unmißverständlich. Dies ist ein Talent, das ihnen beruflich ein großes Plus einbringt, wie wir weiter unten sehen werden. Sie haben eine Abneigung gegenüber schwierigen Studien, abstraktem und philosophischem Denken, Wissenschaften und Mathematik. Sie haben eine sehr schnelle Auffassungsgabe und sind in leichteren Fächern brillant. Schwieriger Stoff erschöpft sie. Wenn sie zu spät lernen, können sie nicht richtig schlafen.

3.3.8 Gesellschaftliches Leben und Liebesbeziehungen
S-Frauen passen am besten zu gelassenen, großzügigen, passiven, dunkelgetönten, phlegmatischen und philosophisch interessierten Gatten. Er sollte wissen, wie man Geld verdient und weise plant, und umgänglich, feinsinnig und ein Gentleman sein. Er muß ihre guten Qualitäten anerkennen und die schlechten ignorieren. S-Frauen sind nicht für den normalen Arbeiter oder Geschäftsmann geboren. Ihr Gatte muß sich um seine Angelegenheiten kümmern und ihr den Raum geben, ihre Wege zu gehen. Er sollte nur durch Beispiel führen, niemals dadurch, daß er den Chef herauskehrt. Er muß geduldig und ruhig bleiben, wenn ihre Gefühlsstürme sie umtosen. Sie sollte niemals einen Mann heiraten, der an Sex großes Interesse hat wie z. B. einen knochigen Ca- oder einen C-Mann. Obwohl sie durchaus sexuell erregt sein kann, so schwächt sie doch zu viel Sex. Es irritiert sie und macht sie hysterisch, und schließlich entwickelt sie eine starke Abneigung gegenüber ihrem Mann. Am besten ist es, wenn sie einen großen N-Typ, einen dunklen, lockeren Ca-Typ oder ein feines Exemplar des Ca-P-C-Typs heiratet. Die Ehemänner müssen einen guten Charakter haben und sehr fähig sein. Als Freunde sind langsame, phlegmatische, dunkle Ca-P-C-Menschen am besten. Als Geschäftspartner eignet sich jeder, solange er dunkel, groß, langsam, aristokratisch, flexibel, großzügig, ehrlich und rücksichtsvoll ist.

S-Frauen genießen Kameradschaft. Sie gehen auf ihren Partner ein und sind niemals langweilig. Sie schließen auch ehrliche Freundschaften mit ihrem eigenen Geschlecht. Sie sind manchmal nörgelig und reizbar und sehr wählerisch in bezug auf ihre Freunde. Diesen wenigen gegenüber sind sie treu und hegen ewige Gefühle. Falls diese ihnen gegenüber gleichgültig oder nachlässig sein sollten, dann würde sie das tief verletzen. Sie meiden Fremde, und es ist nicht leicht, mit ihnen Bekanntschaft zu schließen. Gesellschaftlich gesehen wechseln sie ihre Freunde oft, wirklich nahe stehen sie aber immer nur den wenigen Auserwählten ihrer Familie und ihres engen Freundeskreises. Sie würden ein Gespräch mit S-Menschen angenehm, höflich, kultiviert und liebenswürdig finden. Wenn sie aufgeregt oder zornig werden, dann wird ihre Rede stechend oder es folgt eine Flut von üblen Schimpfwörtern. Wenn sie nervös oder verletzt sind, dann beklagen sie sich mit weinerlicher Stimme. Sie fangen leicht an zu weinen.

Ihr Liebesleben ist eine Mischung aus Sonnenschein und Sturm, Streit und Umarmungen, Zornesworten und zärtlichen Küssen. Sie sind sehr empfindsam, wenn es um Zuneigung geht, achten eifersüchtig auf des Geliebten Aufmerksamkeit und sehnen sich nach der Zuneigung des Gatten und der Kinder. Gleichzeitig aber schimpfen sie mit ihm oder benehmen sich so, als wollten sie ihn davonjagen. Zeitweilig verhalten sie sich ihren Gatten und Kindern gegenüber auch gleichgültig. Ihre Liebe fließt schubweise, sie nimmt ab und wieder zu, verschwindet aber niemals vollständig. Die S-Menschen sind im wesentlichen monogam, es sei denn, ihr Kleinhirn oder ihre Geschlechtsorgane sind krank.

3.3.9 Beruf

S-Menschen sind vielseitig begabt. Sie sind einfallsreich und arbeiten hart. Sie sind jedoch zu feinsinnig für Wettbewerb und für Führungsaufgaben. Sie sind ehrgeizig, es fehlen ihnen jedoch die Führungsqualitäten, mit denen sie ihren Ehrgeiz befriedigen könnten. Sie verbrauchen ihre Vitalität auch zu schnell und benötigen dann Zeit, sich wieder zu erholen. Sie sind in erster Linie auf künstlerischem Gebiet und bei der Arbeit mit Menschen erfolgreich. Sie sind schlecht, wenn es um körperliche Arbeit geht oder wenn sie direkt einem Chef unterstellt sind.

Die Neigungen der S-Menschen liegen auf dramatischem, musikalischem, künstlerischem und künstlerisch-literarischem Gebiet, wie auch im Bereich der häuslichen Künste. Sie lieben es, mit teuren, eleganten und luxuriösen Waren zu arbeiten, sie zu besitzen und sich mit ihnen zu schmücken. Viele geben auf diese Weise großzügig

Geld aus. Die folgenden Bereiche sind die Erfolgsfelder des S-Typs:

Bibliothekswissenschaften, Bilder, Blumen, Bürobedarf, chinesische Malerei, dekorative Künste, Dienst an der Gesellschaft, Drama, Farbdruck, feine Gewebe, feine Instrumente, Filmindustrie, Frauen-Wohlfahrt, Frisörwaren und Perücken, Gesang und Saiteninstrumente, Gobelins, Herrenmoden, Juwelen, Kinder-Training, Knochenheilkunde, Krankenpflege, Kultur, Kunst, Kurzwaren, Landschaftsphotographie, Landschaftsgärtnerei, Literatur, Malerei, Modedesign, Modistin, Pflanzen, Schaufenster dekorieren, Schauspielerei, Schönheitspflege, Schulinspektion, Seminartraining, Sprachen, Sprengtechnik, Stenographie, Trainingsprogramme, Vögel, Vorführtätigkeiten, Vortragstätigkeit.

3.3.10 Gesundheit und Ernährung

Die vorherrschenden Elemente des S-Typs sind Schwefel, Phosphor, Kalium, Magnesium und Kohlenstoff, wobei der Schwefel bei weitem überwiegt. Es fehlt ihm an Stickstoff, Magnesium und Mangan. Der starke Überschuß an Schwefel ist für die überaus aktiven Gefühlsregungen verantwortlich. Er verstärkt die Schönheit des Teints und unterstützt das Haarwachstum. Er verursacht Wärme in den Nerven und im Gehirn und damit Nervosität. Er dient als Kommunikationsmedium zwischen Seele, Gehirn und Sinneszuständen. Er erhöht die innere Wärme und schafft einen explosiven Unterstrom in der Persönlichkeit.

Die Gase, die durch die reichliche Verwendung von Schwefel entstehen, beeinflussen die Atmung. S-Menschen können Erstickungsanfälle haben, weshalb sie die Tür aufstoßen oder ins Freie rennen, um nach Luft zu schnappen. Insgesamt betrachtet ist ihr Stoffwechsel gut. Die Ausscheidung ist jedoch mangelhaft, und ihr Pulsschlag ist hoch, kurz und wechselhaft. Ihre Geschlechtskraft ist nicht besonders stark, im Gegensatz zu ihren emotionalen und mitfühlenden Fähigkeiten. Dies ruft ihren stark schwankenden Appetit nach Sex hervor, welcher manchmal stark und dann wieder sehr schwach ist.

Alle Sinne der S-Menschen sind scharf und stark, besonders der Tast-, Gehör- und Geruchssinn. Wenn sie gesund sind, haben sie einen ausgezeichneten Gesichtssinn. An anderen Tagen kann er sie im Stich lassen. Der Geschmackssinn ist am schlechtesten entwickelt.

Ihr Appetit schwankt und obwohl sie wie die anderen Vertreter des mentalen Temperaments sehr heikle Esser sind, mögen manche von ihnen Kaffee, Tee, köstliche Weine, Pfeffer, Senf, Saucen, Stimulanzien und Süßigkeiten. Sie lieben Obstkuchen, bittere Früchte, halbsaure Gemüse bzw. alles, was Kalium, Magnesium, Eisen, Schwefel und Stickstoff enthält. Wenn sie krank sind, dann ist ihr Appetit ein guter Führer. Wenn sie sich jedoch wohl fühlen, dann schwelgen sie in Süßigkeiten.

Nur wenige Menschen des S-Typs gehen zeitig ins Bett. Sie schlafen während des ersten Teils der Nacht auch nicht besonders gut. Morgens sind sie langsam und schläfrig. Sie bleiben gerne lange wach und stehen am liebsten spät auf. Sie erholen sich im Schlaf gut. Sie schlafen gerne ohne Kissen mit den Armen über ihrem Kopf. Dies deutet auf eine schwache Leber.

Nervosität ist ihr am weitesten verbreitetes Übel. Ihre Krankheiten greifen auch das sympathische Nervensystem an, worunter sie sehr leiden, ob sie es nun zeigen oder nicht. In ihrem Organismus bildet sich überschüssige Wärme, was die Ausscheidung des Urins beeinflußt. Sie leiden dann unter heißen, brennenden, stechenden Symptomen in der Blase und im Harnleiter. Viele haben Schmerzen über den Augen, an der Rückseite des Nackens und der Lendenwirbel. Einige leiden unter Ohnmachtsanfällen, Verstopfung und einem fauligen Geschmack im Mund. Es folgt eine Liste ihrer häufigsten Krankheiten:

Übersäuerung, Beschwerden des Magen-Darm-Traktes (besonders auch Gärung), Verdauungsstörungen, Fehlsichtigkeit und andere Augenbeschwerden, Blutandrang im Gehirn, Beklemmungsgefühle in der Brust, Hautkribbeln, Krämpfe, Epilepsie, Selbsttäuschungen, Ausschläge, Kopfschmerzen, Blut im Urin, Blutungen, Überempfindlichkeit, verminderte Sauerstoffverwertung, Menstruationsbeschwerden, Fehlgeburten, Muskelüberanstrengung, nervöse Beschwerden, Taubheitsgefühle, Vorfall der Gebärmutter, der Gedärme etc., Rheumaanfälle, Erstickungsanfälle, Halsverengung, Milzentzündung, Geschwulst, Kreislaufstörungen, Schwäche in Knien, Knöcheln und Rücken, Hysterie.

Die Ursache ihrer Leiden wurzelt in der Überfülle an Schwefel- Begleitprodukten, einem Mangel an Sauerstoff, Natrium, Eisen, Kalium, Magnesium, Phosphor fürs Gehirn und anderen Nerven-Nährsalzen. Dies kommt von einem extremen Verbrauch von Schwefel, von der Intensität der Nerven und Emotionen, einer zu kleinen Leber und einem langsamen Pfortader-System. Da die Heftigkeit ihrer Gefühle und der hohe Schwefelverbrauch des Organismus die Hauptursachen ihrer Krankheiten darstellen, können sie nicht durch Operationen geheilt werden. Ihre Körperoberfläche ist fast immer zu warm und leidet unter Blutstau.

Frische Luft, ein kühles Klima, Berge und Wälder, ein sicheres Liebesleben, Reisen und Bewegung im Freien, Ausblick auf die See, Landschaftsgärtnerei, kühle Bäder, kühle Anwendungen am Kopf und heiße Anwendungen am Unterleib: dies alles wirkt für die S-Menschen therapeutisch, präventiv und heilend. Dies gilt auch für Lebensmittel, die reich an Phosphor, Magnesium, Mangan, Kalium und Jod sind. Diese Elemente findet man in Wild, Geflügel, Meerestieren, Meeresgemüse, frischen Früchten, Säften und Gemüsen (mit Ausnahme der Kohlfamilie: Rüben, Senfblätter, Steckrüben etc). Sie sollten sich vor Rauch, Gerüchen, stickigen Räumen und elektrischem Strom hüten (d. h., sie sind elektrosensitiv. AdÜ). Sie brauchen häufig ”Tapetenwechsel” mit großen Höhen und einer steifen Brise. Sie benötigen die Gesellschaft von feinsinnigen, kultivierten, disziplinierten Menschen.

S-Menschen leben generell nicht besonders lang. Sie begehen nur ausnahmsweise Selbstmord. Sie leiden und finden sich damit ab und wenden sich einer Religion oder Drogen zu, um ihr Unglücklichsein abzutöten.

3.4 Die Phosphor-Kohlenstoff-Konstitution (P-C-Typ, Nr. 8)

3.4.1 Kurzcharakteristik

Menschen dieser Konstitution weisen proportional einen Überschuß an Phosphor, Kohlenstoff und Wasserstoff auf, wogegen die substanzielleren Mineralien unterrepräsentiert sind. Diese Faktoren der Körperchemie, ihre Eigenschaftskombinationen, ihre Seelennatur und ihr Erbe sind die entscheidenden Ursachen dafür, daß alle diejenigen Eigenschaften besonders stark entwickelt sind, die mit Emotionen etwas zu tun haben. ROCINE nennt diese Konstitution "pathetic". Das Wort "pathetisch" leitet sich ab von "patheticus" oder "pathos", was so viel wie "voller Gefühle" bedeutet. Als Leitworte merken wir uns: "sentimental - hilfsbereit".

P-C-Menschen sehen gesund aus. Sie sind wohlproportioniert gebaut und weisen einen rosigen Teint auf. Sie sind hübsch, ordentlich, attraktiv und haben angenehme Manieren. Sie sind sehr sentimental, zärtlich, rührend, warmherzig, romantisch und liebevoll. Ihre Herzen schmelzen dahin, und ihre Tränen fließen leicht. Sie schluchzen nicht notwendigerweise laut heraus; sie grämen sich im Inneren. Ihre Gefühle wie Mitleid, Mitgefühl, Sanftmut, Menschlichkeit, Sympathie, Liebe und Zuneigung sind stark, aber passiv. P-C-Menschen kennen keine niederen Motive. Sie haben den aufrichtigen Wunsch, andere Menschen zu trösten, ihnen zu gefallen, zu helfen und zu nützen und ihre Interessen zu unterstützen.

ROCINE bezeichnet sie als "menschliche Engel", denn sie sind immer bereit, Leiden und Sorgen zu erleichtern. Wir können uns vorstellen, daß Engel nicht sehr knochig sind, ebensowenig muskulös oder sehnig. Sie gehören eigentlich nicht zu dieser Erde; und in vieler Hinsicht scheint es den P-C-Menschen an praktischem Sinn und körperlichen Fähigkeiten zu mangeln, um auf dieser materiellen Ebene viel zustande zu bringen. Ihr Verstand ist sentimental veranlagt und hat wenig Willenskraft, Konzentrationskraft und Arbeitsintensität.

Die P-C-Gattin hat ein lächelndes Gesicht, ein liebendes Herz, kurz ein süßes, sympathisches Naturell; ihr Gatte aber muß stahlhart sein und so tolerant wie zu einem Baby. Eine P-C-Gattin bietet Gesellschaft, Liebe, Verliebtheit, Freundlichkeit, Fröhlichkeit, Sympathie,

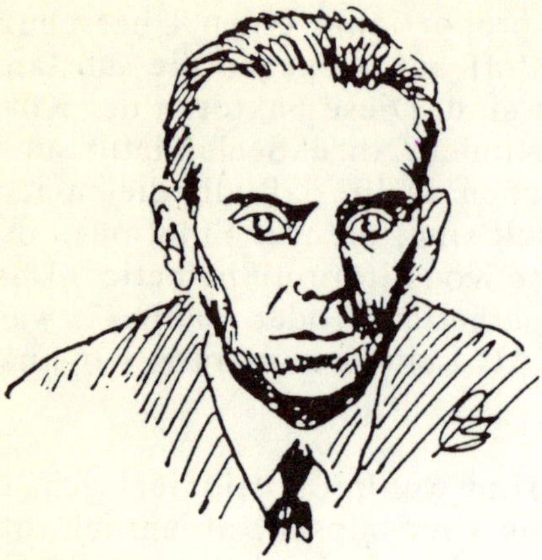
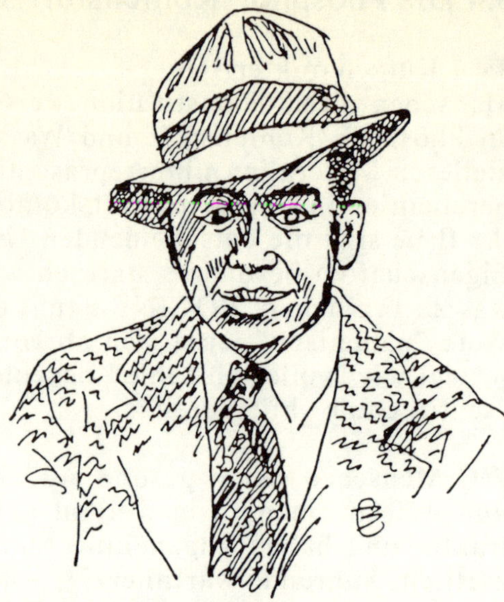

Abb. 46 - 47: Beispiele zur P-C-Konstitution

Cole PORTER
Komponist

Langston HUGHES
Romancier und Dichter

Anteilnahme, Optimismus, Freundschaft, Mitgefühl, sexuelle Wärme, Anmut und viele andere erfreulich-angenehme Eigenschaften. Der Gatte einer solchen Frau muß sich jedoch im klaren sein, daß er Willenskraft, Arbeitsfähigkeit, Zweckgerichtetheit, Mut, Belastbarkeit, Gebärfreudigkeit (eine P-C-Frau sollte nicht zu häufig gebären), praktische Urteilsfähigkeit, Entscheidungsfreudigkeit u. a. vergeblich sucht. Niemals sollte man den Fehler begehen und ihre starke emotionale Bestimmtheit für echte Willenskraft zu halten.

Feinheit und Raffinesse sind für eine P-C-Frau so natürlich wie das Atmen. Rauhbeinige, grobe Menschen können in die Schule gehen, auf die Universität oder ins College und doch werden sie als brutale Menschen eintreten, als brutale Menschen dort sein und so auch wieder austreten. Bei einem P-C-Menschen kommt die Feinheit direkt aus der Seele. Eine solche Frau kann niemals gemein, aufbrausend, unhöflich, hochmütig oder grob sein, egal wie sehr sie sich darum bemüht. Ihre Körperchemie begünstigt Feinheit, Kultur, Anmut Schönheit, Frieden, Respekt, gegenseitige Zuneigung, Zucht und Höflichkeit. Sie braucht ein friedliches Heim, jemanden zum Liebhaben, jemanden, der für sie in die Welt geht und für sie arbeitet, jemanden, der die Verantwortung auf seine Schultern lädt und sie berät. Sie ist der Seelengefährte für den, der sie schätzt und anerkennt.

3.4.2 Identifikations-Faktoren

1. Temperament-Kombinationen: mental-vital, vital-mental
2. Größe: 152 - 178 cm, Männer meist 175 cm, Frauen etwa 165 cm, Gewicht: Männer 72,5 kg, Frauen 59 kg; größere Unterschiede, je nach- dem, welches Temperament vorherrscht
3. Formtyp: Kopf: gynemorph, Körper: homomorph bis gynemorph
4. Teint: meistens in der Mitte, aber auch viele blonde und dunkle
5. Profil: die meisten analytisch, wenige faktisch, sehr wenige konzeptionell
6. Hände: spitz zulaufend, wohl proportioniert, bei beiden Geschlechtern weiblich, spitz zulaufende Finger mit abgerundeten, kegelförmig verjüngten Spitzen, gelegentlich leichte Knoten, die Finger können leicht zum kleinen Finger hingeneigt sein. Die Hände sehen aus wie die des vitalen Temperaments, sind aber feiner und kleiner.
7. Geschlechterverhältnis: 95% weiblich, 5% männlich

3.4.3 Das physische Äußere

Die P-C-Frau hat oft dickes, langes, welliges Haar in verschiedenen braunen Schattierungen von hell bis dunkel. Die Farbe ist kräftig und glänzend und verliert seine Pigmentation mit zunehmendem Alter nicht. Ihre Augenbrauen sind schön geschwungen mit offenen, fast großen, ovalen Augen. Sie sind blau bis dunkelblau bis braun. Sie stechen nicht hervor, ihr Ausdruck ist vielmehr ansprechend, ehrlich, von reiner Gesinnung zeugend oder liebevoll. Ihre Nase ist klein, etwas in die Breite gehend und ebenmäßig. Die Nasenlöcher können etwas verschlossen sein. Die Lippen sind voll, weiblich und wohlproportioniert. Das Kinn ist gutgeformt und gerundet, die Wangen rundlich und rosig. Das Gesicht hat die Form eines auf der Spitze stehenden Dreiecks.

P-C-Menschen besitzen einen außergewöhnlich schönen Teint; er ist rosig und sieht gesund aus, besonders wenn sie jung oder verliebt sind. Sie sind generell wohlproportioniert gebaut, von mittlerer Statur, hübsch, ordentlich und gut angezogen, ohne Rücksicht darauf, ob sie es sich leisten können oder nicht. Wenn der Anteil an vitalem Temperament über das mentale dominiert, dann können sie einen fülligeren Körper haben. Der Körper ist harmonisch, wohlgeformt und gut gerundet, aber nicht so rund wie bei den anderen vitalen Temperamenten. Die Beine sind lang und wohlgeformt, die Füße relativ klein. Der-P-C-Typ ist durch und durch feminin.

3.4.4 Das physische Innere

P-C-Menschen haben kein großes Zerebellum, was ihnen Beweglichkeit verleihen würde. Daraus ergeben sich einige grundlegende Schwächen. Erstens fließt das Blut vor allem zu den sozialen und menschlichen Gehirnteilen und weniger zu den rigorosen Eigenschaften wie Kampfsinn (*6) und Festigkeit (*14). Heben, Schieben, Arbeiten und Anstrengung führen im Laufe der Zeit zu dichten und kräftigen Knochen. Dies trifft auf P-C-Menschen nicht zu; ihre Knochen sind klein, schlank und porös. Ihre Arterien und Venen sind schwach und ziemlich träge. Ihr Kreislauf ist schwach. Das Herz ist weder groß noch aktiv, und Enttäuschungen in der Liebe, Sorgen oder andere unglückliche Gefühle beeinflussen ihr physisches Herz viel schneller, als dies bei den anderen konstitutionellen Typen der Fall ist. Die Lunge und das gesamte Atmungssystem sind normal groß, funktionieren aber unternormal. Muskuläre Koordination, Anmut und Beweglichkeit sind gut, die Muskeln sind jedoch weder hart, noch kräftig, noch ausdauernd.

Die meisten der übrigen inneren Systeme und Drüsen sind normal entwickelt und funktionieren gut, wie zum Beispiel das Aufnahme-System, der Darm, die Nieren, die Leber und das Lymphsystem. Verdauung und Ausscheidung funktionieren gut, wenn sie in Übereinstimmung mit den Bedürfnissen ihres Typs essen und vor allem darauf achten, nicht zu viel Protein zu essen. Wie bei allen Typen, so ist ganz besonders bei den P-C-Menschen die Absonderung von Verdauungssaft sehr abhängig von ihrer Gemütsverfassung. Verdauungssäfte werden abgesondert, wenn ein Mensch hungrig ist, und sie werden zu einer Art psychischem Saft, der die Verdauung in erheblichem Maße verstärkt. Wenn man ißt, obwohl man nicht hungrig ist, so kommt das einem langsamen Selbstmord gleich.

3.4.5 Die geistige Entwicklung

Das P-C-Gehirn ist in den menschlichen Bereichen besonders aktiv, auf den anderen Gebieten ist es träge und schläfrig. Diese Leute benötigen viel Schlaf. Das Zerebellum ist klein hinsichtlich der Teile, welche die Bewegung der Muskeln und Bänder steuern. Die seitlichen Loben sind besser entwickelt und verursachen ein zufriedenstellendes Sexsystem. Bei den P-C-Menschen sind folgende Eigenschaften besonders stark: Elternliebe (*2), Gattenliebe (*A), Freundschaft (*3), Tonsinn (*34), Gutmütigkeit (*19), Anmut (*D), Vorsicht (*11), Formsinn (*25), Farbensinn (*28), Sprachsinn (*35), Geschlechtsliebe (*1) sowie die ideellen und spirituellen Eigenschaften (**15-18). Schwach entwickelt sind folgende Eigenschaften: Bewegungsdrang, Zerstörungssinn (*7), Kampfsinn (*6), Festigkeit (*14), Selbstachtung (*13) und Emsigkeit (*5).

Das Urteilsvermögen der P-C-Leute betrifft Farben und Dekorationen, Kleidung, Kinder, Haustiere, Musik, Service, Luxus, Haus und Heim, menschliche Eigenschaften, Unterhaltung und Soziales. Auf diesen Gebieten haben sie auch ein hervorragendes Gedächtnis. Zum Beispiel können sie sich an all das erinnern, was mit Kinderpsychologie, mit Verhaltensweisen von Tieren, mit menschlichen Interessen, mit Komfort, mit Liebeserfahrungen, mit Schönheitspflege und mit häuslichen Bedürfnissen zusammenhängt. Sie neigen dazu, sich Sorgen zu machen, sich zu grämen und für diejenigen zu fürchten, die sie lieben. Sie können ängstlich sein, sich selbst abwerten, sich aufopfern, zu nachgiebig und extravagant sein. Sie sind darauf aus, andere glücklich zu machen und zu erfreuen. Sie können deshalb leicht verführt oder mißbraucht werden. Dies liegt dann nicht daran, daß Sie Lust auf Sex hätten, sondern weil sie stets anderen gefallen und sie glücklich machen wollen. Für P-C-Menschen ist es im Vergleich zu anderen Konstitutionen besonders wichtig, daß sie sich mit den richtigen Menschen umgeben.

Andere Eigenschaften der P-C-Menschen folgen aus ihren geistigen Vorlieben und Fähigkeiten: sie haben einen Sinn für Service, Musik, ornamentale Dekoration und soziale Belange. Sie haben auch Sinn für das Okkulte, das Übersinnliche und das Mediale. Sie sind spirituell, altruistisch, feinsinnig und romantisch. Ihre Schwächen rühren daher, daß es ihnen an Willenskraft, Konzentrationsfähigkeit und Durchblick mangelt - besonders, wenn es sich um schwierige oder

Ausdauer erfordernde Dinge handelt. Es mangelt ihnen an Mut, Eigenmotivation und Unternehmungsgeist. Ihr Verstand arbeitet langsam, fast träge. Ideen fließen langsamer als Gefühle. Ihren Willen bringen sie nur mit großer Mühe zum Einsatz. Sie können nicht etwas durchboxen oder um etwas kämpfen. Gegen ihre Wünsche, Vorlieben, Gefühle und Begierden können sie nur schwer angehen.

3.4.6 Charakteristika und Besonderheiten

Der Charakter der P-C-Menschen ist normalerweise hoch und feinsinnig entwickelt, mit der Ausnahme, daß sie zu nachgiebig sind. Sie sind empfänglich, unterwürfig, geduldig, passiv und verzichten bereitwillig. Sie sind reserviert, spirituell und entgegenkommend. Sie sind sehr demonstrativ, romantisch, sentimental, zögerlich und bescheiden. Sie sehnen sich nach sanfter Behandlung, sind sehr empfindlich gegenüber äußeren Bedingungen und halbherzig in schwierigen Situationen. Sie haben zwar keine ausgeprägten Abneigungen, reagieren jedoch empfindlich gegenüber allem Rauhen, Wilden oder Ungehobelten. Sie können kein Blut sehen.

Als Typ entwickeln sie keine Gewohnheiten in dem Sinne, daß sie keine fixierten, dauerhaften und sich wiederholenden Verhaltensweisen zeigen. Man kann auch nicht sagen, daß sie Fehler im Sinne von direkten Mängeln hätten. Sie haben jedoch Schwächen, die sich vor allem in Selbstverdammung, Ängstlichkeit, Zaghaftigkeit und in extremen Fällen in Selbstverachtung äußern. Sie sind empfindlich und auf Geben programmiert. Sie sind wenig entschlußfreudig und verlassen sich stets auf andere. Es mangelt ihnen an Betätigung, Konzentration und Mut. Sie sind außerordentlich freigebig, übermäßig nachgiebig, um anderen zu gefallen. Sie vergeben zu leicht und helfen Menschen, welche dies nicht verdienen. Es geht im Grunde nicht um fehlerhafte Taten, sondern um Versäumnisse.

P-C-Leute haben Freude an Besuchen, Verbindungen, sanften Spielen, Musik, Vorträgen und kulturellen Studien. Sie genießen es, sich für andere zu engagieren, und lieben religiöses Brauchtum und romantische Abenteuer.

3.4.7 Kulturelles Leben und Psyche

Ganz allgemein betrachtet, sind P-C-Menschen in höchstem Maße feinsinnig. Ihre Absichten sind immer hoch und edel; zuzeiten stehen ihnen aber menschliche Schwächen im Wege. Sie sind selten falsch und betrügerisch. Die meisten sind taktvoll und diplomatisch. Ihre Manieren sind höflich, freundlich und anerkennenswert.

Sie legen sehr viel Wert auf Kleidung. Sie kleiden sich sauber, kunstvoll und geschmackvoll, die Männer unverwechselbar und professionell, die Frauen dekorativ, selektiv oder gar aristokratisch. Sie lieben feine Gewebe und Pastelltöne.

P-C-Menschen haben generell keine phantasievollen oder unmöglichen Ideale. Sie kümmern sich um Haus und Heim, den Gatten und die Kinder und sind damit ganz zufrieden. Sie versuchen, ihr Heim zu einem Himmel auf Erden zu machen und ihren Partner in einen Prinzen oder eine Prinzessin zu verwandeln. Mit Liebe und Zuneigung kann man sie am besten belohnen. Liebe, Heim, Himmel, Reinheit, Kinder und ein glückliches Leben sind ihre höchsten Ziele. Es ist eigentlich überflüssig, ihre zahlreichen Tugenden und Neigungen zu nennen, ich möchte jedoch einige erwähnen, um die generelle Richtung aufzuzeigen.

P-C-Menschen sind generell sehr reinlich; dies betrifft ihr Heim, ihre Person, ihre Kleidung, ihr Essen etc. Sie sind respektvoll, friedlich, gastfreundlich, großzügig, ehrlich, loyal, altruistisch, gesellig, nachbarschaftlich, geduldig, demütig, künstlerisch, kultiviert und fromm. Sie sind allen Menschen gegenüber sehr tolerant.

Sie ziehen eine Religion vor, die das Herz anspricht, die der Menschheit Gutes tut. Sie lieben moderne, befreiende und gefühlsbetonte Religionen. Viele werden von religiösen New Age Richtungen angezogen. Ihre Freizeit verbringen sie damit, sich selbst vorzubereiten, anderen zu helfen und sich selbst hübsch zu machen. Sie haben keine Hobbys, denn ihr Verstand ist nicht intensiv genug, und sie entwikkeln keine Gewohnheiten. Es kann zwar sein, daß sie vorübergehende Vorlieben entwickeln, das geht aber rasch wieder vorbei. In diesem Zusammenhang betrachten wir ein Hobby als eine mehr oder weniger permanente Vorliebe für etwas Ungewöhnliches. Sie können sich dauerhaft für ihre Kinder, ihr Heim, ihre Kirche, Blumen, Haustiere, Schönheit etc. interessieren, das ist jedoch das Ergebnis ihrer natürlichen Neigungen und nicht eines Fimmels oder einer Manie. Sie haben nichts gegen Reisen, bleiben aber lieber zu Hause.

P-C-Menschen sind mehr an feinsinniger Erziehung interessiert als an schweren Studiengängen wie Rechtswissenschaft, Naturwissenschaften und Philosophie. Sie erfreuen sich an lebenden Sprachen, an Theaterstücken und modernen Religionen. Viele von ihnen haben literarische Ambitionen und es macht ihnen Freude, Artikel für Zeitschriften zu schreiben und Romane, feine Literatur, Biographien, religiöse Bücher, Reisebeschreibungen, Bücher über ethnische Themen, über Ästhetik, Etikette, Kultur, Kleidung usw. zu lesen. Als Redner appellieren sie ans Herz und weniger an die Freigebigkeit. Wenn sie studieren, lernen sie gut, wenn sie bei den Wissensgebieten bleiben, die sie wirklich interessieren. Sie lernen durch Assoziationen, durch Zuhören, durch Bücher und Lehrer - wenn der Stoff ihre ganz speziellen Bedürfnisse befriedigt.

3.4.8 Gesellschaftliches Leben und Liebesbeziehungen

Für P-C-Leute ist es ganz wichtig, daß sie Menschen heiraten, die wirklich zu ihnen passen. Sie brauchen einen Partner, der sanftmütig, liebevoll, freundlich, tolerant, friedliebend, gutherzig und treu ist. Dies sind dieselben sozialen und menschlichen Qualitäten, die sie selbst besitzen. Ihre Partner müssen jedoch auch diejenigen Qualitäten aufweisen, die beim P-C-Typ natürlich schwach sind: Ausdauer, Führungskraft, Willenskraft, usw. P-C-Menschen sind so sanftmütig, delikat und engelhaft, daß sie sich niemals mit rauhen Charakteren oder negativen Menschen zusammentun dürfen. Am besten gehen sie eine Partnerschaft mit einem feinsinnigen Ca-Menschen ein und pflegen Umgang mit K- und P-Menschen. Vertreter des Cl-Typs, des Mißbildungs-Typs und des pargenischen Typs stoßen sie ab.

Wenn die Patheten keinen Partner haben, dann schwinden sie dahin. Sie müssen sich mit stärkeren Frauen und Männern zusammentun. Sie gehen auf konstante, treue und platonische Freundschaften ein, die auf Gegenseitigkeit gegründet sind. Sie werden niemals ärgerlich. Wenn ihnen etwas nicht gefällt, dann weinen sie. Wenn sie aufgeregt sind, dann werden sie nervös, zittrig und konfus. Natürlich sind sie sehr romantisch. Die Liebe ist das wichtigste für sie im Leben, auch wenn es so scheint, daß sie andere Ziele oder Wünsche hätten. Ihre Romanzen sind hochgeistig und sehr selektiv. Wenn sie sich verliebt haben, dann machen sie aus ihrem Geliebten ein Idol. P-C-Männer können Junggesellen bleiben, weil sie fürchten, sie könnten ihre Frau und ihre Familie nicht ordentlich unterstützen, weil sie meist sehr wenig verdienen. Männer und Frauen des P-C-Typs sind generell romantisch, nicht nur in der Liebe. Folgende Themen können sie in Ekstase versetzen: Gott, Musik, Predigten, Landschaften, Kunst, Kleider, Gedichte, Pflanzen, Blumen, Babys, Haustiere usw.

P-C-Menschen sind von Natur aus gesellig, wählen ihren Umgang aber sorgfältig aus, wobei sie am liebsten auf konventionelle Weise Bekanntschaften schließen. Sie besitzen eine attraktive Persönlichkeit, sind aber nicht notwendigerweise einflußreich. Ihre Anziehungskraft gründet sich auf Schönheit, Grazie, gute Manieren, Höflichkeit, gute Kleidung und Konversation. Man mag und liebt sie, fürchtet sie aber niemals. Ihr sozialer Einfluß gründet sich nicht auf Kraft, Genialität oder Macht.

3.4.9 Beruf

P-C-Menschen weisen mehr Fähigkeiten und Talente auf als Durchsetzungsfähigkeit und Schöpferkraft. Sie sind hell im Kopf und anpassungsfähig. Sie sind ehrgeizig, lassen aber Unternehmungsgeist, Mut und Selbstvertrauen vermissen. Mit wenigen Ausnahmen sind sie nicht in führenden Positionen zu finden, auch sind sie keine Arbeiter. Anatomisch und verstandesmäßig sind sie am besten für leichte Dienstleistungen geeignet, für feine, saubere Arbeiten, künstlerische Projekte, feine und soziale Berufe. Auf ihrem eigenen Feld können sie es zu beachtlichem Erfolg bringen. Sparsamkeit ist nicht ihre Stärke. Es folgt eine Aufstellung einiger Berufe, in denen man P-C-Menschen findet:

Bäcker, Biograph, Botaniker, Buchhändler, Damenschneider, Dekorateur, Farbdrucker, Floristin, Geschichtenschreiber, Graveur, Haustierarzt, Haustierzüchter, Hauswirtschaftslehrerin, Inneneinrichter, Kindergärtnerin, Kolorierer, Kunstdesigner, Kunsthändler, Kunsthandwerk für den häuslichen Bedarf, Kunstsammler, Ladenaufsicht, Landschaftsphotograph, Maler, Missionar, Musiker, Ornamentdesigner, Photozubehörhandel, Priester, Seminarlehrer, Schönheitsspezialistin, Sozialarbeiterin, Stenographin, Tapetendesigner, Teppichdesigner, Textildesigner, Verfasser und Illustrierer von Kinderbüchern,

Wohltätigkeitsarbeiterin, Zeitschriftendesigner.

3.4.10 Gesundheit und Ernährung

Vom chemischen Standpunkt aus gesehen sind es die "weicheren" Elemente des Phosphors, des Kohlenstoffs und des Wasserstoffs, welche diese Konstitution bestimmen. Es herrscht ein Defizit an Kalzium, Jod, Eisen, Magnesium, Mangan, Stickstoff, Kalium und Silizium. Wenn wir sie vom Gesichtspunkt der Eigenschaften und des Charakters aus betrachten, dann bewirkt diese chemische Kombination Menschen, die leicht zustimmen, die in dieser Welt höflich, liebenswürdig, angenehm und mitmenschlich gesinnt sind und die gesellig leben.

Da die aufbauenden und die abbauenden Prozesse in P-C-Menschen sich in etwa die Waage halten, verändern sie sich nicht viel in Gewicht oder Aussehen. Sie sehen die meiste Zeit ihres Lebens jung und gesund aus. Wenn sie anfangen, alt zu werden, dann altern sie sehr rasch, schwinden dahin und sterben. Folgende physische Funktionen sind normal oder allgemein gut: Verdauung, Nährstoffaufnahme, Ausscheidung und Schwitzen. Atmung und Sauerstoffversorgung benötigen eine Verbesserung, der Sexualapparat ist oft schwach ausgebildet. Die Organe für Fühlen, Hören und Riechen sind außerordentlich scharf und sensitiv. Sie haben auch einen hoch entwickelten Geschmackssinn. Alle physischen Sinne sind gut entwickelt mit Ausnahme des Gesichtssinns, der es nur mäßig ist.

Ihr Appetit ist normal und bleibt auch gleich, wenn sie krank sind. Sie sind besonnen und maßvoll und essen langsam. Sie nehmen jedoch Salze (auch wenn sie aus Frischkost stammen) nur schwer in ihren Organismus auf. Sie schlafen gut, ihr Schlaf kann aber leicht gestört werden.

Die Krankheiten des P-C-Typs haben mit folgendem zu tun: Nervosität, Müdigkeit, Energielosigkeit, Mangel an Willen, Fußbeschwerden, Brüche, Verletzungen, Kopfschmerzen, Schlafstörungen, Empfindlichkeit einzelner Körperteile, Augenleiden, Ängste und Befürchtungen. Sie neigen zu folgenden Krankheiten: Anämie, Gefäßschwäche, Muskelstörungen, nervöse Krankheiten, Eierstockleiden, neuralgische Beschwerden, Lähmungserscheinungen, Blasenbeschwerden.

Die Hauptursache ihrer Schwierigkeiten liegt in einem Mangel an Knochensalzen, an roten Blutkörperchen (zum Sauerstofftransport), an Willenskraft und einem Überschuß an Kohlenstoff-Produkten, Sentimentalitäten und Liebesausbrüchen. Sie leben in ihren Gefühlen und essen Zucker, bis sie kaum noch Knochen haben.

Zur Heilung oder Vorsorge ihrer Gesundheitsprobleme ist eine Ernährungsweise vonnöten, die sehr viel Kalzium liefert, harte physische Arbeit und viel frische Luft. Sie sollten sich mit Ca-Menschen zusammentun. Schiffsreisen, sanfte magnetische Massage und leichte Gymnastik täten ihnen gut. Insgesamt betrachtet sind die P-C-Menschen nicht ständig krank, sie haben aber viele unangenehme Beschwerden. Gewöhnlich leiden sie schweigend, weil sie andere nicht damit belästigen möchten. Sie tragen ihre Probleme geduldig und resigniert.

Zusätzlich zu Kalzium sollte ihre Nahrung vor allem reich an Jod, Phosphor, Chlor, Fluor, Natrium, Kalium, und Silizium sein. Sie sollten kein schweres Fleisch essen, kein Fett und Stimulantien. Sie sollten egoistischer werden, selbstbewußter, mutiger, unternehmungslustiger, fester und mehr Durchhaltevermögen entwickeln, um die Teile ihrer Körperchemie zu stimulieren, die schwach entwickelt sind. Warme Bäder und ein warmes, trockenes Klima sind für sie wertvoll. Für heftige Körperübungen sind sie nicht stark genug; sie machen sich auch nichts daraus. Sie brauchen aber ein systematisch und klug aufgebautes Übungsprogramm, das allmählich gesteigert werden kann.

Viel Ruhe, Lezithingranulat, leichtes Protein, wenig Kohlehydrate und eine Ernährung reich an einer Vielzahl an grünen Salaten, Früchten und Gemüsen wird ihre Gesundheit wesentlich verbessern. Der P-C-Typ ist von Geburt an empfindlich und die Betroffenen sterben früh. Die Frauen sterben manchmal im Kindbett (vor allem früher!). Sie können in jedem Alter sterben, mit der Kindheit angefangen. Nur wenige erreichen das Alter von 65 Jahren. P-C-Menschen begehen nicht Selbstmord. Sie tragen in sich nicht genug von der Tragik und Verzweiflung des Lebens.

4 MUSKULÖSE TEMPERAMENTE

4.1 Die Kalium-Konstitution (K-Typ, Nr. 9)

4.1.1 Kurzcharakteristik

Die Menschen des K-Typs verwenden in ihrem Organismus Kalium sehr verschwenderisch. Die Produktion von Muskeln steht bei ihnen im Vordergrund. Dies ist das Ergebnis von Vererbung, von Eigenschaften des Gehirns und des Verstandes, die den Muskelaufbau unterstützen, von einer Muskelaufbau-Ernährung und von einem hohen Fibringehalt in Blut, Lymphe und Gewebe. Ein Mann oder eine Frau können jedoch dem K-Typ angehören, ohne starke und effiziente Muskeln zu haben. Es geht hier nicht um Muskelstärke. Eine Person kann stark oder schwach sein und trotzdem ein bestimmter Typ. Es geht eher um schöne Formen und Proportionen. Die Aufnahme und der aufbauende Stoffwechsel des K-Typs begünstigt Fibrin und Muskeln. Die Muskeln sind aktive Organe der Bewegung im Gegensatz zu den Knochen und Gelenken, die passiv sind. ROCINE nennt diese Konstitution "myogenic". Das Wort "myogenisch" läßt sich aufspalten in "myo" = Muskel und "gen" = bildend. Als Leitworte merken wir uns: "beliebt - freundlich".

Kein anderer Typ weist so gut entwickelte Muskeln auf wie der K-Mann. Andere Männer mögen kräftigere und kompaktere Muskeln haben, wie z. B. der Na-Typ, die Muskeln des K-Typs aber sind am ganzen Körper wohlgeformt und ebenmäßig. Sie sind gleichmäßig verteilt und entwickelt, quantitativ und qualitativ ohne Mangel. K-Menschen lieben Essen, Trinken und Fröhlichsein und übertreiben dies häufig derart, daß sie die durch Vererbung für sie typischen gesundheitlichen Probleme bekommen. Mit Selbstkontrolle könnten sie ihre sprichwörtlich gute Gesundheit für lange Zeit aufrecht erhalten.

Der K-Typ sieht mit braunem, gesundem Teint jugendlich aus, ist wohlproportioniert gebaut, aber fleischig. Sein Gesicht errötet rasch durch Bewegung oder Aufregung. Die Haut fühlt sich warm an und sitzt fest auf den Muskeln. Sie ist normalerweise stärker behaart als bei anderen Typen. Diese Leute sind leutselig, freundlich, mit flexiblem Verstand und Muskeln, lebendig und interessant. Allgemein betrachtet finden sich viele Ähnlichkeiten zum O-Typ. K-Menschen sind höflich, ehrlich und optimistisch. Sie sind unternehmungslustig,

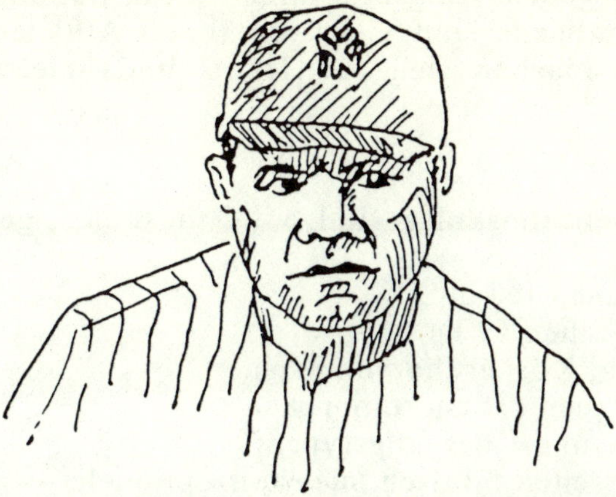 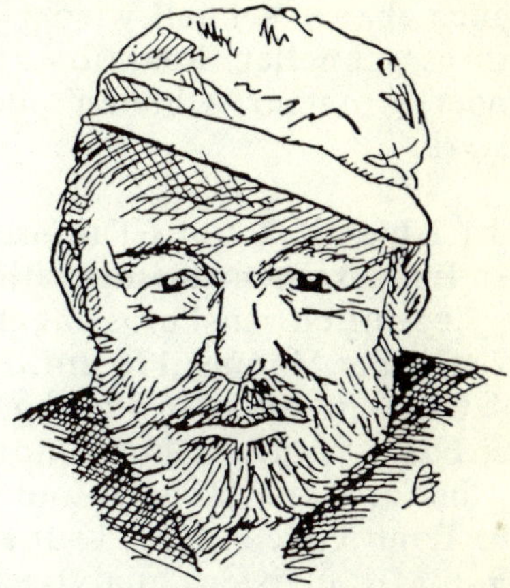

Abb. 48 - 49: Beispiele zur Kalium-Konstitution

Babe RUTH
berühmter Baseballspieler

Ernest HEMINGWAY
Schriftsteller

abenteuerliebend, enthusiastisch und neigen dazu, viel zu versprechen. Sie glauben an ihr Glück und sind risikobereit. Sie sehnen sich nach Freiheit, Offenheit und Gleichheit. Sie lieben Reisen, Ruhm und Bequemlichkeit und sind anderen gerne zu Diensten. Sie sind ein wenig extravagant und oft bis über die Ohren verschuldet. Sie zahlen aber stets zurück.

Sie können mit ihren Mitmenschen ausgezeichnet umgehen: sie sind beredsam, entgegenkommend, benehmen sich angemessen, höflich und vergebend. Sie handeln schnell, intuitiv, taktvoll und diplomatisch, emotional und mitfühlend. Alle, die sie treffen, denken nur Gutes von ihnen. Sie lieben Wechsel und Abwechslung. Nicht alle sind ehrlich, einige sind raffinierte Schlawiner. Viele sind unstet, schwanken in ihren Entschlüssen und sind voll von unschuldigen Entschuldigungen, die niemandem weh tun.

K-Menschen lieben das Familienleben und die romantische Liebe. Trotzdem erleben sie viele Scheidungen. Sie brauchen viel Veränderung und sind für strikte Regeln und Disziplin viel zu freiherzig. Ihre Fähigkeiten auf dem geschäftlichen Sektor sind groß. Sie sind praktisch veranlagt und und lieben es, viel Geld zu machen, das sie auch ebenso schnell wieder ausgeben. Aufgrund ihrer Flexibilität und ihres schnellen Reaktionsvermögens sind viele von ihnen Athleten oder Amateur-Athleten oder machen sich für Teams und Spieler stark.

4.1.2 Identifikations-Faktoren

1. Temperament-Kombinationen: muskulös-vital, vital-muskulös, gelegentlich muskulös-mental
2. Größe: Männer 178 cm, Frauen 168 cm,
   Gewicht: Männer 72,5 kg, Frauen 59 kg
3. Formtyp: Kopf: homomorph, Körper: homomorph,
   bei großen Männern und Frauen oft andromorph
4. Teint: viele blonde, brünette und Übergangstypen
5. Profil: meistens analytisch, selten faktisch oder konzeptionell
6. Hände: Der Handrücken ist trocken, bräunlich, oft haarig. Die Finger neigen dazu, länglich zu sein, sind aber typisch voll und fleischig mit breiten oder spatenförmigen Fingerspitzen. Sie zeigen Vielseitigkeit an, sind aber nicht für harte Arbeit gemacht. Die Handteller sind fleischig, weich, flexibel, breit und dick, weil die Muskeln voll entwickelt sind. Sie sind rosig mit deutlich ausgeprägten roten Linien.
7. Geschlechterverhältnis: 40% Frauen, 60 % Männer

4.1.3 Das physische Äußere

Der K-Typ tendiert zu dunklem, braunem, dickem, gewelltem Haar. Gelegentlich sieht man auch hellbraun oder hellgrau, aber es ist immer gesund, reich und dick. Die Stirn hat eine quadratische bis ovale Form. Die Augenbrauen sind graziös geschwungen. Die ovalen Augen sind braun bis haselnußfarben, ehrlich, angenehm und einladend. Ihre Ohren sind lang-oval und häufig abstehend, was für eine Vorliebe für Aktivität und Weltoffenheit spricht. Sie besitzen eine fleischige, gerade und regelmäßige Nase. Ihre Unterlippe ist schwerer als die Oberlippe. Ihre Lippen zeigen platonische und brüderliche Liebe ebenso an wie Leidenschaft. Der Unterkiefer ist nach unten geschwungen und sieht lang aus. Er ist bei Frauen harmonischer gebaut. Das Gesicht zeigt häufig Falten auf der Stirn, an den äußeren Augenwinkeln und den Lippen. Um die Mundenden herum finden sich geschwungene Linien. Die meisten dieser Linien deuten auf menschenfreundliche Interessen und Geselligkeit hin.

K-Menschen sind durch und durch wohlproportioniert und harmonisch gebaut und machen einen maskulinen Eindruck. Sie haben einen langen, voll entwickelten Nacken. Die Schultern sind in der Regel schwer, können bei schlankeren oder einigen weiblichen K-Menschen aber schmal sein. Der Gewebeaufbau ist überall weich und flexibel, aber kompakt und kräftig. Die Arme sind normal lang mit füllig entwickeltem Deltamuskel und Bizeps. Die Brust ist im Zentralteil und an den Schultern am größten. In der Taille erscheinen sie infolge der breiten Schultern und ihrer Größe etwas schlank, was sie aber eigentlich nicht sind. Die Hüften sind bei keinem der beiden Geschlechter groß. Die Beine sind normal proportioniert, es sei denn, sie wären durch Sport oder Arbeit überentwickelt. Die Füße tendieren dazu, lang und schmal zu sein.

4.1.4 Das physische Innere

Die Knochen des K-Typs sind biegsam und flexibel. Sie haben die normale Länge, sind aber schlank oder dünn. Die Muskulatur übertrifft alles. Dies ist wahrlich ein muskulöses Temperament. Machen Sie aber nicht den Fehler und erwarten Sie klar entwickelte Muskelformen wie beim Bodybuilding; wenn sie nicht trainiert werden, dann sind diese Leute eher stämmig und fleischig.

Der Darm arbeitet normal und effizient, es sei denn, man treibt durch schlechte Eßgewohnheiten Mißbrauch mit ihm. Die Leber, die Lungen, die Milz und die Bauchspeicheldrüse sind aktiv und relativ normal. Die Nieren sind kleiner als normal, aber trotzdem effizient. Der Magen ist meist normal, es sei denn, er wird durch Arbeit und Reisen überfordert. Die Sehnerven sind schwach und verschlechtern sich leicht. Der Kreislauf ist nicht besonders gut entwickelt, aber für alle praktischen Zwecke ausreichend. K-Menschen, die ihre Muskeln durch Athletik trainieren, müssen sich im Klaren sein, daß sie dabei auch den Atria-Muskel des Herzens vergrößern, wodurch die Herzkammern kleiner werden. Es könnten viele Fälle von scheinbar gesunden K-Menschen angeführt werden, die plötzlich in jungen Jahren an Herzversagen starben.

4.1.5 Die geistige Entwicklung

Das Gehirn der K-Menschen ist in allen Bereichen sehr aktiv, die sich mit den Mitmenschen befassen. Es ist morgens aktiver und wird nach Sonnenuntergang träge. Sowohl bei Männern als auch bei Frauen ist das Zerebellum im Verhältnis zur Körpergröße groß, und es ist auch groß im Vergleich zu all den anderen Konstitutionen mit Ausnahme des Na-Typs und des Ca-P-C-Typs.

K-Menschen haben ein gutes Urteilsvermögen in bezug auf Menschen, Handel, Verkehr, Geschwindigkeit und Bewegung. Sie sind die idealen Vermittler zwischen Hersteller und Verbraucher. Auch ihr Gedächtnis ist auf den genannten Gebieten ausgezeichnet. Es ist gut für alles, was sie sehen und hören, für Bewegungen, Verhalten, menschliche Charakteristika, Ereignisse, Unterhaltungen etc.

Ihre geistigen Neigungen gehen in den sozialen und kommerziellen Sektor. Sie lieben es, zu reisen, und genießen Abwechslung und die allgemeinen Alltagsfreuden. Sie sind auf die öffentliche Allgemeinheit ausgerichtet und experimentierfreudig. Ihre Schwächen sind ein Mangel an Konzentrationskraft, zu viel Freizügigkeit und Sympathie, ein Mangel an Willenskraft und eine kurzlebige Natur.

Der K-Verstand arbeitet vielseitig, flüchtig, sehr verzweigt, kommerziell orientiert, freiheitlich, offen, kommunikativ, freundlich, liebenswürdig, brüderlich und offenherzig. Die K-Menschen öffnen sich zu leicht. Es mangelt ihnen an Willenskraft, wenn es darum geht, eine arbeitsaufwendige und unangenehme Aufgabe durchzuführen; wenn es sie jedoch interessiert, dann werden sie spontan aktiv. (Wenn ein Mensch an einer Sache Interesse hat, dann benötigt er nur wenig Willenskraft.)

4.1.6 Charakteristika und Besonderheiten

K-Menschen sind lebendig und demonstrativ. Sie sind optimistisch, offen und liberal. Sie weisen viele variable und verzweigte Neigungen auf und einen experimentierfreudigen Geist, der gleichermaßen an Neuem und Mystischem interessiert ist. Sie sind gesellig und kommunikativ. Sie haben einen vielseitigen Verstand und ein gutes Vorstellungsvermögen. Sie sehnen sich nach Ruhm auf ihrem ureigensten Gebiet und glauben fest an ihren letztendlichen Erfolg. Sie glauben an ihr Glück und sind bekannt für Spekulationen. Sie haben eine Tendenz, zu viel zu versprechen und sind dann voll von unschuldigen Ausflüchten, die nach ihrer Ansicht niemandem weh tun. Eine ihrer Besonderheiten ist eine plötzliche Besorgnis über unwichtige Details; eine andere ist eine anscheinend grundlose plötzliche Irritierbarkeit oder Ungeduld und eine überraschende Verstärkung ihrer Emotionen. Physisch können sie einen plötzlichen Verlust von Körperwärme erleben, sowie eine Empfindlichkeit im gesamten Körper oder Probleme mit den Augen und der Sehkraft.

K-Menschen haben ihre Wünsche gut unter Kontrolle. Sie sind eifrig, können aber abwarten und sind stets zu einem Kompromiß bereit. Sie haben keine ausgesprochenen Abneigungen; Unmäßigkeit, starre Regeln, lange Predigten, hochnäsige Menschen, eine strikte Disziplin und ein Mangel an Freiheit können ihnen jedoch zu schaffen machen.

Sie sind zu flexibel, um wirkliche, für die gesamte Konstitution typische Gewohnheiten aufzuweisen; einzelne von ihnen mögen jedoch individuelle Gewohnheiten zeigen. Ihre Hauptfehler sind ihre Liebe zu Vergnügungen, zu schnellen Autos und hohen Geschwindigkeiten, ihr Abenteuergeist, ihre Extravaganz, ihr Nachahmungsdrang und ihre exzessive Freizügigkeit. Sie tendieren dazu, ein risikobelastetes Leben zu führen, zu freizügig zu sprechen und zu oberflächlich zu sein. Einige von ihnen sind unzuverlässig und lassen sich auf gefährliche Spekulationen ein. Sie können Menschen tolerieren, die dessen nicht wert sind und unklugen Kredit geben.

4.1.7 Kulturelles Leben und Psyche

K-Menschen sind außerordentlich menschlich, natürlich-kultiviert und feinsinnig auch dann, wenn es ihnen an akademischen Formen mangelt. Sie sprechen so frei und offen mit berühmten Menschen wie mit ihrem Zeitungsjungen. Sie sind ansprechend, zivilisiert und höflich. Sie kleiden sich ordentlich und sind sauber. Ihre größten Vorzüge rühren von folgenden Eigenschaften her: Höflichkeit, Dankbarkeit, Anpassungsfähigkeit und Offenheit. Ihr positiver Humor, ihre Fähigkeit, zu vergeben und zu Diensten zu sein, macht sie sehr beliebt. Ihre Friedensliebe und ihr Bestreben, Tiere, Kinder und unglückliche Menschen zu beschützen, tragen weiterhin zu ihrem Charme bei. Sie können sich gut mit anderen Rassen, Kulturen und Menschen mischen. Ihre Toleranz ist hervorragend.

Religiös haben sie eine Vorliebe für den Naturalismus, den Liberalismus, rationale Theologien, emotionale Religionen und Religionen mit körperbetonten Ritualen (wie Rufen, Schütteln und heftiges Singen oder Beten).

Ihre Hobbys haben oft mit Geschwindigkeit, Wettrennen und Reisen zu tun. Einige können sich auch mit spekulativen, mystischen oder erfinderischen Liebhabereien beschäftigen. Sie lieben es, die menschliche Natur und das Verhalten von Tieren zu studieren. Sie mögen Aktivitäten, die sie ins Freie führen, zu Bäumen, Blumen, Tieren, Ballspielen usw. Ihre Hobbys sind vielseitig, aber für gewöhnlich kontrolliert. Sie sind darin nicht so verstrickt, daß sie darüber ihre Pflicht, ihre Arbeit, ihre Prinzipien, ihr Heim und anderes vergessen würden. Wälder, eine friedvolle Erholung und generell das Leben im Freien ziehen sie sehr an. Reisen ist ein sehr wichtiger Bestandteil ihres Lebens.

K-Menschen lernen nicht aus Büchern, sondern in erster Linie durch Beobachtung über ihren Gesichtssinn. Sie profitieren auch von Assoziationen und von Nachdenken. Viele von ihnen haben sich selbst gebildet. Sie lesen kaum und scheren sich wenig um Seminare und Universitäten - sie lernen von der Natur.

Ihre kommunikativen Fähigkeiten neigen zu Nachrichten-Journalismus, Sport, Reisen, Abenteuern, Hygiene, Gesundheit und Selbst-Entwicklung. Sie lesen meist nur die Überschriften und das Fettgedruckte. Sie haben nicht die Zeit, viele Seiten Material durchzusehen, die möglicherweise nur eine einzige nützliche Information enthalten. Sie hätten einen Universitäts-Kurs am liebsten auf einer Seite zusammengefaßt und ziehen ihre eigenen Sinne als Lehrer vor.

4.1.8 Gesellschaftliches Leben und Liebesbeziehungen

Der K-Typ kennt keine angeborene Abneigung gegenüber irgendeiner anderen Konstitution. Darin sind K-Leute fast einmalig. Sie sind sehr gesellig, und ihr Freundes- und Bekanntenkreis erstreckt sich über eine sehr weite Auswahl von Menschen. Geschäftlich tun sie sich am besten mit Vertretern des Ca-P-C- und des C-K-Typs zusammen. Für Freundschaften und Bekanntschaften ziehen sie P-, K- und Si-Menschen vor. Als Ehepartner eignen sich am besten praktische, hart arbeitende und geduldige Ca-P-C-Menschen.

Viele K-Menschen schließen Freundschaft nur für so lange, als sie ein Interesse daran haben. Sie lieben neue Freunde. Es ist nicht so, daß sie ihre alten vergessen; sie sind jedoch so wandelbar und wechseln häufig ihren Wohnsitz. Freunde und Freundschaft wissen sie zu schätzen und zu genießen. Viele ihrer Freundschaften sind geschäftlich: sie haben Freunde unter ihren Geschäftspartnern, Klienten und Kollegen.

Sie sind sehr gesellig, und man kann leicht mit ihnen Bekanntschaft machen. Sie fangen mit Ihnen eine Unterhaltung an und sprechen dabei so offen, als ob sie Sie ihr ganzes Leben lang gekannt hätten. Sie sind Freigeister und haben gewöhnlich keine Vorurteile bezüglich Rasse, Alter, Geschlecht, Religion oder anderen "Unterschieden" unter den Menschen. Sie passen sich allen Klassen an. K-Menschen kann man insofern als romantisch bezeichnen, als sie es lieben, herumzuwandern. In der Jugend sind sie veränderlich und unstet. Wenn sie sich verlieben, dann geht das sehr schnell - wenn es überhaupt passiert. So lange, wie sie Liebe verspüren, sind sie treu ergeben. Sie glauben an die Ehe. Wenn es zu Hause Schwierigkeiten gibt, dann breiten sie ihre Flügel aus und fliegen davon. Sie können viele Romanzen haben und sind jedesmal ehrlich und treu, können ihre Zuneigung aber nötigenfalls auf den nächsten übertragen. Sie sind mit ihren Kindern länger zusammen als mit ihren Partnern, denn ihre elterliche Liebe ist stärker als ihre Gattenliebe.

4.1.9 Beruf

Der K-Typ hat Unternehmungskraft und die Fähigkeit, zu sehen, zu hören, zu verstehen, zu erklären und zu überreden. Er hat Einfallsreichtum, Anziehungskraft und ein rasches Lernvermögen. Seine Fähigkeiten prädestinieren ihn für Handel, Verkehr und Transportwesen. Sie interessieren sich für andere Menschen und genießen ein aktives Leben außer Haus. Sie sind niemals träge, sondern genießen einfache, leichte, aktive Arbeit von angenehmer Natur. Sie lieben Abwechslung, Wandel und sich verändernde Umstände. Sie lieben es, zu reisen und neue Menschen zu treffen, neue Schauplätze zu sehen und zu entdecken, was es Neues, Außergewöhnliches, Mystisches und Sensationelles gibt. Für ihre eigene Arbeit bringen sie sehr viel Energie auf, hassen aber harte Arbeit, lange Arbeitszeiten, eine strikte Disziplin und zu große Detailgenauigkeit.

K-Menschen haben ihre eigene Weise, ehrgeizig zu sein. Sie sind sehr unternehmungsfreudig, sie gehören aber gleichzeitig zu den uneigennützigsten Männern und Frauen, die man finden kann. Sie sind immer zu Hilfe bereit. Insgesamt basieren ihre Geschäfte auf Abhängigkeiten, Zusammenschlüssen und gegenseitiger Hilfe und weniger auf dem Anhäufen von Reichtum und Monopolen. Natürlich gibt es wie immer Ausnahmen.

Sie geben normalerweise keine hochgradigen Führungskräfte ab, sind aber hervorragende "rechte Hände" von leitenden Managern. Ihre Neigungen gehen in Richtung auf Handel, Geschäfte, Verhandlungen, Transaktionen, Transportwesen und unterstützende, helfende Berufe. Sie können Arbeiter beaufsichtigen, sind aber selbst als Arbeiter niemals erfolgreich.

Die berufliche Sphäre umfaßt unter anderen die folgenden Berufsfelder und Berufe: Arbeitsvermittler, Athlet, Bahnhofsvorsteher, Baumanager, Börsenmakler, Botaniker, Bote, Broker von Gütern, Busfahrer, Chauffeur, Chiropraktiker, Dienstleistungsexperte, Einkäufer, Eintrittskarten-Agent, Experimentator, Finanzmakler, Flieger, Fremdenführer, Gastronomie, Gelegenheitsarbeiter, Geschäftsmann, Getreidehändler, Gewerkschaftsboss, Händler, Hersteller, Holzhändler, Hotelmanager, Immobilienmakler, Inspektor, Journalist, Kassierer, Kaufmann, Komiker, Kreditgeber, Landschafts-Ingenieur, Masseur, Ölspekulant, Organisator, Knochenheilkundiger, Rechtsanwalt, Reisekaufmann, Reporter, Schätzer, Schauspieler, Sekretärin, Sportler, Unterhändler, Verkäufer, Verkaufsleiter, Verkehrsexperte, Vorarbeiter, Wirtschaftsjournalist, Zauberer, Zugschaffner.

4.1.10 Gesundheit und Ernährung

Die führenden Chemikalien bzw. Verbindungen in K-Menschen sind Kalium, Natrium, Protein, Albumin, Myo-Hämatin und Glycogen. Kalzium, Fett und Chlor sind auf dem absteigenden Ast, es gibt jedoch keine Verbindung, an der es ernsthaft mangelt. Auf physischem Gebiet sowie bezüglich ihrer Körperchemie, ihrer Gliedmaßen und ihres Gehirns sind die K-Männer und Frauen fast so ausgeglichen, wie man es sich wünschen könnte. Sie mögen ihre individuellen geistigen Schwächen oder Ausschweifungen haben, von einem physischen Gesichtspunkt aus gesehen, hat sie der Schöpfer aber mit einer relativen Ausgeglichenheit und Perfektion ausgestattet. Wenn der K-

Typ krank wird, dann ist er größtenteils selbst daran schuld.

Alle Körperfunktionen erscheinen normal, regelmäßig und richtig. Die Verdauung ist manchmal gestört, wenn er aufgrund einer ungewöhnlichen Arbeitssituation oder einer Gewohnheit gezwungen ist, das Gegenteil von dem zu tun, was ihm sein höheres Urteilsvermögen eingibt. Es ist typisch für ihn, daß die Bildung von Fibrin und Muskelgewebe so vollständig ist, daß Abschürfungen, Schnittverletzungen, Knochenbrüche oder Wunden sehr schnell heilen und Narben rasch verschwinden. Sein Tastsinn ist sehr scharf ausgebildet, das Hörvermögen ist fast doppelt so gut wie normal, der Geruchssinn ist gut und der Geschmackssinn ist für gewöhnlich ausgezeichnet sowohl in bezug auf Speisen als auch auf die Qualität von Dingen ganz allgemein. Sein Gesichtssinn ist der schwächste der Sinne und ist leicht erschöpft.

K-Menschen interessieren sich gewöhnlich für Ernährung, Gesundheit und Körperertüchtigung. Ihr Appetit ist ein guter Ratgeber. Sie mögen eine gemischte Kost, Gemüse und Nüsse sollten aber vorherrschen und Milchprodukte generell vermieden werden. Blattgemüse, Wurzelgemüse, Squash und Zucchini, Hüttenkäse und Molke, ungesüßte Trockenfrüchte, frisches Obst, Wild und anderes mageres Fleisch und Fisch sollten ihre Ernährung ausmachen. Insgesamt sollte ihre Ernährung vorwiegend vegetarisch sein. K-Menschen können Protein aus den Gemüsen leicht aufnehmen, was für andere Konstitutionen nicht in dem Maße zutrifft.

Das Klima spielt für ihre Gesundheit keine wesentliche Rolle, obwohl ein angenehmes, kühles, leicht windiges Klima, Aufenthalt im Freien, und ein Leben in der Vorstadt mit Garten oder Obstgarten sehr förderlich wären. K-Menschen benötigen Freiheit und Freizügigkeit, Frühaufstehen, häuslichen Frieden und eine kluges Fitneßprogramm.

Insgesamt betrachtet sind sie bemerkenswert gesund. Wenn sie sich nicht richtig verhalten, dann neigen sie zu folgenden Beschwerden: Unfälle, Sportverletzungen, Herzmuskel-Vergrößerung (Sportlerherz), Überessen und die Folgen, Blutfülle (Plethora), Herzversagen, Hautleiden, Rheuma, Schläfrigkeit.

Ihre Hauptgesundheitsprobleme rühren von Überessen, athletischer Überanstrengung und Leichtsinn. Dies kann durch einen gesunden Menschenverstand und Vermeidung verhindert werden. Ihre Krankheiten kommen meist plötzlich, sind sehr heftig, gehen aber ebenso schnell wieder vorbei. Ein paar Wochen lang ein einfaches Leben im Wald oder in den Bergen, Schlaf, Ruhe, Jagen oder Fischen wirken auf sie wie ein Wunder. Es stimmt zwar, daß sie meist bei guter Gesundheit sind, sie werden aber trotzdem nicht besonders alt. Sie leben gewöhnlich zwischen 65 und 77 Jahren. Sie begehen nicht Selbstmord. Sie sind dazu viel zu optimistisch, hoffnungsvoll und zu leicht zu trösten.

4.2 Die Natrium-Konstitution (Na-Typ, Nr. 10)

4.2.1 Kurzcharakteristik

Das System des N-Typs nimmt große Mengen an Natriumsalzen sowie an gelatinösen und knorpeligen Substanzen auf. Es lagert Stickstoffpigmente in die Haut ein, wodurch sie einen dunklen Teint erhält. Der Na-Organismus enthält weniger Sauerstoff, was die Körperwärme reduziert, und es bildet sich mehr Säure, was zu Gicht, Arthritis und Zusammenziehen oder Schrumpfen des Bewegungsapparates führen kann. Die Na-Charakteristika wirken sich nicht nur physisch, sondern auch mental aus, wie weiter unten beschrieben ist. ROCINE nennt diese Konstitution "desmogenic". Desmogenisch kommt von dem Wort "desmo", das soviel bedeutet wie "zusammenbinden". Diese Konstitution hat diesen Namen, weil ihr System die starke Kraft aufweist, Fibrin und Albumin in Lösung zu halten und so ein sehr gut verbundenes, kräftiges Gewebe zu entwickeln. Als Leitworte merken wir uns: "kraftvoll - feurig".

Viele Na-Menschen sehen ernst und eindrucksvoll aus. Weil sie dünn sind, erscheinen sie kleiner als sie in Wirklichkeit sind. Sie sind kompakt und kraftvoll. Einige erscheinen älter als sie sind oder gar wie ein lebendiger Leichnam, aber sie sterben nicht leicht.

Sie lieben alkoholische Getränke und rotes, fettes Fleisch mit viel Gewürz über alles. Viele Na-Menschen haben rücksichtslose Gewohnheiten, destruktive Tendenzen und Unfälle. Sie sind die besten Ringer und die größten Boxer. Sie bringen Muskeltätigkeit sogar in ihre Religion. Sie sind erfolgreich, wenn sie mit Werkzeug und Instrumenten, Feuer, Gas, Öl, Sprengstoff, im Wald, mit Pflanzen oder im Krieg arbeiten. Sie besitzen die Wendigkeit des Panthers, sie befinden sich auf sicherem Fuß und sind schnell und direkt, wenn sie ihre Schläge austeilen. Sie sind oft meisterhafte Tänzer, geschickte Masseure, ausgezeichnete Knochenheilkundige, Operationsschwestern, Ärzte oder Kampfsportler.

Viele ihrer Charakteristika, mentalen Symptome und Eigenschaften zeigen sich periodisch, wenn sie jedoch einmal intensiv an etwas interessiert sind, dann fahren sie damit fort und können nicht mehr davon abgelenkt werden. Sie lieben Klettern wie die Panther. Sie steigen auf Bäume, laufen auf dem Dachrand entlang und erklettern den

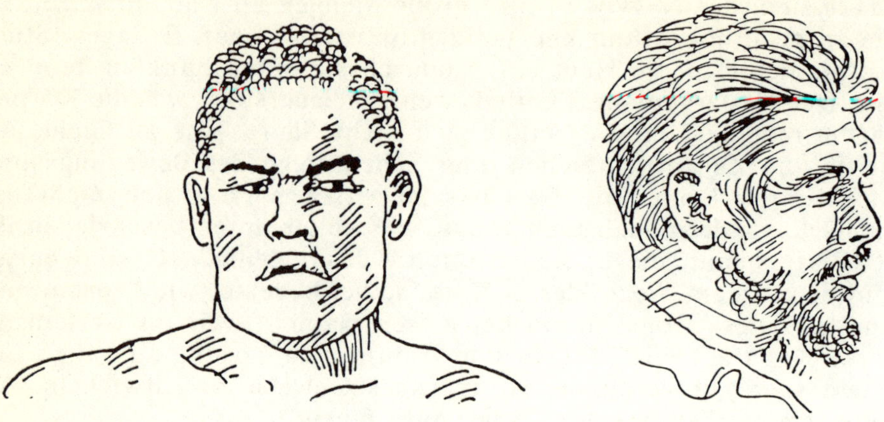

Abb. 50 - 51: Beispiele für die Natrium-Konstitution
Joe LOUIS — Che GUEVARA
Schwergewichts-Boxmeister — Argentinischer Revolutionär

Mast eines Schiffes. Sie trotzen den wilden Elementen, der aufgewühlten See, wilden Tieren, Kugelhagel, Stürmen und Sprengstoff. Viele Na-Menschen haben eine gute Natur, sie sind jedoch periodisch, wechselhaft und intensiv. Ihnen wiederfahren Unfälle, Verletzungen und Brüche.

Na-Menschen sind Extremisten. Ihre Vorlieben und Abneigungen liegen fest. Sie haben sich auf eine bestimmte Richtung spezialisiert. Wenn ein Mädchen dieses Typs keine Männer mag, dann wird sie Nonne. Wenn sie Männer mag, dann könnte sie eine Abenteurerin werden. Wenn sie freizügig eingestellt ist, dann wird sie Essen, Geld, Kleidung oder alles, was sie hat, den Notleidenden geben. Wenn sie ökonomisch denkt, dann könnte sie Geiz entwickeln. Was auch immer Na-Menschen tun, sie tun es gründlich, jedoch meist in Abschnitte zerlegt mit Spurts. Sie sind nicht gesellig. Sie neigen dazu, verschlossen, kühl und berechnend zu sein.

Sie gehen immer ins Extrem, weil ihr Verstand und ihr Bewegungsapparat wie ein energiegeladener Dynamo ist und sie stets mit Herz und Seele reagieren. Wenn sie verliebt sind, dann sind sie ganz hingegeben und sehr eifersüchtig. Wenn Zorn aufkommt, dann können sie töten. Wenn sie sich dazu entschließen, sich zu kontrollieren, dann bringen sie dies nur bis zu einem gewissen Punkt fertig. Jack DEMPSEY, der Boxer, und MARCONI, der Erfinder des Radios, waren Beispiele dieser Konstitution.

4.2.2 Identifikations-Faktoren

1. Temperament Kombinationen: ligamentös, mobil-mental, mental-mobil, ligamentös-mental, muskulär-mental, ligamentös-mobil-mental
2. Größe: 183 cm bei den großen Typen, 157 bei den kleinen Typen, Gewicht: Maximum 91 kg, Minimum 50 kg, Durchschnitt: 61 kg
3. Formtyp: Kopf: andromorph beim großen -, gynemorph beim kleinen Typ, Körper: andromorph
4. Haarfarbe: meistens brünett, viele Zwischentypen, viele blonde (aber immer dunkle Hautfarbe)
5. Profil: meistens konvex, wenige gerade, selten konkav
6. Hände: Die Handflächen sind oval bis quadratisch und immer länger als die Finger. Sie springen in trockenem, kaltem, feuchtem oder windigem Wetter leicht auf. Die Handinnenfläche ist kalt, steif und nicht anziehend. Sie enthält tiefe Hauptlinien, die besonders auffallen, während die Nebenlinien weniger offensichtlich sind. Die Finger sind kurz bis mittellang, gewöhnlich knochig und quadratisch mit runden, quadratischen Spitzen. Die Nägel können manchmal wie Klauen nach innen gebogen sein.
7. Geschlechterverhältnis: 40% Frauen, 60% Männer

4.2.3 Das physische Äußere

Das Haar des Na-Typs ist dunkel, schwarz, buschig und steif. Die Augenbrauen passen dazu und ziehen knapp über den Augen gerade dahin. Unabhängig von der Grundfarbe haben die Augen einen leichten Grünstich. Sie zeigen einen scharfen, stechenden Ausdruck. Sie können traurig, wachsam oder argwöhnisch aussehen. Das Gesicht des Na-Typs ist sehr breit, wenn man es oberhalb der Ohren mißt, und sieht mager aus. (Übermäßiges Trinken macht das Gesicht aufgedunsen.) Die Wangenknochen stehen vor, darunter ist das Gesicht breit eingesunken. Die Ohren sitzen tief am Kopf und zeigen damit ein vitales Durchhaltevermögen und Drahtigkeit. Die Nase ist klein und muskulös mit kleinen Nasenlöchern. Viele Na-Menschen haben einen schiefen Mund, besonders, wenn es sich um Zyniker und solche handelt, die sich dauernd beschweren. Die Oberlippe ist dünn und entschlossen, die Unterlippe groß und blaurot. Unterkiefer und Kinn sind gewöhnlich eckig, quadratisch, tief, breit oder spitz. Das Gesicht des Na-Typs weist gewöhnlich viele Falten auf. Tiefe Linien verlaufen von der Nase in die Nähe der Mundwinkel und die Wangen hinunter. Die Gesichtshaut hat gewöhnlich ebenfalls viele feine Falten.

Der Hals der Na-Leute ist lang, steif und schlecht drehbar. Ihre Schultern sind breit, quadratisch und flach. Ihre Rücken sind breit und muskulös. Ihre Körper sind schwer, flach, mager und haben einen sauren, holzigen Geruch. Ihre Gliedmaßen können je nach Körpergröße kurz oder lang sein, sind aber immer kräftig mit ebensolchen Gelenken. Sie sind drahtig und können physische Mühen und extreme Anstrengungen gut aushalten.

4.2.4 Das physische Innere

Physisch tendieren die Na-Leute zu Hitze, Blutstau und Trockenheit. Sie haben einen hohen Blutdruck, ihr Kreislauf ist jedoch träge. Ihr Blut ist blaß, ja blau. Ihre Venen sind geschwollen und scheinen durch die Haut dunkelblau durch, besonders, wenn sie Fieber haben. Ihre Drüsen sind trocken und entzündet, die Lungen entzünden sich leicht, der Hals ist trocken. Die Verdauung funktioniert häufig träge. Sie tendieren zu Nierenschwäche. Die Leber arbeitet träge und ist überanstrengt. Milz und Atemsystem sind für gewöhnlich schwach. Ihr Bewegungsapparat und ihre Muskeln sind sehr stark. Sie sind niemals fett. Sie sehen entweder sehr mager oder muskulös aus, mit fantastischer Kraft und Drahtigkeit der Bänder und Sehnen, die wie Stahlfedern bereitstehen.

4.2.5 Die geistige Entwicklung

Die Gehirnzellen der Na-Leute zeigen dasselbe Bild wie alle anderen Gewebezellen: sie sind kompakt, dicht und engverwoben. Sie haben einen kleinen Kopf mit viel Gehirnsubstanz und einen kleinen Körper mit relativ großen Fähigkeiten. Der obere Teil des Kopfes und das Zerebellum sind typisch groß entwickelt und verleihen ihnen körperliche Stärke, Kraft und Ausdauer.

Fast jede der phrenologischen Fähigkeiten kann bei den Na-Menschen stark oder schwach sein, sie weisen jedoch immer einen starken Zerstörungssinn (*7) auf sowie ein kraftvolles Muskelhirn. Außerdem sind folgende Fähigkeiten gut entwickelt: Kampfsinn (*6), Ehrgeiz (*12), Selbstachtung (*13), Wägesinn (*27), Maßsinn (*26), Vergleichssinn (*37), Bausinn (*20) und Gläubigkeit (*17). Schwach sind typischerweise: Eß- und Trinklust (*8), Erwerbssinn (*9), Elternliebe (*2), Gattenliebe (*A), Freundschaft (*3), Emsigkeit (*5), Erinnerungssinn (*32), Frohsinn (*23), Anmut (*D) und Hoffnung (*16).

Es mangelt ihnen an literarischem Urteilsvermögen, sie können jedoch Feuer, Hitze, Kälte, Metalle, Öl, Gas, Sprengstoff, Töpfereiwaren, Bergbau und Ingenieurwesen ungewöhnlich gut einschätzen bzw. damit oder darin arbeiten.

Ihr Gedächtnis läßt mit zunehmendem Alter stark nach. Sie werden leicht ablenkbar und vergessen vor allem Zeitangaben. Sie können sich normalerweise gut an ihre eigenen Mißgeschicke erinnern. Sie sind so lange großartige Arbeitstiere, bis ihr Verstand ins Spiel kommt; dann werden sie einfältig. Wenn es sich um Verstandes-Arbeiter handelt, dann sind sie immer in Gefahr, sich geistig zu überarbeiten.

Menschen des Na-Typs haben einen eigenen Willen. Man kann sie niemals gegen ihren Willen zwingen, und sie fühlen, daß es ihr gutes Recht ist, ihren Willen so einzusetzen, wie sie meinen, daß es am besten paßt.

4.2.6 Charakteristika und Besonderheiten

Na-Menschen haben eine ernste, wechselhafte, nomadische, periodische und bestimmende Veranlagung. Es gibt keine zwei von ihnen, die sich völlig gleichen (wie dies auf alle Konstitutionen zutrifft), aber sie werden wahrscheinlich einige der folgenden Eigenschaften und Neigungen zeigen. Einige sind kühn, leichtsinnig, unkonventionell, nomadisch und rastlos. Einige sind wachsam und ernst und deshalb sehr schweigsam. Andere sind pessimistisch, nörglerisch und intolerant. Sie tratschen und stiften andere zu Haß an. Viele junge Na-Leute sind stur und ungehorsam und bereit, zu raufen. Einige werden Geächtete, viele sind aber gut und hingebungsvoll. Sie funktionieren periodisch, d. h. ihre geistige Verfassung, ihre Gewohnheiten und ihre Körperfunktionen sind nicht immer gleich. Besonders im Alter bringt der Na-Typ eigentümliche Menschen hervor.

Im Dunklen sehen sie wie die Katzen und sie können sich genauso im Gras oder an geheimen Plätzen verstecken. Trotz alledem gehören sie zu den intellektuellsten Menschen, die wir kennen. Wenn sie intelligent sind, dann sind sie dies in hohem Maße. Sie kümmern sich jedoch mehr um unmittelbare Dinge wie um Wasser, Feuer, Gas, Rauch, Erde und Himmel als um Wissenschaft oder Philosophie. Aufregung, wie zum Beispiel durch ein Feuer, stachelt sie an. Sie eilen hin und versuchen, es zu löschen. Sie sind die geborenen Feuerwehrleute. Es sind meist Menschen des "Hier und Jetzt", und nur wenige machen sich Gedanken um die Vergangenheit. Ihre Wünsche und Abneigungen sind immer stark, intensiv und dauerhaft.

Einige Na-Menschen verlegen sich aufs Trinken und auf unkonventionelle Gewohnheiten. Sie können zum Beispiel tagsüber schlafen und nachts ausgehen. Sie lieben es, ihre Stärke einzusetzen und können dabei leichtsinnig und kühn sein. Einige entwickeln schlechte Gewohnheiten. Wenn sie trinken oder rauchen, dann können sie das so übertreiben, daß sie davon sterben.

4.2.7 Kulturelles Leben und Psyche

Der Na-Typ ist weder natürlich kultiviert noch feinsinnig. Es gibt zwar Ausnahmen, aber sie sind ungewöhnlich. Sie sind auch nicht von Natur aus diplomatisch. Sie können diplomatisch sein, bis sie ihre Geduld verläßt. Dann werden sie streitsüchtig. Ihre Manieren sind einfach. Einige sind kühn und unüberlegt. Die meisten haben ein gut entwickeltes Empfinden für Kleidung. Viele sind ehrgeizig und legen deshalb Wert auf ihre Kleidung und ihr äußeres Erscheinungsbild. Dies trifft vor allem auf die Frauen dieser Konstitution zu.

Die Ideale des Na-Typs sind praxisorientiert und haben mit Erfolg und Macht zu tun. Doktrinen, Glaubensdingen, Sitten, Unrecht und Ungerechtigkeiten gegenüber sind sie sehr tolerant. ROCINE sagt, daß Feueranbeter für gewöhnlich Na-Menschen sind. Sie können aber auch Sonnenanbeter, Atheisten, Materialisten, Kirchenreformer und Gründer neuer, eigenständiger Institutionen sein. Sie sind Freidenker, Naturalisten und Rationalisten. Einige interessieren sich für orientalische Philosophien. Wenn sie Materialisten sind, dann kann sie kein noch so gutes Argument für religiöse Belange öffnen.

Sie nutzen ihre Freizeit für verschiedene Tätigkeiten: Muskelentwicklung, religiöse Studien, Hobbys oder Arbeit. Sie lieben Hügel, Berge und Wälder und sind begeisterte Wanderer. Von den Sportarten schätzen sie diejenigen, die sich im Freien abspielen, wie z. B. Jagen, Fischen, Bergwandern oder die Kampfsportarten. Ihre Naturliebe macht sie zu Reisenden. Viele von ihnen werden zu Naturliebhabern, Förstern, Blumenzüchtern, Landvermessern, Reisevertretern etc. Wenn sie reisen, dann tun sie dies gewöhnlich aus einem ganz bestimmten Grund.

Na-Menschen sind selten an Literatur interessiert. Sie sind selten fähig, eine freiheitliche Erziehung zu genießen. Junge Na-Leute drücken sich vor ihren Schulaufgaben. Na-Menschen sind schwach im Schreiben und im Rechtschreiben. Wenn sie einen Satz formulieren, dann fehlen bestimmt einzelne Wörter darin. Wenn sie einige Fähigkeiten des mentalen Temperaments entwickelt haben, dann können sie originelle, ja geniale Literaten sein, wie z. B. Ernest HEMINGWAY; für gewöhnlich drücken sie sich aber nur ungenügend aus. Ihr Genius liegt auf anderem Gebiet. Sie interessieren sich für Fakten, Philosophie, Mechanik und Wissenschaft. Sie können sich sogar für Metaphysik und Religion interessieren. In diesen Fällen sind sie kühne und rationale Denker.

4.2.8 Gesellschaftliches Leben und Liebesbeziehungen

Vertreter des O-Typs sind wahrscheinlich die besten Partner der Na-Leute, egal ob es sich um gesellschaftlichen Umgang, Freundschaft, Geschäftsbeziehungen oder die Ehe dreht. Vertreter der S-, Cl-, C-K-, UE- und MB-Konstitution wirken auf die Menschen des Na-Typs abstoßend.

Na-Menschen sind sehr lebendige Partner, wenn sie sich danach fühlen; sie sind jedoch launisch. Es ist am besten, man läßt sie alleine, wenn sie nicht gestört werden wollen. Meist sind sie ruhig und wachsam, können sich aber plötzlich in eine Unterhaltung mischen. Dies geschieht dann meist mit Kritik oder Sarkasmus.

Sie ziehen für gewöhnlich negative Menschen an und entwickeln mit ihnen langdauernde Freundschaften. Sie sind so lange loyal, bis der

Freund ihnen deutlich mißfällt. Dann brechen sie die Freundschaft unwiderruflich ab. Ganz allgemein gilt, daß sie sich nicht gut vermischen. Sie lieben Aufregung und Betrieb in ihrer Umgebung und deshalb begeben sie sich immer dorthin, wo Menschen sind. Sie können unter Menschen, aber nicht Teil von ihnen sein. Sie beobachten, mischen sich aber nicht ein. Ihre romantischen Tendenzen gehören mehr als alles andere zu der Kategorie: "Der Ruf der Wildnis". Vor der Hochzeit sind sie romantisch, Monotonie und Abwechslungslosigkeit kühlen sie jedoch sehr schnell ab.

4.2.9 Beruf

Na-Menschen sind aktive, fähige Leute. Sie kontrollieren ihren eigenen Körper, ihr Muskelzusammenspiel und ihre Kraft hervorragend. Sie sind für einen Notfall immer bereit und können sofort handeln. Bei der Arbeit sind sie unermüdlich, unternehmungsfreudig und ehrgeizig, andere zu befehlen oder zu leiten.

Sie haben entweder großen Erfolg oder großen Mißerfolg. Sie können ihr Geld unüberlegt in Projekten für sogenanntem "schnellen Reichtum" anlegen oder Geld in unmögliche Wagnisse stecken oder falsche Medien, Handlinienleser oder andere, die ihnen Reichtum und Erfolg versprechen, bezahlen. Sie sind dazu bereit, große Chancen anzunehmen.

Ihre natürlichen Talente liegen auf athletischem, militärischem, mechanischem, elektrischem, transportmäßigem und führendem Gebiet. Sie sind Experten mit Hitze, Feuer, Gasen, Strömen, Sprengstoff, Dynamik, Thermik, Wind, Druck etc. Man findet sie in folgenden Berufen und Berufsfeldern:

Artist, Athlet, Bergmann, Blumenzüchter, Botaniker, Boxer, Brunnen- und Ölbohrer, Chirurg, Clown, Cowboy, Detektiv, Feuerwehrmann, Hersteller von Sprengstoff, Waffen und patentrechtlich geschützten Arzneimitteln, Ingenieur, Installateur, Jäger, Jongleur, Karneval-Organisator, Landschaftsgärtner, Manager, Marmorschleifer, Masseur, Mechaniker, Meteorologe, Navigator, Ölproduzent, Obstbauer, orientalischer Wettkampfsport, Pflanzenphysiologe, Promoter, Reiter, Reitlehrer, Ringer, Scharfschütze, Schlangenbändiger, Schmied, Sport-Trainer, Steinmetz, Tier-Verhaltensforscher, Tierzüchter, Verbrecherorganisation, Verkäufer, Veterinär, Wildaufseher.

4.2.10 Gesundheit und Ernährung

Die Na-Konstitution gründet sich auf Natrium, Knorpelsubstanz, Gelatine, Kalium, Kalzium, albuminoide Substanzen und Phosphor. Trotzdem sind Natrium, Kalium, Gelatine, Magnesium und Sauerstoff relativ unterrepräsentiert, weil diese Konstitution mehr davon verbraucht als andere Konstitutionen.

Für einen so starken und drahtigen Typ sind die Körperfunktionen etwas ungenügend. Die Verbrennung ist immer niedrig, so daß sie nie genug Luft bekommen. Die Ausscheidung ist infolge Feuchtigkeitsmangel schwach. Sie verlieren auch viel Feuchtigkeit durch Schwitzen, besonders nachts. Ältere Na-Damen schwitzen heftig auf der Stirn. Die Na-Menschen haben eine saure Ausdünstung. Die Sexorgane sind kräftig, aber wechselhaft. Es gibt Zeiten, in denen sie dem Sex indifferent gegenüberstehen.

Die Sinne der Na-Menschen erinnern an diejenigen von wilden Katzen, die nach Anbruch der Dämmerung auf die Jagd gehen. Diese sehen im Dunkeln besser (starkes Sonnenlicht blendet sie), sie können sehr gut hören, und ihr Geruchssinn ist so scharf, daß sie ihre Beute oder ihren Feind so gut wittern wie der Panther. Der Geschmackssinn der Na-Menschen ist jedoch schwächer als normal ausgebildet. Sie können im Mund einen Salzgeschmack erleben oder einen Geruch von Salzwasser in der Nase verspüren. Sie sind auch sehr empfindlich gegenüber athmosphärischen Veränderungen und können einen Sturm fühlen, noch bevor er da ist. Die sich verändernden elektrischen Spannungen und athmosphärischen Drucke, die einem Sturm vorausgehen, beeinflussen ihre Blutzellen, Flüssigkeiten und Gelenke.

Da die Na-Leute wenig Bewußtheit in bezug auf Essen und Trinken haben (geringe Trinklust = Mangel an Yin), haben sie einen unnatürlichen Appetit. Sie verschlingen ihr Essen schnell und haben eine Vorliebe für alles Anregende wie Gewürze (bes. roter Pfeffer), andere Würzmittel, Magenbitter, tierisches Fett, fette Suppen, alkoholische Getränke usw. Sie können Unmengen vertilgen und trotzdem immer dünn und ausgezehrt aussehen.

Sie sind unruhige Schläfer, sie werfen sich im Bett herum, strampeln die Zudecke weg und sprechen im Schlaf. In der ersten Hälfte der

Nacht schlafen sie besser.

Na-typische Beschwerden verschlimmern sich durch Bewegung, Anstrengung, Übungen, Emotionen, Leidenschaften, Wut, Hitze und Kälte. Ihre Probleme nehmen in feuchtem Wetter, unter starker Sonne, Hitze und Kälte zu. Es ist sehr schwer, gegen die Gifte in Na-Menschen vorzugehen. Ihre Zähne, ihr Blinddarm und ihr After sind besonders für Infektionen anfällig, ähnlich auch die Blase, der Magen, die Lungen und der Hals. Es folgt eine Aufstellung der konstitutionsbedingten Krankheiten:

Durchfall, Magenstörungen, Nierenerkrankungen, Blasenschwäche, Harnzwang, Blasenentzündung und andere Blasenleiden, Rheuma, Gicht, Gallensteine, Gelbsucht, Bauchfellentzündung, Brustfellentzündung, Zwerchfellentzündung, Störungen der Membrane, Wassersucht, Mandelentzündung, Juckreiz, Infektionen, Muskelüberanstrengung, Endokarditis, Asthma, Gebärmutterschleimhautentzündung, Fehlgeburten, Vitalitätsabnahme, Sonnenstich, Nymphomanie, Pyromanie, Alkoholismus, Drogensucht.

Die Hauptgründe für die Na-Gesundheitsprobleme sind ihre Neigung zum Alkohol, dunkle, triste Umgebung, Haß, Aufregung, übertriebene Ernsthaftigkeit und andere ungünstige Emotionen. Ein Mangel an Sauerstoff, Natrium, Silizium, Mangan und Kalium tragen weiterhin dazu bei. Zu viel Gelatine, Gallensäure, tierisches Fett in den Gelenken, Harnstoffdepots, mineralische Schlacken, Übersäuerung und ein übermäßiger Verbrauch von Natrium durch ihren Organismus tragen ebenfalls dazu bei.

Vorsorge und Heilung kann durch eine basenbildende Ernährung mit viel Schlaf in einem warmen Klima in hügeligem Gelände erleichtert werden. Sie reagieren sehr gut auf tiefe Massage im schwedischen Stil, Reiten und eine fröhliche, lustige, liebevolle Athmosphäre. Bewegung an der frischen Luft und maßvolle Sonnenbäder helfen auch sehr. Limonen- und Zitronensaft können gichtige Ablagerungen lösen. Basenbildende Speisen, ergänzt durch Rohmilch und Eier, sind hilfreich, ebenso frischgepreßter Stangen-Selleriesaft und andere Getränke und Speisen, die einen kühlenden Effekt haben. Der Na-Typ hat nur wenig Selbstheilungskräfte und neigt zu chronischen Krankheiten.

Als generelle Ernährung für Na-Menschen empfehlen wir Fisch, frisches Fleisch, Getreide, Nüsse, Gemüse, Grünblattsalate und Früchte, besonders Beeren. Sie müssen mit ihrem Bedürfnis nach Alkohol fertigwerden. Sie sollten Lebensmittel vorziehen, die reich an Chlor, Eisen, Natrium, Kalium, Silizium und vegetarischem Protein sind. Sie sollten in großen Mengen Sauerstoff inhalieren. Das wird sie fit und gesund erhalten.

Na-Menschen können 80 Jahre und älter werden, verkürzen aber oft ihr Leben durch Leichtsinn, Unachtsamkeit ihrer eigenen Gesundheit gegenüber, einen rauhen Lebensstil, Unfälle und Abhängigkeiten. Sie können Selbstmord begehen, wenn sie sehr krank oder sehr niedergeschlagen oder deprimiert sind. Sie tun dies eher morgens, weil sie sich dann am schlimmsten fühlen, und sie tun dies meistens plötzlich und sehr gewalttätig.

4.3 Die Chlor-Konstitution (Cl-Typ, Nr. 11)

4.3.1 Kurzcharakteristik

Hauptkennzeichen der Chlor-Konstitution sind schlanke, magere Körper und ein xanthochromes (gelb-braunes) Haut-Pigment; die sehr faltige, trockene Haut ist gelb, gelbbraun, gelbgrün, bräunlich oder dunkel. ROCINE nennt diesen Typ "marasmic", was sich von dem griechischen Wort "marasmos" abgeleitet, das so viel heißt wie "schlank" oder "schmal werden". Als Leitworte merken wir uns: "bissig - unbeweglich".

Diese Konstitution wird durch einen hohen Verbrauch von Chlor in Kombination mit einem niedrigen Fett-, Wasser-, Zucker- und Stärke-Metabolismus hervorgerufen. Sie wird gleichermaßen durch ihre geistigen Grundlagen bedingt, die Altes, Vergangenes fortführen, erhalten und konservieren möchten. Dazu gehört auch die stoische, nicht anpassungsfähige Veranlagung. Es ist nicht nur der Verstand, der sich nicht anpaßt, es ist der ganze Organismus, der sich weigert, sich auf chemische, klimatische, diätetische und andere Veränderungen einzustellen. Man könnte sagen, beim Cl-Typ sind Körper, Körperchemie, Verstand, Gefühlsleben, Ausdrucksweise, ja die gesamte Persönlichkeit wie gefroren oder in Stein gehauen.

Cl-Menschen sehen alt aus mit ihrem faltigen Gesicht und dem ausgemergelten Körper. Sie sind von kleiner Statur und wenig muskulös. Selten gestikulieren sie oder sind enthusiastisch. Auf manche Menschen machen sie einen sehr beherrschten Eindruck; ihre Haltung rührt aber mehr von Indifferenz her als von z. B. Stärke. In Zeiten wirklicher Gefahr oder im Kampf können sie ihre Selbstbeherrschung verlieren und in Panik geraten. Zu Schwachen können sie grausam sein, sie werden jedoch zu Feiglingen, wenn die Gefahr besteht, daß sie ein Stärkerer verletzen könnte.

In Menschen des Chlor-Typs zeigen sich die charakteristischen Eigenschaften des gleichnamigen chemischen Elements. Chlor hat eine starke Affinität zu Wasser. Ein sehr chloridreicher Boden mit mächtigen Salzlagen kommt im Trockengebiet vor. Die hygroskopischen Chloride absorbieren das wenige noch vorhandene Wasser in der Luft und machen das Mikroklima so noch trockener. Chlor zieht Feuchtigkeit von allen Körpern, den menschlichen eingeschlossen, an. Dies

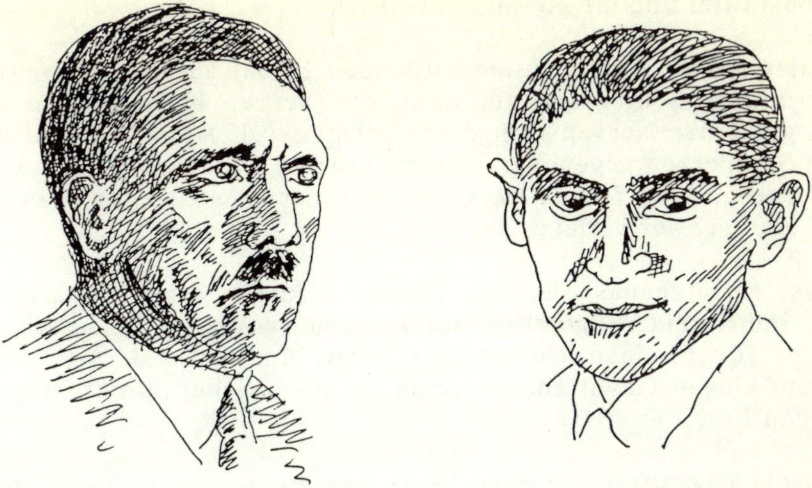

Abb. 52 - 53: Beispiele für die Chlor-Konstitution
Adolf HITLER, Diktator
Franz KAFKA, Dichter schrieb symbolische Romane über das Leben und empfand es als absurd, sinnlos und voller Paradoxe

ist einer der Gründe, warum Cl-Menschen so mager, trocken und ausgemergelt aussehen: sie nehmen große Mengen an Chloriden auf und scheiden diese anschließend mit viel Wasser wieder aus. Zurück bleibt ein ausgetrockneter Körper. Obwohl sich in ihrem Gewebe wenig Wasser oder Feuchtigkeit befindet, so sind sie trotzdem geschmeidig, elastisch, flexibel und kompakt und weisen einen gewissen nachgiebigen Widerstand auf.

Der Cl-Typ ist unter Chinesen, Arabern und Bewohnern des Mittleren Ostens sehr stark vertreten. Eine große Zahl der Chinesen leben am oder auf dem Wasser (Hausboote). Wasserprozesse spielen in ihrem Leben, ihrer Religion und ihrer Medizin eine große Rolle. Cl-Menschen lieben oder tolerieren Hitze, was sie zu Experten in Industriezweigen macht, die Hitze als Teil des Produktionsprozesses nutzen, wie z. B. die metallverarbeitende Industrie oder die Porzellanmanufaktur. Chlor ist ein keimtötendes Mittel, ein Deodorant, ein Desinfektionsmittel und ein Reinigungsmittel.

Chlorsalze haben einen schmerzstillenden Effekt auf das Nervensystem, wodurch Schmerzen gelindert, die Nerven beruhigt und die Leitfähigkeit der Nervenstränge erniedrigt wird. Diese Unempfindlichkeit Schmerzen gegenüber ist typisch für Cl-Menschen. Wenn sie im Zorn sind, dann fühlen sie keinen Schmerz, selbst wenn man sie schlägt oder schwer verletzt.

Chlor ist ein ätzendes Element. Ebenso sind Cl-Menschen: ätzend, stoisch, indifferent, ungesellig, herzlos und ernsthaft. Sie haben einen Sinn für bissigen Humor, der sticht und verletzt. Mit ihrer schnellen, klugen Gewitztheit können sie einen Scherz umdrehen, so daß er den Erzähler trifft.

Cl-Menschen verehren die alten Leute und die Tradition. Sie können sehr patriotisch sein. Als Kameraden oder Partner sind sie die stillen Teilhaber, ruhig und reserviert. Sie sind bei jeder Aufgabe sehr ausdauernd und im allgemeinen vertrauenswürdig, ehrenwert und respektvoll, aber nicht notwendigerweise nett. Sie können auf Ergebnisse lange und geduldig warten. Sie neigen zu Geiz, halten aber ihre Versprechen.

4.3.2 Identifikations-Faktoren

1. Temperament-Kombinationen: fasrig-mental
2. Größe: 152 - 178 cm (selten groß), Gewicht: im Schnitt 54,5 kg
3. Formtyp: Kopf und Körper: andromorph
4. Haarfarbe: meistens brünett, viele Zwischentypen, einige blond
5. Profil: meistens konvex, viele konkav, wenige gerade
6. Hände: Der Handrücken ist knochig, mit trockener, faltiger und trüb-gelber Haut. Die Hand als Ganzes ist dünn, breit und lang mit langen, schlanken und oft knochigen Fingern. Sie sind ganz selten kurz. Die Nägel sind lang und dreieckig. Gewöhnlich findet man in der Handfläche außer den Hauptlinien viele undeutliche Nebenlinien. Zeige- und Mittelfinger haben die leichte Tendenz, zum Daumen hin geneigt und zugleich im Oberteil so gebogen zu sein, daß sie sich an der Spitze treffen.
7. Geschlechterverhältnis: ROCINE gibt 10% Frauen und 90% Männer an. Mir erscheint ein Frauenanteil von 25% zutreffend.

4.3.3 Das physische Äußere

Das Haar von Cl-Menschen ist gewöhnlich von dunkler Farbe, trokken, zottelig oder verfilzt. Einige von ihnen verlieren ihr Haar teilweise oder ganz. Ihre Stirn ist oft im Bereich der Augenbrauen groß (dort liegen die phrenologischen Bereiche der Wahrnehmung (** 24-30). Das Zentrum der Stirn ist niedrig, aber voll entwickelt. Die Augenbrauen liegen tief und können zur Nase hin runtergebogen sein, was auf konservatives und reserviertes Verhalten hindeutet. Die Augen sind meist schmal und eng und leicht schräg zur Nase hin oder von ihr weggeneigt, oder sie weisen verschiedene Winkel auf. Die Augenfarbe kann grau, braun oder haselnußfarben sein, immer jedoch findet sich ein gelblicher oder gelbgrünlicher Ton. Der Augenausdruck erscheint kalt, unkommunikativ, skeptisch und reserviert.

Die Nase ist lang, dünn und scharf, gewöhnlich konvex. Manche Cl-Menschen haben keulenförmige, dicke Nasen mit breiten rüsselförmigen Spitzen. Die Wangenknochen stehen vor, wobei der Bereich darunter eingesunken oder bootförmig erscheint. Der Mund ist normal oder breit, die Oberlippe dünn und entschlossen. Die Unterlippe ist ebenfalls eng gezogen, mit der Tendenz, stark gebogen zu sein; es kann auch sein, daß der eine Mundwinkel nach oben und der andere nach unten verläuft. Ein solcher Mund erinnert an eine Bulldogge. Bei anderen Vertretern des Cl-Typs kann die Unterlippe in der Mitte nach außen geschwungen sein, wie man das bei Ratten und anderen Nagern findet. Dieser Mund gehört Nörglern, Meckerern und Fehlerfindern. Das Kinn ist klein und mager, oft fliehend, gelegentlich spitz. Das gesamte Gesicht ist dreieckig oder dreieckig bis viereckig. Das Kinn hat die große Tendenz, gelblich zu sein.

4.3.4 Das physische Innere

Cl-Menschen haben nur wenig Kraft, sich zu nähren und die Nährstoffe aufzunehmen. Die Organe im Bauch sind klein. Der Darm ist erstaunlich lang, die Verdauung jedoch schwach. Diejenigen Nährstoffe, die sie verdauen, verdauen sie gut, sie können Fett, Zucker, Stärke und Wasser jedoch weder richtig verdauen noch in ausreichender Menge aufnehmen. Die Lungen sind zwar klein, funktionieren aber sehr gut und besitzen eine große Zahl von Luftzellen. Das Herz ist klein, schlägt aber regelmäßig. Die Leber ist klein, aber aktiv; sie und die Bauchspeicheldrüse funktionieren mit schwankender Intensität, denn die Bauchspeicheldrüse hängt von einer normaler Lebertätigkeit ab. Der Magen ist klein und schwach. Sie können zwar organische Metallsalze (Chelate) aufnehmen, nicht jedoch Stärke und Fett. Schwere Mahlzeiten vertragen sie nicht. Sie benötigen kleine Mahlzeiten, die stark basenbildend sind. Die Marasmen haben schlanke, lange Knochen, die nicht leicht nachgeben. Ihre Muskeln sind klein, die Muskelkoordination ist jedoch gut für praktische, leichte Arbeit. Die Bänder und Sehnen sind immer stark und effizient, wenn auch schmal.

4.3.5 Die geistige Entwicklung

Das Gehirn des Cl-Typs arbeitet wegen des hohen Chloridverbrauches und stark hemmender Tendenzen langsam. Das Zerebellum ist klein, die Verbindung zwischen seinen beiden Hemisphären jedoch tief und groß. Cl-Menschen haben eine bemerkenswerte Ausdauer. Sie sind weder stark noch schnell, sie sind aber entschlossen, hartnäckig und unermüdlich. Jede Arbeit, die ein langes Tagespensum, Langsamkeit, Stetigkeit und Genauigkeit verlangt und keinen Partner benötigt, keine Abwechslung, keine Erholung und keine Veränderungen bietet, das ist die Arbeit der Marasmen. Ihre starken Fähigkeiten sind:

Vorsicht (*11), Emsigkeit (*5), Zerstörungssinn (*7), Heimatliebe (*4), Formsinn (*25), Selbstachtung (*13), Verschwiegenheit (*10), Demut (*18), Erwerbssinn (*9), Zahlensinn (*30), Kausalitätssinn (*36), Gewissenhaftigkeit (*15), Festigkeit (*14), sowie die ** 24 bis 31 (die Aufnahme-Gruppe). Der Cl-Typ ist schwach in folgenden Fähigkeiten: Geschlechtsliebe (*1), Eß- und Trinklust (*8), Ehrgeiz (*12), Gutmütigkeit (*19), Gattenliebe (*A), Kampfsinn (*6), Freundschaft (*3), Hoffnung (*16), Anmut (*D) und Frohsinn (*23).

Cl-Menschen haben ein gutes Urteilsvermögen, wenn es um kunstgewerbliche Gegenstände geht, z. B. Töpfereiwaren, Keramik, mechanische Produkte, Porzellan. Sie können die Zeit gut abschätzen und den Wert der Zeit. Sie können Arbeit und Arbeitsmethoden, Regierungsformen, Geheimnisse und geheime Anordnungen gut einschätzen; sie können die Vergangenheit, Methoden und Material der Kriegsführung, Anatomie und Chirurgie, Pornographie, Verhaltensregeln und Prinzipien gut beurteilen.

Ihr Gedächtnis funktioniert auf ähnlichem Gebiet. Sie haben ein ausgezeichnetes Gedächtnis für Antiquitäten, Kriege, Geheimnisse, künstlerische oder mechanische Produkte, obszöne Bilder oder Literatur, menschliche und tierische Formen, Konservierungsmethoden, Systeme, Ethik, frühe Kindheitserlebnisse, Beleidigungen, Leiden, philosophische Ableitungen, mathematische Regeln, etc.

Beurteilungsvermögen und Gedächtnis folgen einfach den mentalen Tendenzen einer jeden Konstitution. Im Falle der Cl-Menschen sind die Tendenzen: sich zurückziehend, konservativ, ernst, stoisch, patriotisch, cliquenbewußt und altmodisch. Sie haben philosophische, überhebliche, ökonomische und manchmal habgierige Tendenzen. Sie sind unheimlich und düster, schweigsam, geldgierig, rachsüchtig und bigott. Sie sind zwar ehrlich genug, um ihre Schulden zu zahlen, einige wenden jedoch schmutzige Geschäftspraktiken an.

Chlor-Menschen sind insofern eigenartig, als sie nur in kleinem Rahmen stehlen. Sie sind Diebe, Schmuggler, Schleicher, Grabschänder oder Wirtschafts-Kriminelle. Wenn ein Cl-Mensch Ihnen jedoch Geld schuldet, dann zahlt er Ihnen jeden Pfennig zurück. Wenn sie versprechen, eine Arbeit zu einem bestimmten Termin erledigt zu haben, dann wird sie rechtzeitig fertig sein. Sie können Waren, Geld oder Ihre Gemahlin unter ihrer Aufsicht zurücklassen und sichergehen, daß alles unberührt vorhanden ist, wenn Sie zurückkehren. Wenn sie Sie jedoch in einem Geschäft übervorteilen oder in der Abwicklung betrügen können, dann werden sie dies ganz gewiß tun.

Viele Cl-Menschen haben einen großen Appetit auf Drogen, Narkotika, Stimulantien, Alkohol und Tabak. Viele sind triebhaft und obszön. Es fehlt ihnen an Anerkennung für das andere Geschlecht. Einige haben nicht genug Sympathie und Gefühle für ihre Mitmenschen. Es mangelt ihnen an Mut, Begeisterung und Optimismus und sie schaffen es nicht, sich auf den Fortschritt einzustellen. Ihr Verstand reagiert langsam auf die Geschehnisse in seiner Umgebung. Sie sind eher subjektiv veranlagt und leben in ihrer eigenen Welt. Man muß sich ganz schön anstrengen, wenn man sie aufregen will.

Sie besitzen Willenskraft, diese liegt jedoch im verborgenen oder ist inaktiv. Sie können auf ihre eigene, ruhige Art und Weise ohne Unterbrechung wie ein Maultier (in einem passiven Sinne) voranschreiten. Ihr Wille drückt sich als innere Stärke, Resignation, Ausdauer, Beharrlichkeit und gewissenhafter Eifer aus.

4.3.6 Charakteristika und Besonderheiten

Die verschiedenen Aspekte der Cl-Konstitution zu nennen würde in eine Aufzählung all dessen ausarten, was schon weiter oben genannt wurde; einige Eigenheiten sollen hier jedoch erwähnt werden. Cl-Menschen tolerieren, ja lieben hohe Temperaturen, weshalb sie auch gerne sonnenbaden. Die ultraviolette Sonnenstrahlung scheint auf ihre mentalen und physischen Funktionen einen vorteilhaften Einfluß zu haben. Sie genießen die Sonne und deren Wärme; wegen ihrer eigentümlichen Veranlagung findet man sie jedoch häufig an dunklen, schlecht beleuchteten und trüben Orten. Sie sind sehr mißtrauisch, zeigen dies jedoch nicht, und sie können sich an alles Schlechte sehr gut erinnern. Wegen ihrer beharrlichen Eigenschaften sind viele Leute sehr überrascht, wenn ein Cl-Typ plötzlich aufsteht und ohne ein erklärendes Wort geht. Dies kann den Arbeitgeber oder den Partner sehr überraschen, aber der Cl-Typ hat dies lange vorausgeplant. Wenn er jemanden oder etwas nicht mag, dann drückt er dies normalerweise nicht offen aus. Er behält dies tief verborgen auf Ewigkeit in sich.

Die Hauptfehler der Cl-Leute sind Grausamkeit, die Ablehnung, sich anzupassen, Ungeselligkeit, Raffiniertheit oder Hinterhältigkeit, sexueller Mißbrauch von sich selbst und von anderen, Kinder eingeschlossen, Mißbrauch von Narkotika, Vetternwirtschaft, Vorurteile, geheime Methoden, Gier, Rohheit, Angst und Zaudern.

4.3.7 Kulturelles Leben und Psyche

Cl-Menschen reagieren gewöhnlich nicht auf Kultur und Feinsinnigkeit. Sie sind völlig undiplomatisch und können ungehobelte Umgangsformen haben. Ihre typische Kleidung ist die allgemein übliche, sie tragen sie, um sich zu bedecken, nicht um sich damit zu schmücken. Künstlerische Vertreter dieses Typs sind mehr kleidungsbewußt.

Cl-Menschen können Ideale haben, in der Regel sind sie jedoch in hohem Maße realistisch. Sie idealisieren und verehren ihre Eltern und weise Alte. Auch wenn sie schon pensioniert sind, betrachten sie sich immer noch als die Wichtigsten weit und breit.

Ihre Tugenden liegen in ihrer Konzentrationskraft, ihrer zweckgerichteten Ausdauer, ihrer Wachsamkeit, ihrer Klugheit und Loyalität. Sie können Werte recht gut einschätzen, ökonomisch sein, sich selbst kontrollieren und das, was bewiesen ist, erhalten und konservieren. Sie haben sehr viel für alles übrig, das üblich, gemeinschaftlich, national, alt ist und von den Vorfahren stammt, deren Wort sie verehren. Sie tun für gewöhnlich gute Arbeit, arbeiten hart und lang und sind verläßlich und beständig.

Cl-Menschen ziehen den Polytheismus und die Sonnenverehrung als Religionsform vor. Sie tendieren auch zu Religionen, die auf Furcht als einigender Kraft beruhen. Ihre Freizeit verbringen sie mit Hobbys und anderen Unternehmungen. Wenn sie hochgeistig sind, dann kann es um intellektuelle, um religiöse, philosophische, wissenschaftliche, musikalische oder künstlerische Ambitionen gehen. Andere vergnügen sich mit häuslichen Dingen, auf erotischen oder narkotischen Abwegen etc. Die Hobbys variieren sehr, und manche sind sehr eigentümlich. Viele gehören zur Kategorie des Erwerbens und Sammelns. Einige lieben es, zu tanzen oder in Nachtclubs zu gehen oder Antiquitäten oder Kuriositäten einzukaufen usw. Sie reisen nicht gerne und bleiben lieber in der Nähe ihrer Wohnung.

Cl-Menschen erhalten ihre Bildung hauptsächlich durch das Studium der Vergangenheit. Sie lernen am besten von allem, was alt, antiquiert, archäologisch und lange her ist. Sie sind nicht bereit, auf das Moderne, auf Veränderungen und Reformen zu reagieren. Sie bleiben beim Gewohnten und leben in der Vergangenheit und haben nur wenig Interesse, Dinge auf neue Art und Weise zu tun. Sie durchdenken ihr Wissen sehr gut, denn sie besitzen einen Verstand, der abstakt und deduktiv arbeitet. Sie lernen langsam, Schritt für Schritt.

Intelligente und kultivierte Cl-Menschen machen sich über ihre Bildung Gedanken und benutzen sie zu ihrem Vorteil, die Mehrzahl hat jedoch einen durchschnittlichen Intellekt und eine umgangssprachliche Art zu reden. Sie verstehen, sind aber zurückhaltend, wortkarg und sprachlich gehemmt. Es gibt viele marasmische Künstler, Studenten und begabte Techniker unter ihnen, wenige sind jedoch gute Redner. Gelegentlich kann sich einer einmal als Schriftsteller hervortun, insgesamt betrachtet ist der Marasme jedoch kein literarischer Typ.

4.3.8 Kulturelles Leben und Liebesbeziehungen

Cl-Menschen fühlen sich nur zu Vertretern der Fett- und der P-C-Konstitution und vielleicht zu dunkelhäutigen der K- und O-Konstitution hingezogen. Generell können sie sich nur schlecht anderen Menschen anpassen. Sie sind keine guten Partner und haben viele seltsame und exzentrische Eigenschaften. Patriotismus und Heimatsliebe sind ihre Antriebsfedern. Es fehlt ihnen an Zartheit, Liebe und der Fähigkeit zum Austausch von Zärtlichkeiten, was Teil einer liebenden Partnerschaft ist. Viele von ihnen haben eine starke erotische Veranlagung und mißbrauchen das andere Geschlecht oder ihre eigenen Sexualfunktionen. Das Verhalten des Cl-Mannes seiner Gattin und seinen Kindern gegenüber ist distanziert, kühl und stoisch, er erfüllt aber immer alle einschlägigen Pflichten.

Der Cl-Typ kennt kaum brüderliche Empfindungen. Sie können an seine Ehre appellieren, aber nicht an seinen Sinn für Freundschaft. Wenn er anderen hilft, dann aus Prinzip, Habsucht oder einem anderen Beweggrund, aber nicht aus Liebe, Sympathie oder Freundschaft. Diese Leute sind überhaupt nicht gesellig. In Gesellschaft sind sie verlegen und können andere nicht beeinflussen. Sie sind nicht anziehend; von ihnen geht kein Charme, keine Wärme aus.

4.3.9 Beruf

Die Menschen des Cl-Typs kann man als unabhängige Dienstleistende bezeichnen. Sie mögen zwar das Talent, die Fähigkeit und den Fleiß dazu haben, sie sind jedoch selten in Führungspositionen. Sie sind nicht besonders ehrgeizig oder unternehmungsfreudig, in der ihnen eigenen, niemanden störenden Art sind sie jedoch unermüdlich. Sie arbeiten langsam und gewissenhaft und sind am besten für leichte Arbeiten im Haus oder im Freien geeignet. Sie ziehen es vor, unabhängig von anderen zu arbeiten. Diese Arten von Situationen bieten ihnen einige Möglichkeiten, erfolgreich zu sein.

Jede Art von Schwerarbeit, experimentelle oder kommerzielle Arbeit sowie leitende oder kontrollierende Positionen sind für diesen Typ ungünstig. Auch Arbeit in Kälte und Wind tut ihnen nicht gut. Die Cl-Talente und -Fähigkeiten drücken sich in folgenden Berufen aus:

Anatom, Antiquar, Antiquitätenfachmann, Archäologe, Archivar, Biograph, Botaniker, Buchhalter, Chirurg, Finanzbeamter, Fitneß-

Trainer, Floristin, Fußpfleger, Gärtner, Geheimdienstler, Händler für Fotozubehör, Händler für orientalische Kunst, Herausgeber von Führern, Historiker, Journalist, Kopierer, Krankenpfleger, Kritiker, Küchenchef, Kunstmaler, Kunstrestaurator, Lexikograph, Lumpensammler, Masseur, Mathematiker, Meteorologe, Mineraloge, Obstbauer, Ökonom, Ornamentedesigner, Packer, Paläontologe, Pharmazeut, Philatelist, Pornograph, Porzellanmaler und -hersteller, Präparator, Schneider, Schriftsteller für Fiction und Märchen, Spediteur, Statistiker, Tapezierer, Tapetendesigner, Textilhändler, Tiermaler, Toxikologe, Uniform- und Kostümschneider, Unternehmer, Vermessungsingenieur, Wäscherin, Zigarrenfabrikant, Zoologe.

4.3.10 Gesundheit und Ernährung
Das vorherrschende chemische Element dieser Konstitution ist das Chlor mit seinen Verbindungen. Fluor kommt auch sehr reichlich vor. Von zweitrangigem Einfluß sind gewisse albuminöse und gelatinöse Stoffe, Phosphate, Natrium, Kalium, Sauerstoff, Magnesium, Kalzium, Phosphor, Silizium, Mangan und gelbe Pigmente. Wasserstoff, Jod, Kohlenstoff, Magnesium, Sauerstoff, Kalium und Natrium sind häufig nicht ausreichend vorhanden, einige, weil sie zu schnell verbraucht werden, andere, weil der Organismus sie aus der Nahrung nicht in ausreichendem Maße aufnehmen kann.

Atmung, Verbrennung und Sauerstoffzufuhr scheinen beim Cl-Typ normal zu sein. Gelegentlich ist die Verbrennung zu stark, was im Laufe der Zeit zu Auszehrung führt. (Ein Mangel an Luft führt zu Übergewicht und Selbstvergiftung, normale Verbrennung baut einen Menschen auf.) Die Verdauung ist schwach. Die Ausscheidung erscheint übermäßig stark, einschließlich des Schwitzens. Cl-Menschen verdunsten ihr Körperwasser, bis sie innerlich und äußerlich völlig eingetrocknet erscheinen (dabei kommen die Chloride an die Hautoberfläche). Der Abbaustoffwechsel ist kräftiger als der Aufbaustoffwechsel. Ihr Sexsystem ist schwach, obwohl ihr Verstand begehrlich und sinnlich ist.

Bei den meisten Menschen dieses Typs sind der Geschmackssinn, der Geruchssinn und der Tastsinn schwach entwickelt. Einige künstlerische Vertreter sind ausnahmsweise sehr sensitiv. Chlor hat einen hypnotischen, fast narkotischen Effekt auf die Sinne, den Intellekt sowie auf die willensmäßigen und emotionalen Fähigkeiten. Die

Krankheiten und Beschwerden dieser Menschen drehen sich um gestörte geistige Zustände, korrosive und degenerative Bedingungen, Stoffwechselstörungen und die Neigung zu Abhängigkeit. Folgende Krankheits-Tendenzen sind zu finden:

Marasmus (Gewebsauszehrung), Osteoporose, Rückgratverkrümmung, gutartige Bindegewebsgeschwulst, gutartige Tumore, Tumor im Gehirn oder Rückenmark bzw. in der Nebenniere, Nervengeschwulst (Neurofibrom), Hirnhautentzündung, Bewußtlosigkeit durch Gehirn-Mangeldurchblutung, Wirbelsäulenerkrankungen, Lähmungen (z. B. der unwillkürlichen Muskeln), Kinderlähmung, Leistenbruch, Blutrückstau durch Gefäßverengungen (Stenose), Nerven- und Muskelkrämpfe, Krebs, Hämorrhoiden, Furunkel, chronische Nierenentzündung, Schleimhautentzündung, Schnupfen, Diphterie, Anhaltende Erektion, begleitet von sexuellen Wünschen (Priapismus), Geschlechtskrankheiten, Abhängigkeit von Betäubungsmitteln, Ängste, Depressionen.

Die Hauptursachen der Schwächen der Cl-Konstitution sind Überarbeitung, Ängste, zu langes Aufbleiben, zu viel Aufnahme von Chlor und Fluor, erotische und narkotische Gewohnheiten und die Unfähigkeit, Nahrung richtig zu verdauen und aufzunehmen.

Eine Vorsorge besteht darin, daß häufig kleine Mahlzeiten gegessen werden. Folgende Lebensmittel sind der Gesundheit des Cl-Typs besonders zuträglich: Milch und Milchprodukte, Pudding, Gelatine, öliger Fisch und Dorschleberöl. Fruchtsäfte, z. B. von Pflaumen und Feigen, sind günstig. Alle wasserhaltigen Gemüse, Nußmus und Nußöl sind gut. Cl-Menschen sollten für ausreichenden Schlaf sorgen, Zuneigung entwickeln, für genügend frische Luft sorgen und Gewürze, Alkohol, eiskalte Getränke und alle ihre unnatürlichen Verlangen und schlechten Gewohnheiten meiden. Ein warmes Klima in geringer Meereshöhe, regelmäßige Arbeit in angenehmer Umgebung mit optimistischen Arbeitskollegen wären hilfreich. Es ist sehr schwer, diesen Leuten zu helfen: sie hätten lieber starke Medizin oder eine verrückte Methode oder radikale Therapie. Trotz ihrer scheinbar zähen Gesundheit leben sie nicht lange. Wegen ihres Pessimismus und ihrer Angst sind sie suizidgefährdet.

5 DIE VITALEN TEMPERAMENTE

5.1 Die Kohlenstoff-Konstitution (C-Typ, Nr. 12)

5.1.1 Kurzcharakteristik

Menschen dieser Konstitution nehmen besonders viel Kohlehydrate auf. ROCINE bezeichnet sie deshalb als "carboferic" und meint, daß auch "sacchariferic" sehr gut passen würde. Der C-Typ hat große Ähnlichkeit mit Zucker: der ist mild, süß und anhänglich, aber er schwächt. Ein Übermaß an Kohlenstoff ist die Hauptursache all der Charakteristika, Fehler und Gesundheits-Probleme dieses Typs. Diese Menschen leiden von der Wiege bis zur Bahre unter Kaliummangel, weil sie es nicht ordnungsgemäß aufnehmen können. So geht es ihnen mit allen biochemischen Salzen, die für ein festes Gewebe benötigt werden. Als Leitworte merken wir uns: "zuckerliebend - schwach".

Kohlenstoff ist das Element für Schläfrigkeit. Wenn im Körper zu viel Kohlensäure gebildet wird, dann führt dies zu Depressionen des Verstandes, des Herzens und des Kreislaufs. Der C-Typ hat deshalb wenig Bewegungsimpulse, schwache Nerven, ein empfindsames Gemüt und einen Mangel an Energie. Er hat mehr Sentimentalität als Charakter und läßt sich leicht führen. Menschen, die eine Neigung zu kohlenhydratreichen Speisen haben, müssen ganz einfach einen plumpen, dicken Körperbau entwickeln. Sie fangen schon pummelig an und werden dann im Laufe der Jahre fett und unansehnlich.

In der Jugend sind C-Frauen graziös, schön, sinnlich und attraktiv mit ungewöhnlich klarer, weicher, heller Haut. Männer fühlen sich von ihnen sehr angezogen. Die scheinbare Lebenskraft und Gesundheit verschwindet jedoch rasch. Der C-Typ ist der schwächste aller Konstitutionen. C-Menschen sind gleichgültig, rastlos und unbekümmert. Sie neigen sehr zu Selbstmitleid, Sympathie, emotionalem Verhalten, Passivität und Faulheit. Sie können Süßigkeiten und stärkehaltige Speisen verzehren, bis sie schwerfällig, träge und riesenhaft werden. Sie sind mittelgroß, die Hauptmenge ihres Gewichtes befindet sich unter der Gürtellinie. Wenn sie fett sind, dann reicht ihr Gewicht von 90 kg an aufwärts. Knochen und Muskeln sind schwach. Der C-Typ hat sogar im Alter selten Falten.

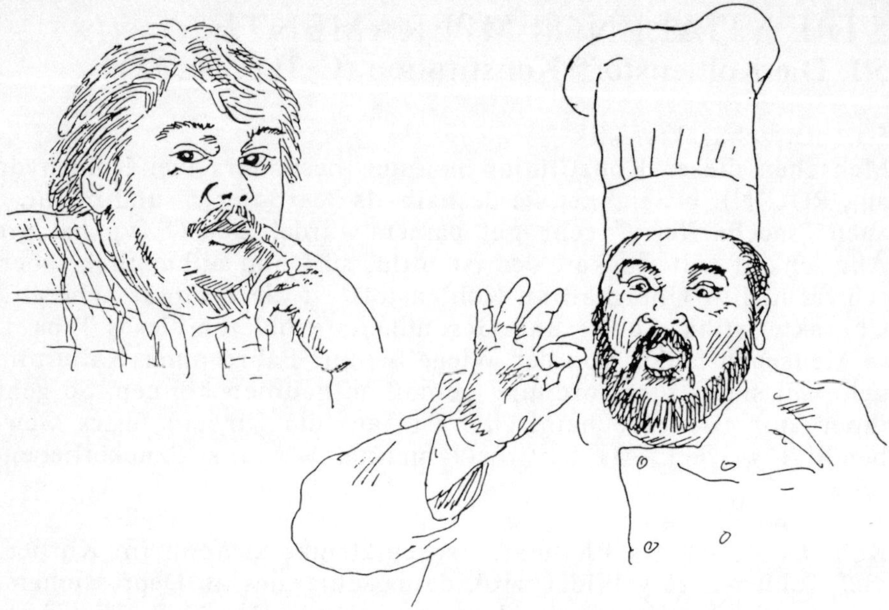

Abb. 54 - 55: Beispiele für die Kohlenstoff-Konstitution
Louie ANDERSON — Komiker
Dom DELOUISE — Komiker, Schauspieler

C-Menschen sind von gutem, mildem Naturell. Sie kämpfen niemals, denn sie haben im Grunde das Herz eines Huhnes. Sie haben viele Illusionen. Sie erwarten Unglück und grämen sich krank und beklagen sich. Sie "borgen sich Probleme" und machen sich auch über diese Sorgen. Sie lieben alles, was das Leben unbeschwert und luxuriös macht. Sie lieben Sommerwetter, Sonnenschein, Muße und Luxus, Behagen, Extravaganzen, viel Musik und Stil, Kleider, Lachen, Vergnügungen, Trägheit, Schlafen, fließende Gewänder, tropische Früchte, gefühlvolle Gespräche, herrschaftliche Häuser usw.

C-Menschen haben alle guten Absichten, sind wohlmeinend und sympathisch, halten dies aber nicht durch. Sie sind sehr ehrgeizig und haben Nobles im Sinn, es mangelt ihnen aber an Willenskraft und physischer Ausdauer. Sie begehen viele läßliche Sünden und stehlen sich dann aus der Verantwortung. Sie sind freundlich, loyal und sprechen leise. Wegen ihrer Nachgiebigkeit passen sie am besten zu aggressiven, extravertierten Typen. Sie sind sensitiv und intuitiv.

Sie können in Verbindung mit mehr unternehmungsfreudigen Menschen erfolgreich sein, welche die Führung übernehmen. Viele C-Leute werden Fiction-Schriftsteller, Photographen, Retuschierer, Hersteller von Süßigkeiten und Gebäck, von Kunstblumen, Kleidern und Hüten. Einige werden mildtätige Ordensschwestern, weil sie eine so tiefgehend mitfühlende Natur haben und weil dies ihnen Sicherheit und ein Zuhause bietet.

5.1.2 Identifikations-Faktoren

1. Temperament-Kombinationen: meistens vital, sehr selten vital-mental oder vital-mobil
2. Größe: vitale und vital-mentale C-Leute sind kurz und schwer, vital-mobile sind groß und schlanker,
   Gewicht: variabel, sie fangen ganz normal an und legen dann kräftig zu, wenn sie reifer werden. Vitale C-Leute können extrem schwer werden.
3. Formtypen: Kopf: gynemorph. Große C-Leute sind vital-mobil und andromorph, Körper: gynemorph.
4. Haarfarbe: meistens blond, viele Zwischentypen, wenige brünette.
5. Profil: meistens analytisch, viele faktisch, einige konzeptionell.
6. Hände: Sie haben kleine, schwache Hände, die leicht zittern. Sie sind weich mit violetten Punkten. Die Finger können schlank und spitz zulaufend sein, sie sind schwach und die Spitzen nach außen gebogen. Die Hände sind feucht und schwitzen. Die Handlinien sind selten tief.
7. Geschlechterverhältnis: 90% Frauen, 10% Männer.

5.1.3 Das physische Äußere

Das Gesicht des C-Typs ist entweder rund, lang und breit oder konisch geformt. Häufig ist es sehr schwer in den unteren Abschnitten. Unter den Augen und unter dem Kinn kann es wulstig sein. Blutandrang kann das Gesicht fleckig, blaurot oder violettrot erscheinen lassen. Es kann dann geschwollen, roh und aufgedunsen aussehen. Die Wangen sind immer voll, groß und manchmal hängend. Häufig findet sich ein Doppelkinn. Das Haar ist häufig fließend und in der Jugend sehr schön. Viele C-Menschen werden frühzeitig grau und verlieren ihr Haar. Ihre Kopfhaut juckt, Schuppen und andere Probleme treten auf.

Ihre Augen sind groß, voll und trocken. Blaue, himmelblaue, hellgrüne oder haselnußfarbene Augen sind die Norm. Manchmal sind sie hellbraun. Das Weiße der Augen kann trüb oder gelb sein. Die Augenlider können dick sein. Die Nase ist selten groß und die Nasenlöcher sind gewöhnlich kurz. Dies deutet auf kleine Lungen und schwache Atmung und deshalb zu viel Kohlendioxid in Blut und Gehirn. C-Menschen laufen für gewöhnlich mit offenem Mund herum, selbst dann, wenn sie nicht sprechen. Die Unterlippe steht vor und ist groß und voll. Der Zwischenraum zwischen Oberlippe und Nase ist klein, die Oberlippe ist voll. Die Ohren sind klein, dünn und eng anliegend. Das Pinnae (der äußere Ohrlappen) ist sehr groß. Die Linien im Gesicht sind niemals so tief wie diejenigen, die von einem starken Charakter gefurcht werden. In ihrem Gesicht findet man nicht viel anderes als Ängstlichkeit, Zögerlichkeit und Vergnügen.

Menschen des C-Typs sind gewöhnlich kurz, untersetzt und sehr fleischig, wenn das vitale oder das vital-metale Temperament überwiegt. Die vital-mobile Variante ist größer und schlanker, jedoch niemals dünn. ROCINE macht für diese Konstitution keine Gewichtsangaben; die C-Menschen sind aber immer schwer im Verhältnis zu ihrer Größe und haben generell gynemorphe Körperstrukturen. Der Körper ist groß, weich und rundlich und hat einen sauren Geruch. Die Arme werden gegen die Schultern zu schwer und laufen in Richtung auf die Finger spitz zu. Auf den Armen findet man kleine purpurfarbene Flecken. Die Beine sind kurz (mit Ausnahme bei den vital-mobilen), und die Füße sind klein und weich. C-Menschen haben stets irgendwelche Fußprobleme, die Füße riechen leicht. Insgesamt kann man das physische Äußere als üppig, fleischig und weich bezeichnen. Die vital-mobile Variante ist immer fester, talentierter, kräftiger und effizienter - aber selbst sie sind weder sehr stark noch groß.

5.1.4 Das physische Innere

Das System der Nahrungsaufnahme ist das aktivste und kräftigste der C-Menschen. Sie nehmen Nährstoffe schneller auf, als sie sie ausscheiden können. Sie nehmen Gase und Feuchtigkeit, ganz besonders aber Zucker leicht auf. Ihr Zuckerstoffwechsel ist größer als bei allen anderen Typen. Sie sind wild auf Zucker und Süßigkeiten und nutzen sie in großem Maße aus. Es fehlt ihnen aber die Fähigkeit, Kalium aufzunehmen, und sie verabscheuen kaliumhaltige Nahrungsmittel. Dieser Zuckeraufnahme-Exzeß bei gleichzeitigem Kaliumdefizit ist die Wurzel vieler ihrer Probleme. Da sie mehr aufnehmen, als sie ausscheiden, leiden sie unter innerer Überfülle. Sie werden von Nahrung "betrunken", sie vergiften sich an zu großen Mengen Stärke bzw. der Gärung von Zucker (dabei können sich Fuselalkohole bilden, die sehr schädlich sind - AdÜ).

Die Venen und Arterien sind schwach entwickelt, und die Zirkulation ist träge. Ihre Venen sind gebläht, und Hände und Füße schlafen leicht ein oder werden taub. Das Herz ist schwach hinsichtlich der nervösen Impulse wie auch bezüglich der Kreislaufimpulse und kann jederzeit aufgeben. Der C-Typ braucht dringend mehr Blutsalze. Das Verdauungssystem, der Magen, die Leber, die Milz und die Bauchspeicheldrüse sind alle überarbeitet, weil sie gezwungen werden, mit einer übergroßen Menge an Glycogen fertig zu werden. Der gesamte Bewegungsapparat ist schwach. Muskeln, Gelenke, Bänder und Sehnen sind alle klein oder schwach, weil Kalium fehlt. Die Knochen sind niemals stark. Sie entwickeln sich langsam und fühlen sich weich an. Sie erhalten nicht genügend Kalzium für effizientes Wachstum.

5.1.5 Die geistige Entwicklung

Die Gehirnsubstanz des C-Typs hat nicht genügend Festigkeit und Spannkraft. Ein Schlag oder Sturz kann leicht eine Gehirnerschütterung verursachen. Wenn dies passiert, dann wird die Gehirnsubstanz an die Schädeldecke gegenüber dem Schlag gepreßt. Dabei brechen Gehirnzellen zusammen, vermischen sich oder werden zumindest weich. Das Resultat kann ein krankes Gehirn oder Schwachsinn sein. Das Gehirn wird sehr schnell müde, wenn es zum Denken oder Lesen benutzt wird. Das Kleinhirn ist klein und uneffektiv. Dies ist mit ein Grund für die Faulheit dieser Leute.

Da die motorischen Fähigkeiten schwach entwickelt sind, ist Kampfsinn (*6) für sie eine unbekannte, geistige Fähigkeit. Zerebellum, Medulla Oblongata, Erwerbssinn (*9), Festigkeit (*14), Selbstachtung (*13), Emsigkeit (*5), Gewissenhaftigkeit (*15) und Hoffnung (*16) sind alle schwach entwickelt. C-Menschen halten sich für klein und unbedeutend. Sie sind zu demütig, um das Wort zu ergreifen. Die aufnehmenden Fähigkeiten (**24-31) sind ebenfalls schwach ausgebildet. Folgende Fähigkeiten sind stark: Eß- und Trinklust (*8), Geschlechtsliebe (*1), Elternliebe (*2), Freundschaft (*3), Charaktersinn (*C), Ehrgeiz (*12), Vorsicht (*11), Vergleichssinn (*37), Nachahmungssinn (*22), Gläubigkeit (*17) und Gutmütigkeit (*19).

C-Menschen haben keine gute Urteilskraft. Sie sind ängstlich und leicht verwirrt. Sie haben ein schlechtes Gedächtnis. Ideen, Konzepte, Gedanken, Eindrücke, Überzeugungen, Pläne, Resolutionen und andere Ergebnisse der Gehirntätigkeit sind vage und ungenau. Der Denkprozeß verläuft langsam, und die geistige Vorstellungskraft ist schwach. Sie werden des Lebens müde, grämen sich über unwichtige Dinge und können sogar Selbstmord begehen. Sie benutzen dazu eine bequeme Methode wie Gift, Gas oder Ertrinken. Einige begehen lieber Selbstmord als zu arbeiten. C-Menschen haben einen schwachen Verstand, viele sind gar schwachsinnig. In ihrem Verstand herrscht eine Art Chaos. Nach Sonnenuntergang sind ihr Verstand, ihr Wille und ihr Gedächtnis noch schwächer. Weil sie ängstlich sind und einen schwachen Willen aufweisen, werden sie von starken Gemütern leicht zu fast allem verführt. Das Element Kohlenstoff ist dafür verantwortlich, wenn sich erwachsene Ladys wie Babys benehmen.

5.1.6 Charakteristika und Besonderheiten

C-Menschen haben eine ängstliche, melancholische, träge Veranlagung. Sie sind wie menschliche Schmetterlinge, mild und zärtlich, zeigen dies aber selten. Sie sind gutmütig und unkämpferisch, weshalb sie schlechte Soldaten abgeben. Sie fallen in melancholische Stimmungen, beklagen sich, machen sich Sorgen, jammern und wollen, daß man sie verwöhnt und ihnen ihren Willen läßt. Manchmal haben sie Wahnvorstellungen und glauben, sie würden verfolgt. Sie haben zwar Temperament, sind aber zu ängstlich, es immer zu zeigen. Sie geben sich schüchtern und sagen selten viel. Wenn sie jedoch etwas sagen oder tun, dann kann es leicht passieren, daß sie sich blamieren. So halten sie lieber den Mund und blicken mit einem leeren Ausdruck in die Ferne, als ob sie tief in Gedanken seien.

Sie werden rasch ängstlich und geraten leicht in Panik, z. B. wenn es brennt. Viele haben Angst zu heiraten oder begehen nach der Hochzeit aufgrund ihrer Angst und ihrer Befürchtungen Selbstmord. Der Mangel an Kalium und ein schwaches Kleinhirn verursachen ein schwaches sexuelles Verlangen, was nach der Hochzeit ebenfalls zu Schwierigkeiten führen kann. C-Menschen fühlen sich unwürdig und mögen sich selbst nicht leiden, haben sonst aber nur wenige Abneigungen, z. B. gegenüber Streitgesprächen und Arbeit oder Gymnastik. Sie haben nichts gegen andere Menschen. Sie sind freundlich, angenehm und passiv.

C-Menschen sind gut, wenn sie sich mit guten Menschen zusammentun; sie lassen sich jedoch leicht verführen. Wenn sie erst einmal unten sind, dann können sie kaum wieder nach oben kommen. Einige werden Land- oder Stadtstreicher oder Prostituierte, weil sie zu wenig Willenskraft besitzen und nicht resolut genug sind. Sie sind unzuverlässig und mögen zu Tricks, Diebstahl und Unehrlichkeit Zuflucht nehmen, um zu überleben. Sie neigen zwar dazu, Nachläufer zu sein, viele von ihnen sind trotzdem ehrlich und nobel. Wie bei allen Konstitutionen sprechen wir von den Typcharakteristika, nicht von einzelnen Individuen.

Menschen des C-Typs haben an keiner einzigen Sportart Interesse. Sie neigen zu unschuldigen Vergnügungen im Zusammenhang mit Essen, Trinken, Reisen, geselligem Beisammensein, Picknicks und Theater.

5.1.7 Kulturelles Leben und Psyche

C-Menschen benehmen sich in Gesellschaft in erster Linie deshalb taktvoll und gesellig, weil es ihnen an Mut fehlt, nicht weil sie kulturell besonders feinsinnig wären. Sie geben zu leicht auf und beklagen und betrauern ihr Mißgeschick. Sie haben einen sehr guten Sinn für Kleidung und Aussehen und achten darauf, daß sie schön sind und akzeptiert werden. Ihr Benehmen ist beherrscht und angenehm. Sie sind freundlich und nachsichtig, so daß sich andere in ihrer Umgebung frei fühlen.

C-Menschen haben häufig hohe Ideale, aber es ist die alte Geschichte: "Der Geist ist willig, aber das Fleisch ist schwach". Sie können ihre guten Absichten und Ideale gewöhnlich nicht durchsetzen, und das führt zu weiterem Lamentieren und Klagen.

Sie haben keine intensiven Hobbys, vielleicht mit der Ausnahme, daß sie Neuheiten und Nippes sammeln. Sie verbringen ihre Freizeit meist mit Schlafen, sich Herausputzen, Romane Lesen, Essen und sich Vergnügen. Sie sind eifrig damit befaßt, einen Gatten zu finden, der sie unterstützt, damit sie sich ihren Vergnügungen widmen können. Was sie auch tun, sie sind immer wohlmeinend, angenehm und liebevoll. Religion ist für sie mehr eine soziale Angelegenheit und hat mit Nachahmung zu tun, weniger jedoch mit spiritueller Erfüllung. Bei allem, was sie tun, ist Komfort unerläßlich.

Allgemein sind sie keine guten Studenten. Sie passen besser zu den häuslichen Wissenschaften und den Künsten. Sprechen fällt ihnen leichter als Schreiben. Wenn sie schreiben, dann ist es kurz, z. B. ein kurzer Brief. Ihre eigene Sprache ist nervös, zögerlich und ängstlich. Sie brauchen ein einfaches Studium. Ihr Gehirn reagiert nicht leicht und schnell. Ihr Verstand scheint benebelt zu sein, und Studieren verursacht bei ihnen Kopfschmerzen.

5.1.8 Gesellschaftliches Leben und Liebesbeziehungen

C-Menschen sind freundlich und pflegen mit allen anderen Konstitutionen Umgang, vielleicht mit Ausnahme von Vertretern des eigenen Typs. Als Geschäfts- und Ehepartner sollten sie Vertreter des Ca-Typs und des Si-Typs wählen. Die besten Nachkommen stellen sich mit Ca-Partnern ein. Kinder von C-Müttern haben eine schwache Gesundheit, wenig Vitalität und normalerweise Probleme mit der Schilddrüse, wenn sie nicht mit einem Ca-Gatten gezeugt wurden.

C-Menschen sehnen sich nach einer Partnerschaft mit Leuten, die ein festeres, stärkeres Gemüt aufweisen, ja sie brauchen dies geradezu. Der langsame, knochige, große und eckige Ca-Typ ist geduldig, ruhig und ausdauernd. Die C-Gattin bringt die Freundlichkeit mit, der Ca-Gatte nimmt die Mühsal auf sich. Wenn er nach einem harten Arbeitstag nach Hause kommt, wird er das beenden, was sie nicht geschafft hat, und er wird ihre Kämpfe bestehen und ihre Probleme lösen. Ihre Abhängigkeit macht seine Stärken um so offensichtlicher. Er genießt das und fühlt, daß er die beste Frau der Welt hat.

Liebe und Freundschaft hat für den Ca-Typ von Natur aus etwas mit Abhängigkeit zu tun. C-Partner sind von denjenigen, die sie unterstützen, völlig abhängig. Sie brauchen aber viel Freiraum. Sie lieben diejenigen am meisten, die am meisten für sie tun. Sie schätzen eine gute Stimmung. Sie sind sentimental und liebevoll in guten Zeiten, verlieren jedoch ihre Zuneigung schnell, wenn sich die Zeiten zum Schlechten wenden.

5.1.9 Beruf

C-Leute sind selten Unternehmer. Sie sitzen da und seufzen, scheinen schläfrig und verlassen. Sie sind ehrgeizig, es fehlt ihnen aber an Willenskraft, ihre Faulheit und Indifferenz zu überwinden. Sie haben verständnisvolle Ideen, aber keinen Mut, sie in die Tat umzusetzen. Sie sind definitiv nicht für Schwerarbeit geboren, noch für irgend etwas, was Ausdauer, Fleiß und Kampf verlangt oder Schwierigkeiten mit sich bringt. Man könnte meinen, sie wären für ein Bett aus Rosen geboren - natürlich solche ohne Dornen! - oder für ein hochherrschaftliches Haus, in dem Diener die Arbeit tun und Manager für die Planung sorgen. Sie vertrödeln ihre Zeit, ohne irgend etwas von Belang zu Wege zu bringen. Man könnte sagen, sie sind eifrig damit beschäftig, nichts zu tun. Sie sind deshalb nie regelmäßig in ihrem Beruf oder Geschäft, sie haben auf gewissen Gebieten jedoch einige Begabungen. Die großen C-Leute sind immer etwas begabter, effizienter und aktiver als die kurze, schwere Variante, denn sie haben mehr Kalzium in ihrem System und mehr andromorphe Eigenschaften.

Sie sind geschickt im Verstehen anderer Menschen, und sie können sich an andere sehr leicht anpassen. Meistens neigen sie zu einfacher Arbeit und ebensolchen Berufen. Statt ein eigenes Geschäft zu eröffnen, werden sie besser Assistenten in einem fremden Geschäft. Sie sind talentiert im Umgang mit Drinks, Getränken, Sodawasser, Spirituosen und Speisen. Sie bewähren sich in jedem Betrieb, der mit Zucker oder Stärke zu tun hat, wie zum Beispiel in Bäckerläden, in Geschäften für Süßigkeiten, an Sodawasserbrunnen etc. Da sie sich in Kleidung bestens auskennen, sind sie auch erfolgreich in der Textilbranche. Aus irgendwelchen Gründen gibt es einige C-Menschen, die etwas von Chemie verstehen und Gase, Gärstoffe, Moose, Sümpfe und Insekten studieren. Sie sind gut in Pflanzenzucht. Sie verstehen etwas von allen Kohlenstoffprodukten und sind daher gut im Umgang mit Diamanten, Edelsteinen, Juwelen und Ornamenten. Ansonsten sind die C-Talente vorwiegend häuslicher Natur. Wie das bei jeder Konstitution ist, findet man natürlich auch solche, die mehr Talent, Ehrgeiz und Unternehmungsgeist besitzen als die hier beschriebenen.

5.1.10 Gesundheit und Ernährung

In Menschen des C-Typs herrscht Kohlenstoff vor, Wasserstoff und

Sauerstoff folgen als weitere Hauptelemente. Fast alle anderen Biochemikalien sind unterrepräsentiert: Kalium, Kalzium, Fluor, Jod, Eisen, Magnesium, Mangan, Sauerstoff, Phosphor, Silizium und Schwefel. Einer der Hauptfunktionen des Kohlenstoffs im menschlichen Körper ist die Bereitstellung von Wärme. Kohle besteht aus Kohlenstoff; wenn man sie in einem Ofen verbrennt, dann gibt sie Wärme ab. Wenn wir zu viel Kohle ohne ausreichende Mengen an Luft (Sauerstoff) hineingeben, dann wird das Feuer erstickt und erlischt. Kalte Füße, eine schwache Verdauung, schlechte Nerven und Depressionen sind das Ergebnis von zu viel Kohlenstoffprodukten im Körper, die nicht durch Sauerstoff verbrannt werden. Kohlenstoff ist einer der grundlegenden Elemente des Lebens und notwendig für die Konstruktion des vitalen Systems. Kohlenstoff spielt eine wichtige Rolle im Muskel-Stoffwechsel, der Zellorganisation und im Zellwachstum.

C-Menschen verbrauchen stets sehr viel Kohlenstoff, weshalb sich übermäßig viel Fett und Kohlendioxid bildet. Diese Faktoren haben einen zerstörerischen Effekt auf alle Körperfunktionen: auf den Kreislauf, das Herz, das Atmen und das Gemüt. Dieser Zustand ruft eine Vorliebe für Trägheit, Müßiggang, Sinnlichkeit, Leichtsinn und einen Mangel an intellektueller Kraft hervor. Ihr Atem wird bis zu dem Punkt belastet, an dem sie jede körperliche Anstrengung, wie zum Beispiel Treppensteigen, aus der Puste bringt und sie nach Luft japsen läßt. Sie brauchen ganz dringend mehr frische Luft und Sauerstoff und atmen selten genug, um all das Kohlendioxid loszuwerden, das sie selbst produzieren. Die Ausscheidungsorgane sind nicht ausreichend aktiv, um die Gärprodukte des Kohlenhydrat-Stoffwechsels auszuscheiden, die sich aufgrund zu viel gegessener Stärke und Zuckers in ihrem Verdauungstrakt gebildet haben. Sie bekommen auch Verdauungsbeschwerden, wenn sie etwas Kaltes trinken. Sogar Protein und die organischen Metallsalze verdauen sie nicht gut. Sie haben bei der Verdauung von fester Nahrung Probleme, ja sie haben schon Schluckbeschwerden dabei. Wegen ihrer starken Eßlust (*8) haben sie einen unbändigen Appetit, und das macht alles nur noch schlimmer. Ihre Vorliebe für Kohlenhydrate ist unübertroffen. Ihr Wille ist zu schwach, um widerstehen zu können, und ihr Appetit verführt sie dann. Stärkehaltige Nährmittel, Zucker, Pralinen, Süßigkeiten und Alkohol sind die Dinge, nach denen sie sich sehnen und die sie konsumieren. Sie essen zu viel, gehen zeitig ins Bett und stehen spät auf. All dies macht ihre ohnehin schon schweren Körper noch gewichtiger. Ihr Geschmackssinn ist der einzige der Sinne, den man als scharf bezeichnen könnte. Der Gesichtssinn, der Tastsinn, das Gehör und der Geruchssinn sind allesamt stumpf und schwach.

C-Beschwerden verstärken sich im Sommer und Herbst. Diese Menschen sind anfällig für viele Krankheiten, Seh- und Hörbeschwerden, Entzündungen und manchmal auch Lähmungen. Folgende Krankheiten sind typisch:

Alkoholismus, Völlerei, zuckerbedingte Körperübersäuerung, zukkerbedingte Gärung und Pilzbefall, Toxämie, Blutkrankheiten, Leukozytämie, Degeneration der Arterien, Blutergüsse, Furunkel, nervös bedingter Rheumatismus, Nierenentzündung, Lähmungen, Glycosurie, Phosphaturie, einseitige Kopfschmerzen, Muskelschmerzen, Nervenschmerzen, Vorfall, Geschlechtskrankheiten, Spermathorrea, Lüsternheit, Schläfrigkeit, Angst und Schüchternheit, Schwachsinn, Selbstmord.

Der Hauptgrund vieler ihrer Beschwerden ist ein Mangel an freiem Sauerstoff und an Zellsalzen und die Anwesenheit von zu viel Kohlendioxid und von Gärungsprodukten eines ungenügenden Kohlenhydratstoffwechsels (Alkohol und Säuren) im Organismus. Andere schädliche Faktoren sind Willensschwäche, Faulheit und ein Übermaß an Gefühlen.

Vorbeugung oder Heilung wird begünstigt durch eine trockene Ernährung, stärkere Ausscheidung, Vermeidung aller Nährmittel mit leeren Kohlehydraten, von Fett, heißen Speisen, Schweinefleisch und des meisten tierischen Proteins. C-Menschen brauchen auch harte körperliche Arbeit und Fitneßtraining sowie schwere geistige Arbeit, die sie wie die Pest meiden. Diese Aktivitäten sind nötig, damit sie die Zellsalze aufnehmen können, die sie so dringend brauchen. Hilfreich wäre ein Ca-Partner, die ihnen sagt, wo`s lang geht und der sie zum Arbeiten anhält - nach Möglichkeit einer, der das auf nette Art und Weise kann. Sie sollten in hoher Meereshöhe mit dünner Luft, viel Sonne und steinigem Boden leben. Diese Bedingungen verbrennen den überschüssigen Kohlenstoff. Übungen in Tiefenatmung werden sie ebenfalls vitalisieren. Sie sollten Seminare zur Entwicklung der Persönlichkeit besuchen und Mut, Selbstvertrauen und

Selbstmotivation entwickeln.

Menschen des C-Typs werden generell nicht alt; in vielen Fällen überschreiten sie nicht das Alter von 55 Jahren.

5.2 Die Sauerstoff-Konstitution (O-Typ, Nr. 13)

5.2.1 Kurzcharakteristik

Dies ist die Konstitution, in der Sauerstoff die Eigenschaften, den Charakter, die Gesundheit, die Talente und die Veranlagung beeinflußt. ROCINE nennt sie "oxiferic". "Oxi" steht für Sauerstoff (engl. Oxygen) und "ferisch" für tragen. Als Leitworte merken wir uns: "enthusiastisch - unternehmungsfreudig".

Sauerstoff regt an und macht wach. O-Menschen sind unter Druck wie ein Sauerstofftank. Sie sind energetisch, unternehmungsfreudig und wagemutig. Sauerstoff wirkt wie ein Tonikum auf die sexuellen Fähigkeiten, das Mitgefühl, die Sprache, die Liebe zu Flüssigkeiten, den für die Muskulatur zuständigen Teil des Gehirns und die Zirkulation.

O-Menschen kann man an ihrem großen Leib, ihrer roten oder rosa Gesichtsfarbe, ihren extrem warmen Händen, ihrem lebendigen Verhalten und ihrer Gesprächigkeit erkennen. Sie sehen jugendlich und gesund aus. Es sind große, symmetrisch gebaute Menschen. Sie machen einen professionelleren, interessierteren und gebildeteren Eindruck, als sie in Wirklichkeit sein mögen.

Die roten Blutkörperchen sind bei ihnen besonders vital und wohlgenährt. Ihre Blutneubildung ist zuzeiten schneller als nötig oder als das Herz damit umgehen könnte. Deshalb haben sie einen roten Teint, gut entwickelte Sexualorgane und sehr viel Energie.

Die O-Leute lieben das Übermaß. Sie sind enthusiastisch und können sogar in einem Fehlschlag noch Erfolg erblicken. Sie investieren und erwarten große Ergebnisse. Mit ihrer hoffnungsvollen, lebendigen Veranlagung können sie die Menschen um sich herum begeistern. Wegen der großen Sauerstoffmengen in ihrem Organismus und der großen inneren Hitze sind sie wie Dampfmaschinen. Wenn sie diese innere Hitze nicht durch Schwitzen und Verdunstung in Wasserdampf verwandeln könnten, dann würden sie leiden.

O-Menschen lieben Experimente, sie lernen durch Versuche und Fehler. Sie sind ständig auf der Suche nach neuen Entdeckungen, nach einem Chirurgen oder Spezialisten, nach einer neuen Medizin oder

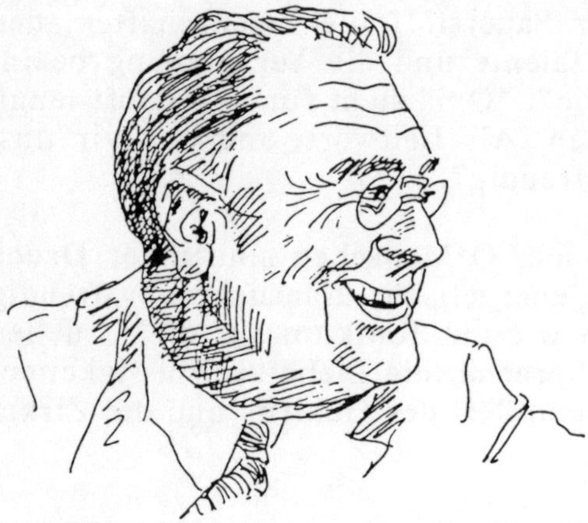

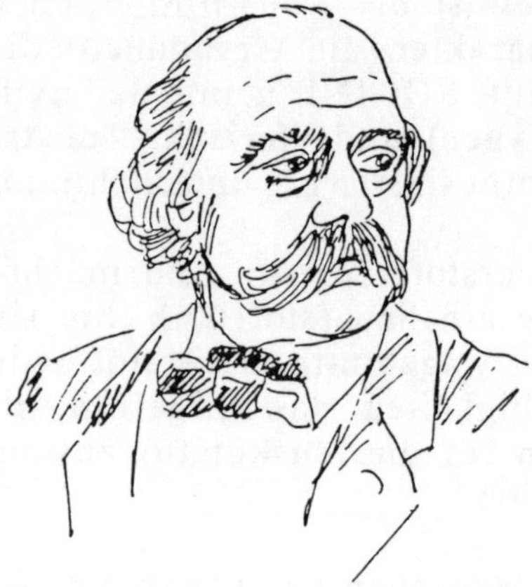

Abb. 56 - 58: Beispiele zur Sauerstoff-Konstitution

Franklin D. ROOSEVELT
Ex-US-Präsident

Gustave FLAUBERT
franz. Schriftsteller

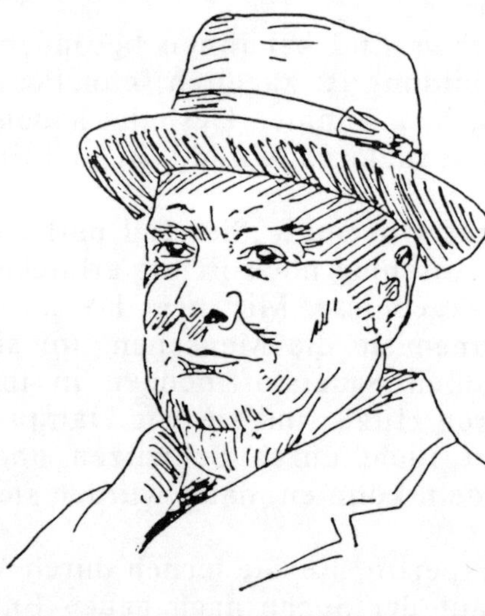

Winston CHURCHIL, Expremierminister von Großbritannien

Behandlung. Sie können sogar ihre Verwandtschaft oder ihre Freunde dazu veranlassen, zweifelhafte Heilmittel oder Methoden auszuprobieren.

O-Menschen bringen eigentlich immer etwas zuwege, weil sie so viel unternehmen. Es scheint, als ob sie unablässig bis zu einem Höhepunkt aufbauen, dann fallen und wieder von vorne anfangen. Sie sind nicht nur in kommerziellen Dingen Spitze, auch ihre Pläne, Leidenschaften, ihre Liebe und alles andere sind auf der Höhe. Sie steigen rasch auf und ebenso schnell wieder ab, haben mit ihren Unternehmungen aber meistens Erfolg.

Sie bauen auf Erfahrungen. Sie interessieren sich für alles, was vor sich geht. Sie wollen Sensationen erleben, Freude, Liebe, Liebeswerben, Unterhaltungen etc. Sie genießen das "wahre" Leben, sie geben sich mit imaginären Dingen, wie z. B. mit Romanen, nicht zufrieden. Sie wollen alles selbst erleben, wollen wissen, wie es sich anfühlt. Sie stehen prall im Leben und sind sehr emotional. Ihre Befürchtungen sind riesig, ihre Enttäuschungen abgrundtief, ihre Liebe ist explosiv.

O-Menschen sind bei allen und überall beliebt. Sie haben selten Feinde. Die O-Geschäftsfrau und der O-Geschäftsmann denken an tausend und eine Annehmlichkeit, Bequemlichkeit und an Geschenke, mit denen sie andere Geschäftsleute beglücken könnten. Sie gewinnen Menschen durch Geschenke, Aufmerksamkeiten, Unterhaltungen, gutes Verhalten und persönliche Anziehungskraft für sich. Sie tragen dazu bei, daß diese sich groß und bedeutend fühlen. Sie sind anpassungsfähig und haben einen gesunden Menschenverstand. Sie sind bereit zu vergeben. Sie gewinnen, sind dabei aber nie verletzend oder zerstörend. Am schwersten tun sie sich mit der Selbstkontrolle, weil ihre Emotionen und Leidenschaften so vehement sind.

5.2.2 Identifikations-Faktoren

1. Temperament-Kombinationen: vital-muskulös, muskulös-vital. Oft sind mobile Temperamentanteile entwickelt, was sie etwas harmonischer macht, wobei die vitale Komponente immer führt.
2. Größe: gewöhnlich 170 cm, kann bis 188 cm gehen, Gewicht: ist größenabhängig, aber immer schwer; reicht von 77 bis 102 kg.
3. Formtyp: Kopf: harmonisch bis gynemorph, Körper: harmonisch

bis gynemorph
4. Haarfarbe: meistens blond, viele Zwischentypen, wenige brünette
5. Profil: meistens analytisch, viele faktisch, wenige konzeptionell
6. Hände: Die Haut ist meist trocken und heiß. Die Hand tendiert zu quadratischer Form, wobei die Basis etwas breiter ist. Die Hände sind klein bis mittelgroß. Die Finger sind kurz bis mittel und laufen spitz zu, mit vollen unteren Abschnitten, aber etwas dünn im Vergleich zur Handfläche. Der kleine Finger lehnt sich mit dem obersten Fingerglied nach innen. Die Handfläche ist groß, fleischig und rot mit tiefen, roten Linien.
7. Geschlechterverhältnis: 40% Frauen, 60% Männer

5.2.3 Das physische Äußere

Das Haar des O-Typs ist oft ohne Glanz, trocken, lockig, locker und leicht durcheinander. Es ist hellbraun oder flachsfarben und wird stellenweise leicht weiß. Die Haarenden sind gespalten. Das Haar der O-Frau wird schnell grau und muß durch Öl oder Lotion angefeuchtet werden, bevor sie es kämmen kann. O-Männer haben behaarte Brust, Arme und Beine und eine heiße Haut. Die Augenbrauen sind gerade und sitzen niedrig über den Augen. Ihre Augenlider jucken, die unteren Lider werden rot und körnig. Sie reiben ihre Augen deshalb häufig. Ihre Augen sind gewöhnlich weit oval, aber klein, blau, grau, haselnußfarben oder graugrün. Die Pupillen sind hell und klar trotz des Brennens und Juckens. Sie sehen lebendig und ehrlich aus, eine starke sexuelle Ausstrahlung ist nicht zu übersehen.

Die Ohren sind weit mit vollen Ohrläppchen. Sie sind dick und sitzen niedrig am Kopf. Sie werden schnell rot. Die Nase kann breit und flach sein. In vielen Fällen ist sie fleischig und sehr dick an der Spitze mit mächtigen Nasenlöchern. Beide Lippen sind groß, voll und rot. Sie können zuzeiten sogar geschwollen sein. Der Unterkiefer ist groß und fleischig. Das Gesicht ist allgemein breit und quadratisch oder länglich rund. Wenn sie arbeiten, sprechen, denken, beten oder Gefühlsaufwallungen haben, dann werden sie leicht rot im Gesicht. Ihr Gesicht sieht jugendlich aus.

5.2.4 Das physische Innere

Natürlich ist bei dieser auf Sauerstoff gegründeten Konstitution die Atmung besonders stark und aktiv. Diese Leute wissen wahrhaftig, wie man tief atmet. Sie haben große, geräumige Lungen und vergrößerte Nasenlöcher. Ihre kräftigeren Organe sind Darm, Milchdrüsen, Leber, Bauchspeicheldrüse, Milz, allgemein die Drüsen und das venöse System. O-Menschen sind sehr aktiv, weil ihr Bewegungssystem gut entwickelt ist, der Schwerpunkt liegt jedoch auf den Muskeln und weniger auf den Knochen. Das Membransystem, die Gelenke und die Sehnerven sind schwächere Bereiche. Das Blut ist außerordentlich reich, voll mit roten Blutkörperchen und Blutsalzen. Die O-Menschen tendieren zu hohem Blutdruck, was sie durch ihre hohe Aktivität gut ausgleichen können. Die Verdauung ist hervorragend und Magen und Darm sind aktiv und stark. Sie reagieren jedoch sensibel auf ihre Ernährung, und wenn sie etwas essen, das sie eigentlich nicht essen sollten, werden sie krank oder erbrechen sich sogar.

5.2.5 Die geistige Entwicklung

Das Gehirn des O-Typs ist sehr aktiv, weil es beständig mit nähr- und sauerstoffreichem Blut aufgeladen wird. Es ist so aktiv, daß diese Leute häufig Schlafprobleme haben. Zerebellum und Medulla sind sehr groß und kraftvoll und rufen eine hervorragende arterielle Zirkulation und Sauerstoffverteilung hervor. Die Medulla ist drei mal größer als diejenige von Menschen des Unterernährungs-Typs! Unter anderem deshalb bekommen O-Menschen niemals Tuberkulose.

Sie haben folgende starke Fähigkeiten: Geschlechtsliebe (*1), Gesundheitssinn (*E), Trinklust (*8b), Erwerbssinn (*9), Elternliebe (*2), Freundschaft (*3), Erhabenheitssinn (*B), Srachsinn (*35), Maßsinn (*26), Wägesinn (*27), Farbensinn (*28), Erinnerungssinn (*32), Ortssinn (*31), Zeitsinn (*33), Tonsinn (*34), Vergleichssinn (*37), Kausalitätssinn (*36), Bausinn (*20), Charaktersinn (*C), Nachahmungsdrang (*22), Hoffnung (*16), Gläubigkeit (*17), Gutmütigkeit (*19), Ehrgeiz (*12) und Zerstörungssinn(*7).

Ihre Schwächen liegen auf folgenden Gebieten: Kampfsinn (*6), Verschwiegenheit (*10), Gattenliebe (*A), Heimatliebe (*4), Festigkeit (*14), Selbstachtung (*13), Emsigkeit (*5), Gewissenhaftigkeit (*15) und Demut (*18). Idealitätssinn (*21) kann stark oder schwach sein. Aufgrund dieser Kombinationen denken und handeln sie.

Sauerstoff-Menschen können den Wert und die Bedeutung der Arbeit von anderen sehr gut abschätzen. Sie können hochgezüchtete Tiere und deren Stammbaum beurteilen. Sie sind ausgezeichnet in der Bewertung von wertvoller Literatur, von wissenschaftlicher, erfinderischer, schauspielerischer und mechanischer Arbeit und deren Ergebnissen. Sie haben ein ausgezeichnetes Gedächtnis für das, was sie essen und trinken, für Tafelfreuden, für Geschichten und lustige Begebenheiten.

Im Grunde mangelt es ihnen an wirklicher, geistiger Konzentration, sie sind aber schnell im Denken und Handeln. Sie können kleine Stückchen Information ausnutzen und scheinen in allem Experten zu sein, von Pfähle-Einrammen bis Buddhismus, von Pferderennen bis Psychologie. Sie saugen Wissen auf wie ein Schwamm und nutzen dieses Wissen auch.

Sie haben eine lebendige Vorstellungskraft, die zuzeiten mit ihnen durchgeht. Sie fürchten sich instinktiv vor Krankheiten. Deshalb kann man sie auf diesem Gebiet leicht verängstigen. O-Mütter sind anfälliger für psychoneurotische Eindrücke als Mütter anderer Konstitutionen, und sie geben ihrem Nachwuchs unzählige pränatale Eigenschaften mit auf den Weg. Während der Schwangerschaft haben sie viele starke, eigenartige, sexuell-anziehende Sehnsüchte, Eigenheiten und Züge, Abneigungen und Wünsche, die befriedigt werden wollen. Sie übertragen diese Eigenheiten auf ihren Nachwuchs. Dies geschieht bei O-Müttern viel stärker als bei Müttern anderer Konstitutionen.

O-Frauen können ihre privaten Affären und Gefühle ebensowenig für sich behalten wie die Geheimnisse anderer. Sie können aber so verschwiegen sein wie ein Grab, wenn das Geheimnis ihrem eigenen Ansehen oder ihren eigenen Interessen zuwider läuft.

Menschen dieser Konstitution haben zu wenig wirkliche Willenskraft. Sie haben kraftvolle Impulse, die in der Intensität des Augenblicks Ergebnisse zeitigen, aber sie überlegen es sich andauernd anders.

5.2.6 Charakteristika und Besonderheiten

O-Menschen haben eine wunderbare, lebendige, emotionale, demonstrative, enthusiastische und ehrliche Veranlagung. Sie haben eine großzügige und nachgebende Natur und sind bereit zu helfen. Mit der ihnen eigenen Ehrlichkeit und ihrer positiven, bestimmten Art können sie andere leicht begeistern und inspirieren. (Sie sind jedoch schwächer, als sie erscheinen.) Sie lieben es, sich mitzuteilen, zu unterhalten und sich auszusprechen. Sie sind die ewigen Optimisten. Sie machen sich über verlorenes Geld, Bankrott oder eine aufgelöste Partnerschaft keine Sorgen und fangen sofort damit an, ein neues, besseres Geschäft aufzubauen. Sauerstoff ist von Natur aus immer aufbauend und zerstörend. Der O-Typ verhält sich genau so.

O-Menschen sind ungeduldig und wechselhaft. Sie werden an einer Sache schnell interessiert, handeln impulsiv, oder ihr Interesse schmilzt schnell wieder dahin. Vergangene Taten verfolgen sie wie Geister. Die meisten von ihnen zahlen ihre Schulden, und wenn sie in einem Geschäft einen Kunden übervorteilt haben, dann kann es sein, daß sie noch Jahre später das Geld zurückschicken, um ihr Gewissen zu erleichtern. Sie sind großzügig und liberal und hassen Undankbarkeit mehr als alles andere. Sie sind leicht erregt, können ihren Groll aber nicht lange aufrechterhalten. Wenn sie sich auf die Schnelle rächen können, dann tun sie dies auch, falls nicht, lassen sie die Leute in Ruhe. Gelegentlich fallen sie trotz ihres Optimismus in Verzweiflung und Ängstlichkeit, sie lösen sich aber schnell wieder davon.

O-Menschen haben einen starken Geschlechtstrieb und viel Lebenskraft. Sie werden von allem und jedem aus dem Menschen-, Tier- und Pflanzenreich angezogen, das voll von Leben und Lebenskraft ist. Sie interessieren sich niemals für Hinschwindendes, Schwaches oder Krankes. Sie haben im allgemeinen sehr kräftige Vorlieben und Abneigungen und sind zu keinem Kompromiß bereit. Wenn sie jemanden nicht mögen, dann wollen sie auch nichts mit ihm zu tun haben.

Menschen des O-Typs werden nicht als Gewohnheitstiere eingestuft. Sie verhalten sich eher natürlich. Wenn sie sich für etwas interessieren, dann kommen sie periodisch darauf zurück, beschäftigen sich aber nicht ständig damit. Obwohl sie aktive Menschen sind, begrenzen sie ihre sportlichen Aktivitäten auf Erholung in der Natur, z. B. auf Fischen oder Schwimmen oder Picknicks in Wald und Flur. Ein ganz besonderes Vergnügen ist es für sie, wenn sie Menschen, die sie lieben oder verehren, besuchen und mit ihnen tafeln können.

O-typische Fehler leiten sich von der Ungeduld dieser Leute ab, von ihrem stürmischen und urwüchsigen Naturell. Sie lieben Intrigen und haben stets die eine oder andere Verschwörung laufen. Es kann sein, daß sie lügen, obwohl sie damit nichts Böses zu tun glauben. Sie sind nicht wirklich mutig. Sie bluffen gerne und machen ihre Drohungen nur selten wahr. Sie geben niemals zu, Unrecht zu haben. Sie essen und trinken bis zum Exzeß.

5.2.7 Kulturelles Leben und Psyche

O-Menschen haben völlig natürliche Manieren und Gewohnheiten. Sie sind lebendig, angenehm und diplomatisch im Umgang mit anderen. Sie kleiden sich penibel und erscheinen immer nett und sauber. Alle diese Eigenschaften tragen zu ihrer persönlichen Anziehungskraft bei. Die Menschen mögen es, sich in ihrer Umgebung aufzuhalten. Ihre Gegenwart löst ein wohliges Gefühl, Hoffnung und Optimismus aus.

Sie pflegen hohe Ideale. Sie lieben Wahrheit, Altruismus und Liebe. Sie sind wahrscheinlich das einzige vitale Temperament, das sich nichts aus Mystik und Okkultismus macht. Sie haben viele Tugenden, die zuzeiten wegen Übersteigerung zu Fehlern werden. Sie sind liberal, großzügig, gastfreundlich, anpassungsfähig, fortschrittlich und demonstrativ. Sie sind enthusiastisch und hoffnungsvoll und glauben an die Maxime: "Leben und leben lassen". Sie können vergeben. Statt Kriminelle zu bestrafen, würden sie sie lieber reformieren und bessern. Sie sind gegen das Töten, Mord, Krieg, Bestrafung und Grausamkeit.

Die Gebete der meisten O-Menschen sind kurz. Sie beten um Freude, Vergnügen, Wohlergehen, Gesundheit, Reichtum und Glück. Ihre Religion denkt mehr an diese Welt als an spirituelle Höhen.

Die Hobbys der O-Menschen drehen sich gewöhnlich um Naturstudien. Sie lieben es, all das zu studieren, das sie befähigt, Mensch und Tier besser zu verstehen. Sie sind auch große Reisende mit außergewöhnlich großem Interesse an anderen Menschen, ihren Kulturen, ihrer Wirtschaft, ihrer Industrie etc.

O-Menschen halten nicht viel von Studien im Sinne von Anstrengung und Büchern. Sie lernen vom Leben und von praktischen Erfahrungen. Sie sind Menschen, die benutzen und anwenden; sie stellen deshalb einen Profi ein, nutzen den Erfinder, schicken den Politiker an die passende Stelle usw. Sie lernen durch Hören. Lebende Sprachen fallen ihnen leichter als etymologische Studien. Sie können besser reden als rechtschreiben. Wenn sie mit Literaten zusammenkommen, dann saugen sie Informationen auf wie ein Schwamm, und bald klingen auch sie literarisch sehr gebildet. Überhaupt erscheinen sie immer gebildeter und brillanter, als sie normalerweise wirklich sind. Sie sind begabte Redner und Schauspieler und können ohne Unterlaß sprechen, ohne zu ermüden.

5.2.8 Gesellschaftliches Leben und Liebesbeziehungen

Menschen des O-Typs sind sehr tolerant und in hohem Maße verbindend. Sie können sich fast allen Menschen-Typen anpassen, außer dem Cl-Typ. Als Ehepartner brauchen sie einen selbstkontrollierten Menschen. Am besten geeignet ist der Na-Typ.

Sie haben nie das Bedürfnis, allein zu sein, noch nicht einmal, wenn sie niedergeschlagen sind. Aufgrund ihrer starken sozialen und emotionalen Natur und ihres Bedürfnisses, sich selbst auszudrücken, brauchen sie jemanden, der ihnen zuhört. Sie mischen sich generell gerne unter Menschen, gehen aber auch Dauerfreundschaften und feste Bindungen ein. Sie sind ausgezeichnete Gesprächspartner und Unterhalter. Sie können dominant und beleidigend sein, wenn sie irritiert oder zornig sind. Normalerweise macht es aber Spaß, mit ihnen zusammenzusein. Sie stellen sich vor und schließen rasch Bekanntschaften. Ihr Enthusiasmus, ihre anziehende Persönlichkeit und ihre Energie können Sie im Sturm mitreißen. Sie wenden sich nicht an Ihren Verstand, sondern an Ihr Herz und Ihre Gefühle oder Ihre Wünsche, Leidenschaften und Ihren Selbsterhaltungstrieb.

Sie haben ein großes Herz und aktive Gefühle. Sie verlieben sich leicht und wollen schnell geheiratet werden. Sie glauben an die Ehe und große Familien und lassen sich immer von Partnern anziehen, die sexuell auf der Höhe sind. Sie sind herausfordernd, ehrlich und hingebungsvoll. Sie sehnen sich nach Liebe.

5.2.9 Beruf

O-Menschen legen ein großes Geschick an den Tag, wenn sie sich für eine Stelle bewerben. Sie sind von Natur aus die geborenen Führer, lernen schnell, sind anpassungsfähig, reagieren rasch und sind gute Kommunikatoren. Business- und Sexenergie charakterisieren diesen Konstitutionstyp. Sie können Menschen aufwecken und das Beste aus ihnen herausholen. Sie können sogar den Kriminellen wieder auf die rechte Bahn bringen oder den Alkoholiker zum Abstinenzler machen. Sie sind aber keine Arbeiter. Wenn sie so richtig unter Dampf stehen, können sie mehrere andere ersetzen, sie haben dann aber keine Ausdauer.

In Führungspositionen und dort, wo sie andere zur Arbeit anleiten, sind sie viel besser. Ihr Erfolgspotential und die Fähigkeit, Geld zu machen, sind gleichermaßen groß. Asche verwandeln sie in Gold, aus Armut kreieren sie Reichtum. Sie sind effizient, praktisch und hervorragende Organisatoren. Die Mitarbeiter können sie besser einsetzen als sich selbst. Sie denken geschäftlich und sind extrem erfinderisch. Sie kreieren Systeme, spekulieren, vermitteln und verhandeln. Viele von ihnen sind ausgezeichnete Redner. Sie können besser "ex tempore" (frei) sprechen als eine vorbereitete Vorlesung halten.

Jeder Vertreter des O-Typs unterscheidet sich vom anderen. Die Entwicklung ihrer phrenologischen Fähigkeiten und ihre Gesichtszüge werden Ihnen die Schlüssel zu den individuellen Potentialen in die Hand geben. Zum Beispiel mag ein Mann einen bootförmigen Kopf haben und mit Vorträgen, Gedichten, Organisation etc. sehr erfolgreich sein. Ein O-Mensch, dessen Kopfseite und Stirn besonders entwickelt sind, wird besondere Fähigkeiten im Aufbau der Wirtschaft, als Unternehmensberater, als Vermittler und als Systementwickler haben. Ein O-Mensch mit einem großen Vorderteil der Schädeldekke (Gutmütigkeit *19) und einem großen zentralen Hinterkopf wird das Potential als Evangelist, Pfarrer oder Missionar haben.

Die folgenden Berufe sind mögliche Betätigungsfelder für den O-Typ. Individuen können sich zu einem oder mehreren Berufen hingezogen fühlen und gleichzeitig an anderen völlig uninteressiert und dafür unfähig sein.

Bahnmanager, Börsenmakler, Dichter, Direktor einer Firma, Financier, Hersteller, Manager in der Filmbranche und in der Lebensmittelindustrie, Organisator, Promoter, Restaurantmanager, Schätzer,

Spediteur, Tierzüchter, Unterhändler, Unternehmensberater, Verkaufstrainer, Wohlfahrtspflege.

5.2.10 Gesundheit und Ernährung

Die Hauptchemikalien des O-Typs sind Sauerstoff, Kalium und Eisen und zusätzlich ölige Substanzen. Sauerstoff ist das einzige überschüssige Element. Kalzium ist relativ unterrepräsentiert. Große Mengen an Sauerstoff, Eisen und Kalium im Organismus begünstigen die Oxidation im Gewebe, die Erzeugung von Wärme (Verbrennung), die Bereitstellung von roten Blutkörperchen, und sie energetisieren den Kreislauf und die Medulla und stärken die mentalen Fähigkeiten. Das Endresultat ist geistige Bereitschaft, starke Leidenschaft und Impulsivität. Daran liegt es, daß alle O-Menschen sehr interessiert, herausfordernd, enthusiastisch, anziehend, gesellig und wandelbar sind.

Sie verhalten sich wie der Sauerstoff in der Natur. Sauerstoff dringt in der Natur überall in alles ein. Wenn etwas nutzlos wird, dann löst Sauerstoff es auf, sammelt es ein und bringt es in das Lagerhaus der Natur, damit es wieder verwendet werden kann. Wenn ein Tier stirbt, dann arbeitet der Luftsauerstoff daran, den Kadaver zu entfernen. In dem Moment, in dem ein Blatt zu Boden fällt, beeilt sich der Sauerstoff, es abzubauen und aufzulösen.

Feuer brennt, weil Luftsauerstoff zugegen ist. Sauerstoff ist wie ein innerer Ofen. Er verbrennt das Glycogen in den Muskeln und setzt dabei ihre Kraft frei. Ein einfaches Experiment, das Ihnen zeigt, wie Sauerstoff Wärme erzeugt, sind zehn bis zwölf Atemzüge durch "Rückwärts-Atmen": ziehen Sie Ihren Bauch ein wenn Sie einatmen und dehnen Sie ihn aus, wenn Sie ausatmen. Bald werden sie Wärme im gesamten Körper spüren.

Entweder tötet Sauerstoff oder er heilt. Er ist eine der prinzipiellen Wachstumselemente im Universum. Als das kreative Element stellt er deshalb einen Bruder der Sexualität dar. Sauerstoff verbindet sich gerne und geht mit allen anderen Elementen chemische Verbindungen ein außer mit Fluor. Er ist instabil, explosiv und impulsiv.

Beim O-Typ sind alle Körperfunktionen stark. Atmung und Oxidation sind ausgezeichnet und aktiv. Er hat eine große Fähigkeit, Nährstoffe aufzunehmen und Überflüssiges auszuscheiden. Sein Geschlechtssystem ist stark und seine Sexenergie groß. O-Menschen schwitzen viel - schon bei der kleinsten Anstrengung -, weil sie viel Wärme erzeugen, besonders unter den Armen, in der Leiste und am Hals.

Sie haben einen scharfen Tastsinn, Hörsinn und Geschmackssinn. Ihr Geruchssinn ist ebenfalls höchst entwickelt, jedoch nicht in dem Maße, wie dies beim H- und N-Typ der Fall ist. O-Frauen sind gegenüber Geruch und Geschmack sensibler als Männer. Angenehme Gerüche wirken heilend auf sie und können deshalb in der Therapie genutzt werden.

O-Männer haben mehr Verlangen nach Getränken als nach fester Nahrung. Sie trinken viel Wasser, Zitronensaft, Limonade und ganz besonders gerne Bier. O-Frauen sind mehr für Speisen zu haben und können sich sogar überessen. Sie lieben gebratene Speisen und stark gewürztes, mageres Fleisch.

Während des ersten Drittels der Nacht sind O-Menschen unruhige Schläfer. Im zweiten Drittel schlafen sie besser. Dann wachen sie häufig zwischen drei und vier Uhr auf und können nicht wieder einschlafen, besonders, wenn sie sich Sorgen machen. Wenn sie schlafen können, dann schlafen sie doppelt lange und erholen sich rasch.

Die Beschwerden des O-Typs sind häufig fiebrig, ansteckend, entzündlich-vereitert (hervorgerufen durch pathogene Keime oder ihre eigenen Stoffwechselgifte), psoriatisch (Schuppenflechte der Haut), sexuell bedingt, psycho-neurotisch (Angst, Sorgen, Furcht), verkrampfend, epileptisch, astigmatisch, plethorisch (Blutandrang), spasmisch, psychopathisch (moralisch unverschuldet) und mit den Nieren oder mit der Leber zusammenhängend. Der O-Typ hat eher akute als chronische Krankheiten. Typische Krankheiten, die den O-Typ in Zeiten niedriger Vitalität heimsuchen, sind die folgenden:

Bluthochdruck, Hyperämie und Plethora (Blutüberfülle), Schuppenflechte, Geschlechtskrankheiten, Verwachsungen, Albuminurie, Arthritis, heftige Fieberschübe, unwillkürliche Blähungen, Kräfteverfall des Gehirns, Schwachsinn, Lüsternheit.

Die Hauptursache der Probleme des O-Typs sind Hitzeandrang, der durch zu viel Sauerstoff hervorgerufen wird, eine Blutüberproduktion, Überessen, der Gebrauch narkotischer Stimulantien und Alkoholgenuß, Oxysäuren, atmosphärische Gase und Rauch (Luftverschmutzung), ein exzessives Sexleben und ein Mangel an Selbstkontrolle.

Vorbeugung und Heilung geschieht durch Abbau dieser Ursachen, zum Beispiel kann Hitze durch Schwitzbäder abgegeben werden sowie durch ein Klima, das die Verdunstung fördert. Ein warmes, feuchtes Klima und eine Meereshöhe von 30 bis 300 m bekommt ihnen am besten. Am Meer zu wohnen wäre eine ausgezeichnete Wahl für sie. Wenn sie Schwitzbäder nehmen, dann sollte der Kopf kühl bleiben, während der Körper durch Wickel mit kühlen, feuchten Tüchern schwitzt. Bedecken Sie den Hals, das Gesicht und den Kopf so, daß die Basis des Gehirns kühl bleibt. Kalte Bäder und kaltes, trokkenes Klima verschlimmert ihren Zustand. Die O-Menschen profitieren auch von Schlaf, moralischer Unterstützung und davon, daß sie mehr Selbstkontrolle entwickeln.

Eine kühlende, die Ausscheidung begünstigende, kalziumreiche Ernährung wirkt ebenfalls harmonisierend; das Kalzium sollte jedoch aus vegetarischen Quellen stammen. Generell ist eine vegetarische Ernährung angesagt. Fleisch, Milchprodukte, Fett, Zucker, Stärke, Stimulantien und Gewürze sollten sie meiden und sich an Fruchtsäfte, Gemüse, Gemüsebrühe und Fisch halten. Magermilch und Molke sind in Ordnung. Sie sollten Wasser trinken, Zitronen- und Limonensaft. Dunkle Räume, Ruhe, Schlaf, Sympathie und Ermunterung werden ihnen im Krankheitsfall sehr helfen. Ihre Fitneß-Übungen sollten leicht sein und im Freien stattfinden. Golf oder Reiten wären gut. Kräftige Massage nach der Gymnastik und nach warmen Bädern ist segensreich.

Menschen des O-Typs besitzen eine sehr starke Konstitution; wegen ihrer exzessiven und stürmischen Natur sterben sie jedoch früher als von der physischen Anlage her vorgesehen. Sie neigen nicht zu Selbstmord, erreichen aber bisweilen plötzlich einen Tiefpunkt, drohen damit, Selbstmord zu begehen und treffen sogar Vorbereitungen dazu. "Irgend etwas" hält sie jedoch immer davor zurück. Sympathie und ein aufbauendes Gespräch, ausreichend Schlaf und ein paar phosphorreiche Mahlzeiten werden sie vom Selbstmord abhalten.

5.3 Die Wasserstoff-Kohlenstoff-Konstitution (H-C-Typ, Nr. 14)

5.3.1 Kurzcharakteristik

In dieser Konstitution werden im Körper im Überfluß ölige Substanzen ausgeschieden, Fett produziert und lagenweise deponiert; deshalb dominieren Wasserstoff und Kohlenstoff, aus denen sich die Fette zusammen mit Sauerstoff aufbauen. ROCINE nennt diesen Typ "lipoferic". Dies bedeutet "fetthaltig" oder "fettbildend". Als Leitworte merken wir uns: "glatt - sinnlich".

Gewisse Tiere, wie der Bär, haben eine angeborene Neigung, Fett zu produzieren und zu speichern. Auch gewisse Menschen besitzen die Voraussetzungen für eine starke Fettbildung. Diese Menschen erinnern uns an den stereotypen, lustigen, fetten Mann. Sie sind mollig fett und lieben das Vergnügen. Sie sind temperamentvoll, freundlich, gesellig und gutmütig. Sie erscheinen gemütlich, hoffnungsvoll, lebendig und sehr umgänglich. Sie haben ein freies, freundschaftliches Benehmen, ein lautes Sprachorgan und werden vom anderen Geschlecht stark angezogen. Sie sind von Natur aus sehr bestimmend und schimpfen, ohne wirklich ärgerlich zu sein. Sie sind in ihren Stimmungen sehr wandelbar, zeigen sich Fremden gegenüber aber fast immer von ihrer besten Seite.

H-C-Männer haben einen außerordentlich großen Zentralkörper. Der Unterleib ist korpulent und fett, ebenso der Hals, die Wangen, die Vorderseite der Oberschenkel, die oberen und seitlichen Brustregionen und die Oberarme nahe der Schultern. Die Frau des H-C-Typs ist pummelig, formlos und üppig. Ihre Haut ist schön mit einem öligen Schimmer, der von dem vielen Öl herrührt, das sie ausscheidet. Ihre Taille kann schlank sein, ihre Glieder sind aber pummelig. Arme und Beine verjüngen sich zu kleinen Händen und Füßen. Ihre Augen sind strahlend und glänzend mit einem zum Flirt bereiten Blick. (Sie bekommt "immer ihren Mann".) Sie ist charmant, angenehm, und eine erfahrene Schmeichlerin. Sie erscheint ehrlich und unschuldig, ihr ganzes Wesen strahlt aber Sexappeal aus. Ihre Liebe kann in Armut nicht leben. Männer lügen, betrügen und stehlen, um ihr Juwelen und andere Luxusgüter zu kaufen. Sie aber weist ihre Liebhaber ab, wenn sie pleite sind.

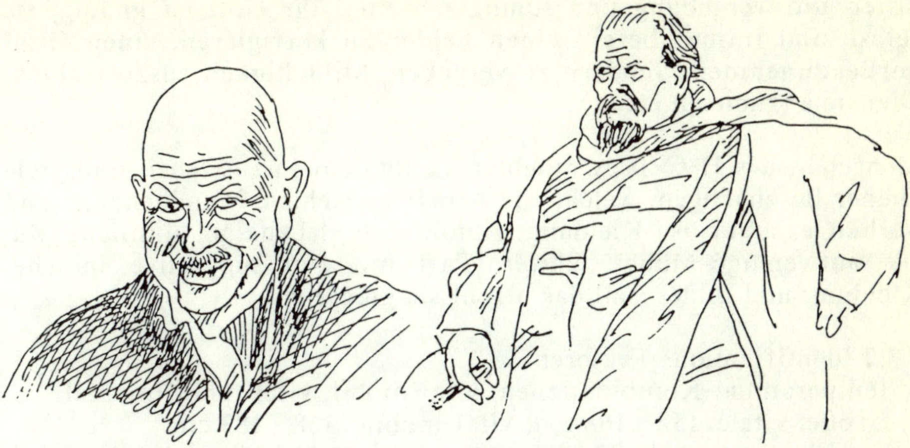

Abb. 59 - 60: Beispiele zur Wasserstoff-Kohlenstoff-Konstitution
James BEARD — Orson WELLES
Gourmet Küchenchef — Schauspieler, Regisseur

H-C-Menschen sind taktvoll und wissen das rechte Wort im rechten Moment zu sprechen. Sie können andere beeinflussen und erhalten, was sie wünschen. Sie sind mit dem Wunsch, geliebt zu werden, geboren. Sie nutzen andere zu ihrem eigenen Vorteil aus, gewinnen ihre Gunst und beeinflussen sie. Sie vergeuden nie Zeit mit unwichtigen Menschen. Sie sind Führungskräfte und Manager unter Prominenten. Sie bringen es fertig, immer als erster dazustehen. Sie sind geldgierig, egoistisch und ausgezeichnete Schwindler. Natürlich sind nicht alle Vertreter des H-C-Typs in ihren Geschäften mit anderen Menschen prinzipienlos. Es gibt viele feine Menschen dieses Typs, die meisten aber haben eine aalglatte, schmierige, ölige oder schmeichlerische Persönlichkeit. Sie sind warmherzig, gesellig, angenehm, und sie verbinden und mischen sich gerne mit anderen Menschen. In ihrem Wunsch, andere glücklich zu machen, können sie zum Dienst bereit sein. Sie nehmen gerne an Sportveranstaltungen, Vergnügungen, Unterhaltungsveranstaltungen, Festivals, Banketten, Reisen etc. teil.

Sie bevorzugen eine sinnlich betonte Religion, haben aber auch einen starken Zug zum Okkulten, Mystischen, Transzendenten und Esoterischen. Sie sind voller Bedauern und Reue für vergangene Sünden. Sie bitten um Vergebung und sündigen weiter. Ihr Gott ist gnädig; sie selbst sind immer bereit, einen Fehler zu korrigieren, einen Groll zurückzunehmen, Sündern zu vergeben, Mildtätigkeit auszustrahlen, Dienste anzubieten etc.

Menschen des H-C-Typs möchten in totalem Luxus leben und viele Diener beschäftigen, welche die Arbeit verrichten. Wandbehänge und Vorhänge, luxuriöse Kleidung, Automobile, lebendige, sinnliche Musik, aufwendige Möbel, schwere Parfüme, eine suggestive Sprache, Kleidung und Bilder - all das macht sie glücklich.

5.3.2 Identifikations-Faktoren

1. Temperament-Kombinationen: vital-mobil, vital-mobil-mental
2. Größe: vitale: 152 - 168 cm, vital-mobile: 168 - 183 cm,
   Gewicht: kurze vitale: 72,5 kg, große vital-mobile: 82 kg und mehr
3. Formtyp: Kopf generell gynemorph, Körper: vitale gynemorph, vital-mobile andromorph
4. Haarfarbe: meistens blond, einige Zwischentypen, einige brünette
5. Profil: meistens gerade und voll
6. Hände: Die Handrücken sind kalt und weich oder glatt, fettig und heiß. Hände und Finger verjüngen sich. Die Finger sind lang, aber mollig. Die Handfläche ist ebenfalls mollig und glatt. Sie fühlt sich weich an und ölig, wenn sie heiß ist.
7. Geschlechterverhältnis: 50% Männer, 50% Frauen

5.3.3 Das physische Äußere

Das Haar der H-C-Konstitution ist generell glatt, ölig und von grober Textur. Gelegentlich werden Sie feines, gewelltes oder verfilztes Haar sehen, ölig ist es aber allemal. Die Haarfarbe variiert von flachsfarben bis dunkel, meist ist sie hellbraun. Die Augenbrauen sind graziös geschwungen. In der vital-mobilen Variante können sie gerade sein. Die Augen sind breit, voll und anzüglich lächelnd; häufig findet sich ein dickes unteres Augenlid. Ihr Ausdruck kann genüßlich, temperamentvoll, großzügig, freundlich oder sehnsüchtig sein, drückt aber meist amouröse Wünsche aus, spiegelt Flirt oder Koketterie wider bzw. weist auf sexuelle Leidenschaft hin. Ihre Farbe ist himmelblau, haselnußfarben oder blau mit Grünstich, manchmal auch gelblich braun.

Ihre Nase ist klein und fleischig mit dicker Spitze. Es ist der "emotionale Nasentyp", mit konkaver Gesamtform, klein und nach oben gebogen oder knollennasig. Die Oberlippe ist ebenmäßig, wobei der Mittelteil etwas voller ist. Die Unterlippe ist immer wohlgeformt und voll, manchmal im Zentrum breit und nach außen gebogen, was einen starken Appetit anzeigt. Manchmal ist sie wie eine Zigarre gerollt, was Sinnlichkeit anzeigt. Sie ist selten besonders groß mit der Ausnahme einiger negroider Vertreter dieses Typs. Die Wangen sind oft geschwollen und sackartig hängend, besonders in den seitlichen und unteren Teilen der Wangen. Das Kinn ist breit, tief und fleischig. Häufig finden sich ein Doppelkinn und tiefe Grübchen.

Es gibt zwei Arten des H-C-Typs. Der vitale Unter-Typ ist kleiner und schwer-untersetzt, fett, gedrungen von gynemorpher Bauart. Der vital-mobile Unter-Typ ist breit, groß und schwer mit andromorphem Körper. Der Unterleib ist immer stark ausgeprägt, ganz besonders der Unterbauch, der mit Fettgewebe ausgekleidet ist und richtig dick aussieht.

Generell basiert der H-C-Körper auf Lockerheit, Porosität, Schmierung und Üppigkeit. Im ganzen Körper herrscht Überfluß an Fettgewebe, das die normalen Körperfunktionen behindern kann. Obwohl der Gewebeaufbau locker und porös ist, ist er dort, wo massiv Fett eingelagert ist, fest oder sogar hart. Der Körper ist an den Schultern, hinter und in der Brust und vorne am Hals sehr schwer gebaut, das bedeutet: diese Leute sind dickbrüstig und hochbrüstig. Die Vorderseite der Oberschenkel ist immer mit dicken Fettpolstern ausgestattet. Füße und Hände sind klein, stämmig und sich verjüngend. Der Handrücken ist ein wenig wie Schweineschmalz gefärbt. Es sind keine Hände, die harte Schläge austeilen können. Sie sind für Liebesspiele und zum Trösten gemacht.

5.3.4 Das physische Innere

Die H-C-Konstitution besitzt große und effektive Organe und Drüsen, wie z. B. Magen, Darm, Nieren, Bauchspeicheldrüse, Herz und Lungen. Atmung, Drüsensekretion und Nährstoff-Aufnahme sind deshalb stark. Grundprobleme, die ihre effiziente Arbeit beeinträchtigen, sind Fett und falsche Eßgewohnheiten. Das Fett umkleidet

Darm und Herz, übt Streß auf die Bauchspeicheldrüse und die Leber aus und tritt sogar im Blut auf. Kreislauf und Herz werden behindert. Die Lungen sind groß, aber die Verbrennung ist schwach. Das gesamte Bewegungssystem ist für harte Arbeit zu schwach.

5.3.5 Die geistige Entwicklung

Der H-C-Typ hat folgende starke phrenologische Eigenschaften: Geschlechtsliebe (*1), Trinklust (*8b), Zerstörungssinn (*7), Freundschaft (*3), Hoffnung (*16), Gutmütigkeit (*19), Gläubigkeit (*17), Frohsinn (*23), Sprachsinn (*35) und alle physischen Sinne. Sie sind schwach im Bewegungsapparat, im Zerebellum, in der Brücke und im Korpus Callosum.

Folgende phrenologische Eigenschaften sind schwach ausgebildet: Kampfsinn (*6), Erwerbssinn (*9), Festigkeit (*14), Selbstachtung (*13), Emsigkeit (*5), Verschwiegenheit (*10) und Gewissenhaftigkeit (*15). Auch Demut (*18), Kausalitätssinn (*36) und Bausinn (*20) sind oft schwach ausgeprägt. Jede der Fähigkeiten kann stark, mittel oder schwach sein mit Ausnahme der Trinklust (*8b), der Geschlechtsliebe (*1) und des Zerstörungssinnes (*7), die immer stark sind, und der Bewegungsfähigkeiten, die immer schwach sind.

Die Vertreter der H-C-Konstitution haben Stärken auf folgenden Gebieten: Kranken-Diagnose, Versorgung mit Schmerzmitteln und die Herstellung von Drogen. Sie verstehen Kinder sehr gut, sind ausgezeichnete Verkaufsleiter (Promoter) und können ihre vitale Anziehungskraft gut einsetzen. Ihr Urteilsvermögen ist auf den Gebieten am besten, die sie interessieren und für die sie talentiert sind. Diese werden weiter unten ausführlicher diskutiert. Sie umfassen öffentlichen Dienst, Bankette, Partys, Speisen- und Getränke-Service, Brauen, Getränke, Schönheitspflege-Artikel usw. Ihr Gedächtnis ist am stärksten hinsichtlich Vergnügungen, Belustigungen, Sport, Unterhaltungen, geselligen Veranstaltungen, Befürchtungen, sozialen Handelns sowie auch auf neuartigem, mystischem und okkultem Gebiet. Ihre Tendenzen, Ziele und ihre generelle Richtung zielt auf Selbstbelohnung, Vergnügen, Spaß und Dienst an der Öffentlichkeit.

Menschen des H-C-Typs zeigen viele Schwächen, wie z. B. Mangel an Willenskraft und moralischen Vorsätzen, an Beurteilungsvermögen von Gut und Böse, an Konzentrationsfähigkeit, an Genauigkeit, an

Stehvermögen unter unangenehmen Bedingungen und an geistiger Präsenz in Gefahren und Notsituationen. Ihr Gemüt liebt das Vergnügen. Es ist stark auf der Gefühlsebene und schwach, wenn es um Tat und Ausführung geht. Sie planen und diskutieren, bringen aber nur wenig zustande. Sie schaffen mehr durch ihre Ausstrahlung als auf andere Weise. Sie sind abstrakt, transzendent, okkult, launig, sentimental und optimistisch veranlagt und reagieren schnell. Ihre Willenskraft ist schwach, aber sie sind sentimental-starrköpfig.

5.3.6 Charakteristika und Besonderheiten

Die Besonderheiten des H-C-Typs sind zahlreich und veränderlich. Viele seiner Eigenheiten kommen und gehen, weil er so temperamentvoll ist. Nur wenige Besonderheiten können hier genannt werden, denn eine vollständige Liste wäre fast unmöglich. Menschen des H-C-Typs überlegen sich die Konsequenzen ihrer Taten nicht. Sie sind voll von Entschuldigungen und Komplimenten. Sie können sich und andere in eine Art Sicherheit einlullen. In puncto Anspielungen sind sie Meister. Sie können beschwatzen und überreden. Sie lieben es, mit Menschen und Tieren zu schmusen und sie zu verhätscheln. Manchmal fühlen sie, daß sie Offenbarungen empfangen, halten Zwiesprache mit Gott und sagen dann Ereignisse voraus.

Sie haben einen unstillbaren Durst, und ihr Appetit wächst beim Essen. Wenn sie nicht reich sind, dann tun sie wenigstens so als ob. Sie vollbringen viele eigenartige und gedankenlose Dinge, wie zum Beispiel lautes Klavierspielen, bis die Nachbarn bewaffnet vor der Tür stehen und ähnliches. Sie sind angenehm, fröhlich, hoffnungsvoll, leidenschaftlich, großzügig, liberal und unruhig veranlagt. Sie lieben das Spiel und haben eine kapriziöse und launische Veranlagung. Ihr Naturell liebt das Vergnügen; sie sind partnerschaftlich, gesellig, optimistisch und amourös. In der Liebe, in Gedanken, in der Sprache und in der Kleidung sind sie anzüglich. Sie können weltoffen oder geheimnisvoll sein. Abends sind sie aktiver, morgens träger.

H-C-Wünsche sind stark, intensiv und zuzeiten allumfassend. Wie weiter oben angedeutet, hängen ihre Sehnsüchte mit ihrer Sinnlichkeit, ihrer Leidenschaftlichkeit und ihrer Liebe zum Essen zusammen. Sie ersehnen sich Publicity, öffentliche Verehrung und Geld für Vergnügungen und Luxus. Sie helfen anderen Menschen gerne und sind in dieser Hinsicht sehr großzügig.

Menschen des H-C-Typs hassen Hitze, heißes Sommerwetter, starkes Sonnenlicht und heiße, stickige Räume (z.B. Küchen). Sie ziehen das Essen dem Kochen vor, geben aber trotzdem gute Köche ab. Sie verabscheuen Wettbewerb, Schmutz, stumpfsinnige Schufterei, Kritik und Geiz. Sie hassen ein weibisches Wesen in Männern und die übersteigerte Neugier von Frauen im Hinblick auf ihre Affären. Sie werden sofort zum Feigling, wenn man mit einem scharfen, spitzen Gegenstand auf ihren Bauch deutet. Sie haben eine Abneigung gegenüber Arbeit und körperlicher Anstrengung, Unterordnung unter Autoritäten, Einschränkungen jedweder Art, Disziplin, Regeln und hohem Alter. Sie hassen es, wenn man sie um ihr Vergnügen bringt.

H-C-Menschen entwickeln keine Gewohnheiten, dazu gestalten sie ihr Leben viel zu unregelmäßig. Was wie eine Gewohnheit aussehen mag, kann sich plötzlich ins Gegenteil verkehren. Ihre Hauptfehler sind Schamlosigkeit, Eitelkeit, Wut, Extravaganz und Leichtfertigkeit; sie neigen zu Betrug, Angeberei und Verführung. Sie sind auf Luxus aus und können anderer Menschen Geld durch Sex und Liebe herauslocken. Sie verwenden dazu Schmeicheleien und Lippenbekenntnisse. Sie geben anderer Leute Ideen als ihre eigenen aus.

Sie bevorzugen eine Reihe von Sportarten wie Spiele, Kricket, Jagd, Schießen, Fischen, Bootfahren und Reiten. Am meisten genießen sie Vergnügungen und Belustigungen, Zerstreuungen, Besuche, Aktivitäten auf dem Rennplatz, Reisen, Festivals, Nachtklubs und Bankette. Abwechslung ist ihres Lebens Würze.

5.3.7 Kulturelles Leben und Psyche

Vertreter der H-C-Konstitution hinterlassen immer einen recht guten ersten Eindruck bei anderen Leuten. Sie erscheinen kultiviert, feinsinnig und brillant. Sie scheinen einen Honig-Mund, ein angenehmes Wesen und Beredsamkeit zu besitzen. Sie haben ein öliges Wesen, besonders eine ölige Zunge. Sie sind gesellig und zuvorkommend. Sie haben ein einnehmendes Wesen und sind für ihre Größe erstaunlich fein und graziös. Sie schleichen sich anderen ins Vertrauen und schmeicheln sich mit ihrem angenehmen Charakter und ihren Überzeugungskünsten bei Reichen und Berühmten ein. Für sehr viele, aber nicht für alle Mitmenschen sind sie unwiderstehlich. Sie sind tolerant gegenüber fast jedem außer vielleicht gegenüber ihrem Partner.

Sie sind praktisch, ordentlich und hübsch angezogen und lieben sehr weiches Material mit üppigen Farben. Manchmal sind sie extravagant, pompös-protzig, ornamentengeschmückt, modern oder unschicklich, meistens aber geschmackvoll gekleidet. Ihr Motto ist: "Kleider machen Leute".

H-C-Menschen haben viele Hoffnungen und Ideale: religiöse, idealistische, humanitäre, reformerische und humanistische. Sie hungern nach öffentlicher Verehrung und möchten am liebsten Königinnen des Stils oder moderne Prinzen werden, die sich im Rampenlicht aalen. Ihre Tugenden rühren von ihrem Enthusiasmus, ihrem Eifer, ihrem Mitgefühl und ihrer Sympathie her. Man kann mit ihnen gut zusammenarbeiten, und sie sind höflich, zugänglich, lebhaft, zuvorkommend, galant und charmant. Sie zeigen viele "christliche Tugenden" wie Glaube, Liebe, Hoffnung, Mildtätigkeit, Vergebung, Brüderlichkeit, spirituelle Liebe, Dankbarkeit und Gebetsfreudigkeit. Sie lieben Offenheit, Freiheit und Gleichheit. Sie kümmern sich um Tiere, Vögel, Kinder, Senioren und Altersschwache. Sie möchten am liebsten jeden Menschen und jedes Tier mit Nahrung versorgen.

Ihre religiösen Ansprüche sind - wie auf anderen Gebieten - weit gefächert. Schwerpunktmäßig bevorzugen sie jedoch Religionen, die auf sinnlichen Erfahrungen oder Angst und Furcht basieren, die okkult-transzendental oder die optimistisch und freizügig sind. Glückseligkeit, Glücklichsein, Vertrauen in die Zukunft, Friede, Musik, Gesänge und ewige Vereinigung mit Gott, den Engeln und den Heiligen, das ist ihre Sache. Sie glauben an Offenbarungen, die Vorsehung, an das Übernatürliche, an Wunder, Wunderbares, eine spirituelle Welt und an einen Himmel. Sie beteiligen sich aktiv an kirchlichen Interessen, können missionarisch tätig sein, Begeisterung wekken, die Kranken besuchen, Lehrmeinungen verbreiten, die Bibel und andere Bücher verkaufen usw.

Ihre Freizeit verbringen H-C-Leute mit sportlichen Aktivitäten, wie sie oben beschrieben wurden. Sie lieben es auch, Reisen und Ausflüge zu machen, besonders dann, wenn es dabei ums reine Vergnügen geht. Ihre wenigen Hobbys sind meist literarischen, religiösen, medialen, poetischen oder bacchanalischen Charakters. Sie sammeln ausgewählte Passagen aus Büchern sowie weise Aussprüche und Redewendungen. Sie führen Hungerkuren durch und wenden fragwürdige

Behandlungsmethoden und Systeme an - aber immer nur vorübergehend. Liebesabenteuer, Eroberungen und körperliche Liebe sind für sie Freizeitbeschäftigungen. Manche von ihnen sind Kriecher und Speichellecker und lieben es, das Geld von reichen Leuten in ihre eigene Tasche umzuleiten. Sie tun dies durch "Liebe", Heiraten und Unterhaltszahlungen. Einige lieben die Bühne.

Die Vertreter der H-C-Konstitution fühlen sich zu Dichtkunst, Literatur und zum Schreiben hingezogen. Ihre literarischen Sphären sind Religion, Okkultismus, Mystik, Philisophie, Poesie und Humanismus. Lebende Sprachen lernen sie leicht. Am besten lernen sie durch Assoziationen, denn sie studieren und lernen mit Unterbrechungen.

5.3.8 Gesellschaftliches Leben und Liebesbeziehungen

Vertreter des H-C-Typs sollten sich mit Menschen zusammentun, die liberal, großzügig, liebevoll und ehrerbietig sind. Sie brauchen praktisch veranlagte, erfolgreiche, gesellige und treue Partner. Ihre Partner sollten ehrlich, aber nicht kompromißlos, pedantisch oder zu genau sein. H-C-Frauen mögen Männer, die ihnen die Freiheit lassen, auf sozialem, politischem, religiösem und kommerziellem Gebiet bekannt zu werden. Nach ROCINEs Theorie, daß die Partner in einer Ehe ihre schwächeren Seiten entwickeln können sollten, sind Vertreter des Unterernährungs-Typs gute Ehepartner des H-C-Typs. Als Freunde wählen sie den S-Typ. Erfolgreiche Vertreter des Ca-P-C-Typs sind ihre besten Geschäftspartner. Sie haben eine angeborene Abneigung gegen den Cl-Typ und gegen ihre eigene Konstitution.

Beziehungen haben für den C-H-Typ einen generellen oder öffentlichen Charakter. Diese Leute möchten Beziehungen zu vielen Menschen; sie lassen sich auf exclusive, ungeteilte Freundschaften nicht ein. Diese erscheinen ihnen zu monoton und mühsam. Ihre freundschaftlichen Gefühle nehmen zu und ab wie der Mond. Sie sind warmherzig, aber nur periodisch und im allgemeinen. Sie sind alle sehr gesellig - dies ist eine ihrer größten beruflichen Trümpfe. Sie zeigen Charme, Freundlichkeit, Lebendigkeit, Spontaneität, Anziehungskraft und Redegewandtheit.

Ihre Liebesabenteuer sind stürmisch und plötzlich. Es packt sie mit aller Macht, läßt dann aber rasch nach. Sie sind explosiv wie ein Feuerwerk, leidenschaftlich, amourös, spielerisch, kokett und humorvoll; dann ist die Affäre vorbei. Viele Vertreter des H-C-Typs sind Mitgiftjäger und heiraten für Geld, Rang oder Unterhaltszahlungen. Manche werden zu Bigamisten.

5.3.9 Beruf

Die Vertreter der H-C-Konstitution haben eine angeborene Fähigkeit zu managen, zu lehren und zu promoten. Sie sind sehr unternehmungsfreudig, fortschrittlich und auf Erfolg programmiert. Sie wünschen Macht und Beliebtheit so sehr, daß sie oft in fremdem Lichte glänzen. Sie können plagiieren, vortäuschen und schwindeln. Es kommt vor, daß sie anderer Leute Ideen und Pläne stehlen. Sie haben mehr Ehrgeiz als Talent - ähnlich wie der O-Typ. Ihr Talent fällt hauptsächlich in die Kategorie von Berufen, die mit dem Auftreten und Dienst in der Öffentlichkeit zu tun haben. Wegen ihres starken Ehrgeizes würden sie Ihnen dies nicht glauben, wenn Sie es ihnen erzählten. Es mag befremdend klingen, aber ein hoher Prozentsatz der Leute der H-C-Konstitution sind vergleichsweise Versager. Nur wenige werden reich, viele haben lukrative Posten inne, noch mehr aber kämpfen um ihre Existenz. Ihr Ehrgeiz und ihre Extravaganzen stürzen sie in Mißerfolg. Sie nehmen mehr in Angriff, als sie schaffen können, und versagen dann. Sie können Geld besser ausgeben als sparen.

In folgenden Berufen und Berufsfeldern ist der Fett-Typ erfolgreich: Bademeister, Alleinunterhalter, Chiropraktiker, Engagement in religiösen Bewegungen, sozialen Vereinen und humanitären Hilfsorganisationen, Filmbranche, Fußpflege, Hotelgewerbe, Journalismus, kirchliche Laienberufe & Diakonie, Klubmanagement, Koch (bes. für Fleisch), Lehrberufe, Massage, Mitgiftjäger, Novitätenherstellung, Politiker, Priester und Missionar, Redner, Schönheitsartikelhandel, Speisen-, Getränke-, Party- und Bankettservice, Spekulant, Stil und Mode, Schriftsteller für Belletristik, Spielzeugbranche, Süßwarenherstellung, Tätigkeiten im medialen, okkulten und mystischen Bereich, Theatermanagement, Tierhandel, Umgang mit öffentlichen Geldern und Reformen, Vergnügungsgewerbe, Verkauf, vital-magnetisches Heilen, Vortragen von Gesang und Gedichten, Werbebranche.

Einige H-C-Menschen sind Arbeiter, aber sie halten nichts von harter Arbeit, Sparsamkeit und Knausern. Sie sind liberal, freigebig, gutherzig, vergnügungsliebend und luxusorientiert. Sie leisten sich so viel Komfort, wie ihr Bankkonto es zuläßt.

5.3.10 Gesundheit und Ernährung

In dieser Konstitution herrschen Fett und Öl vor. Diese setzen sich aus Kohlenstoff, Wasserstoff und Sauerstoff zusammen. Es mangelt an Silizium, Kalzium und Kalium. Es fehlt auch freier Sauerstoff zur Fettverbrennung (wobei u. a. Wasser entsteht). Sauerstoffmangel ist auch dafür verantwortlich, daß das Fett im Gewebe eingeschlossen wird und sich so Fettdepots bilden. Die Wasserstoff-Kohlenstoff-Konstitution ist in ihrer Natur vergleichbar mit der Kohlenstoff-Konstitution (C-Typ). Obwohl der H-C-Typ eindeutig zu den Konstitutionen des vitalen Temperaments gehört, so gleicht er doch keiner von ihnen.

Die Körperfunktionen des Atmens, der Verdauung, der Ausscheidung und des Schwitzens funktionieren alle hervorragend, werden jedoch leicht durch unzweckmäßige Ernährung, vor allem durch Fett, Süßigkeiten und Stärke gestört. H-C-Menschen atmen gut, und doch brauchen sie noch mehr Luft, weil die Fettdepots die Sauerstoffversorgung des Gewebes stören. Fett können sie gut verdauen, mit Protein jedoch haben sie Probleme. Sie sind Perioden ausgesetzt, in denen sie endlos essen und trotzdem ihren Hunger nicht befriedigen können. Ihr Geschlechtssystem ist kräftig und aktiv, sie sind aber häufig unfruchtbar. An dieser Unfruchtbarkeit scheinen Fettsäuren schuld zu sein. (Empfängnis braucht ein alkalisches (basisches) Milieu der Fortpflanzungsorgane.) Nur wenige andere Typen sind so sexbesessen wie die H-C-Leute.

Natürlich haben sie einen außerordentlich guten Geschmackssinn und Geschmack. Ihr Appetit ist riesig und definitiv der schlimmste Feind ihrer Gesundheit. Sie lieben fette, ölige, saftige, süße und stärkehaltige Lebensmittel zu sehr. Sie genießen auch gebratene Speisen, Kuchen, Gebäck, Wein und Gewürze. Sie haben ein unbandiges Verlangen nach kalten Getränken und eiskaltem Wasser, der das Verdauungssystem kühlt. Ihr Geruchssinn ist scharf und stimuliert so den Appetit. Ihr Gehörsinn variiert, wie auch ihr Augenlicht. Sie besitzen einen scharfen Tastsinn und haben oft die Fähigkeit, mit dem Magnetismus ihrer Berührung zu heilen.

H-C-Menschen könnte man als natürlich gesund einstufen. Im Laufe der Zeit führen ihre Eßgewohnheiten und ihre typbedingten Vorlieben jedoch zu gewissen Beschwerden, die in folgende Kategorien fallen. Ihre Krankheiten betreffen Herz, Hals, Gelenke, Füße, Bewegungsapparat und Gleichgewichtssinn und stehen in Zusammenhang mit einer Überfülle an Fett durch zu viel Essen und Trinken und mit einer ausschweifenden erotischen Phantasie und exzessivem Sexualleben. Diese Beschwerden können sich in den folgenden Krankheiten ausdrücken:

Azidose (Übersäuerung des Gewebes), Lipom, Adhäsionen von Organen, fettbedingte Degenerationserscheinungen, fettbedingte Sterilität, Hypoglykämie, Magengeschwür, Tumor, krebsige Wucherungen, Hauttumor, Sodbrennen, Verdauungsstörungen, Verstopfung, Blähungen, Hämorrhoiden, Leberleiden, Oxalurie, schlechte Sauerstoffverwertung (Oxidation), Halsbeschwerden, Menstruations-Beschwerden, Fehlgeburten, Anämie, Blutstau, Schwindel, Fieber, Abszeß, Nagelbettentzündung, Fuß- und Gelenkbeschwerden, Gefühllosigkeit in den Beinen (Acroanästhesie), Druck auf der Brust, Kopfschuppen, Schlafkrankheit, Genußsucht und Wollust, Freßsucht, Fettsucht, Überzeugungssucht, Geisteskrankheiten, Trägheit, Inaktivität.

Die Hauptursachen, die zu den meisten Krankheiten des H-C-Typs führen, sind ein Übermaß an Essen und Trinken, eine falsche Auswahl der Speisen, wahllose sexuelle Vereinigungen, andere schlechte Gewohnheiten, Sauerstoffmangel, eine Ernährung im Kindesalter, der es an Silizium, Kalium und Eisen mangelte und eine angeborene Veranlagung zur Fettproduktion und Ablagerung.

Um ihren Gesundheitsproblemen vorzubeugen oder sie zu überwinden, sollten sie in erster Linie alle fetthaltigen Lebensmittel vermeiden: Butter, Sahne, andere tierische Fette (bes. auch Schweinefleisch und Speck), Pflanzenöl (incl. Oliven und Kokosnüsse), sowie die Stärke- und Zuckerträger Kuchen, Honig, Süßigkeiten, Schokolade etc., weil Zucker und Stärke im Körper als Fett gespeichert werden können, d. h. sie sollten all das weglassen, was sie so sehr lieben. Wir machen uns alle selbst Illusionen, und der H-C-Typ ist davon keine Ausnahme. Er ißt, bis er so voll mit Fett ist, daß er Fettumore oder fettbedingten Magenkrebs bekommt. Er flirtet, spekuliert und schmeichelt und mag das Diplomatie, Takt, Stil oder Fortschritt nennen; die Natur und der Schöpfer legen es anders aus. Er folgt seinen eigenen Neigungen, bis er als Ergebnis davon Krankheit oder Mißerfolg erleidet.

H-C-Menschen brauchen als Heilnahrung fettarme Speisen, die reich an Silizium, Kalium, Kalzium, Eisen und Zitronensäure sind: Spargel, Weißkraut, Blumenkohl, Rotkohl, Karotten, Gurken, Blattsalat, Pflaumen, Johannisbeeren, Haferflocken, Ziegenrohmilch-Käse, Fisch, mageres Fleisch, u. ä. Sie sollten heißes Zitronen- oder Limonenwasser ohne Zucker trinken. Hungerkuren sind für sie nicht angebracht. Von den Lebensmitteln, welche ihr Gewicht (ihr Fett) reduzieren, also vor allem von frischem Obst und Gemüse, können sie reichlich essen. Sie brauchen mehr Sauerstoff durch verbesserte Atmung. Sie werden aus einem Klima mit frischer Brise, aus warmen Bädern und kräftiger Massage im schwedischen Stil Nutzen ziehen. Sie sollten weniger schlafen und an folgenden Aktivitäten teilnehmen: Wandern, Rudern, Schwimmen, Jagen, Reiten, Fischen, Ballspielen, Atemübungen, Segeln, Radfahren, Schlittschuhlaufen etc.

H-C-Menschen haben von Natur aus ein hohes Gesundheitspotential, sind sich jedoch selbst der ärgste Feind. Durch ihren unbeherrschten Lebensstil verkürzen sie sich das Leben beträchtlich und sterben nicht selten auf dem Operationstisch. Selbstmord ist unter ihnen so gut wie unbekannt; auch werden sie nur mit wenigen Ausnahmen zum Mörder.

5.4 Die Stickstoff-Konstitution (N-Typ, Nr. 15)

5.4.1 Kurzcharakteristik

Das Element Stickstoff ist in Menschen dieser Konstitution stark vertreten und beeinflußt sie deshalb sehr. Stickstoff zieht die dunklen Elemente von Speisen und Getränken an, weshalb sie eine dunkle Hautfarbe haben. ROCINE nennt den N-Typ "nitroferic" (stickstoff tragend), weil diese Leute so viele Eigenschaften dieses Elementes annehmen. Man könnte diesen Typ auch als eine Stärke-Konstitution ansehen. Aufgrund des großen Stärkeverbrauchs der N-Menschen ist Stärke in ihnen die beherrschende chemische Verbindung. Der natürliche Stickstoff ist negativ. Er arbeitet und produziert nicht. In der chemischen Welt fungiert er als Benutzer, Regulator oder Manager. N-Menschen verhalten sich in der Welt ähnlich. Als Leitworte merken wir uns: "stärkeliebend - konventionell".

Sie lieben Lebensmittel, die Stärke enthalten und dunkle Farbeigenschaften aufweisen, oder solche, die in einem stickstoffreichen Boden wachsen. Diese Lebensmittel schließen Bananen, Avocados, tropische Früchte, Reis, Mais und andere stärke- und albuminhaltige Lebensmittel ein. Auf diese Weise werden Stärke und Stickstoff im Übermaß im Körper gehalten.

N-Menschen kann man an ihrem Appetit auf stärkehaltige Speisen, an ihrem scharfen Geruchssinn, ihrer kalten Haut, ihrem "dunkelweißen" Teint, ihrem zarten, brüchigen Bindegewebe, ihrer physischen Empfindlichkeit gegenüber allen Drogen, ihrer negativen Reaktion auf Operationen, an ihrer morgendlichen Trägheit, ihrer Tendenz, lang zu schlafen, und an ihrer Hetze und Aktivität gegen Abend erkennen. Sie sind bekannt für ihr passives und doch stolzes, aristokratisches Naturell und für ihr exklusives, konservatives, langsames und abwägendes Handeln. Sie tendieren dazu, an ein und demselben Ort zu bleiben und sind Änderungen abgeneigt. Am liebsten bleiben sie zu Hause; sie lieben Monotonie und System. Sie sind seßhaft und säumig. Sie zögern, neue Pflichten oder Verpflichtungen zu übernehmen. Es dauert, bis sie in Gang kommen, dann aber haben sie Ausdauer.

ROCINE berichtet von zwei verschiedenen N-Typen. Der am weitesten verbreitete oder typische N-Mensch ist gynemorph gebaut mit

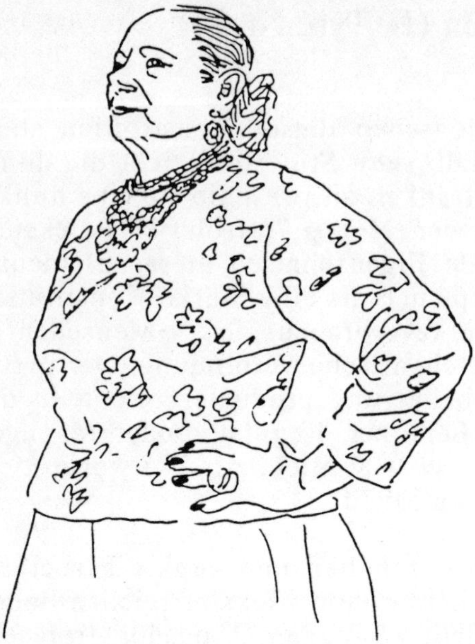 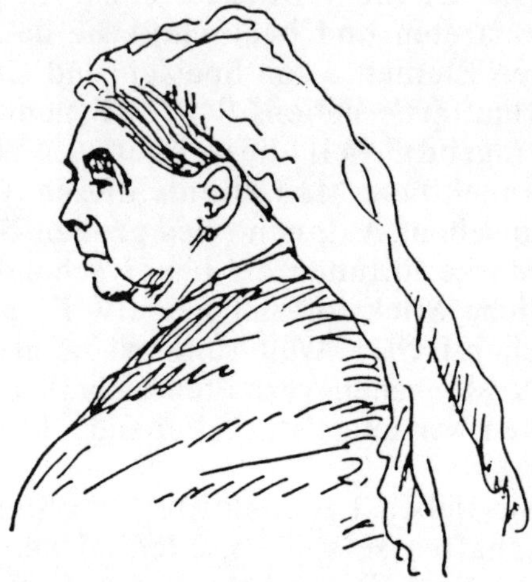

Abb. 61 - 62: Beispiele für die Stickstoff-Konstitution
Helena RUBINSTEIN — Kosmetik-Magnat
Queen VICTORIA — von England

einem vitalen Körper und einem andromorphen Kopfprofil. Er ist phlegmatisch, schwer und fleischig. Er ist von Natur aus dominierend, aber beherrscht, und entspricht im großen und ganzen der oben gegebenen Beschreibung.

Die zweite, selten anzutreffende Variante ist von andromorphem Körperbau mit einem hohen, quadratischen Kopf. Diese Leute sind groß und schlank mit lockeren Gelenken, weichen Knochen, langen dünnen Händen und Füßen. Sie haben eine beherrschte, angenehme Persönlichkeit und ein würdiges Verhalten. In dieser Variante ist Phosphor (das Element des mentalen Temperaments) mit Stickstoff kombiniert (N-P-Variante). Diese Variante ist nicht so selbstsüchtig und hat mehr für öffentliche Wohlfahrtspflege und professionelle/halbprofessionelle Arbeit übrig. Wir finden sie als Lehrer in Schulen, Seminaren und Universitäten, als Chirurgen, Vortragende, Prediger, Künstler, Karikaturisten, Mode- und Kunstdesigner, Rechtsanwälte,

Immobilienmakler usw. Sie wählen auf jeden Fall einen würdigen Beruf. Sie sind kultiviert, feinsinnig, graziös, aristokratisch, seßhaft und nie gemein oder hemdsärmelig.

ROCINE macht keine weiteren Angaben über diese Variante und das Folgende bezieht sich in erster Linie auf den vitalen N-Typ. Sie werden merken, daß Sie diese Charakteristika auch auf die großen N-Menschen anwenden können, die nicht unter dem Einfluß des vitalen Temperaments stehen aber durch Stickstoff geprägt sind. Denken Sie einfach daran, daß der große N-P-Typ kultivierter und feinsinniger im Ausdruck dieser Eigenschaften ist, weil bei ihm Phosphor eine bedeutende Rolle spielt.

5.4.2 Identifikations-Faktoren

1. Temperament Kombinationen: vital, vital-mental, vital-mental-muskulös. Es gibt auch eine Variante mit mentalem Temperament (N-P-Variante).
2. Größe: die kurzen vitalen: 165 - 173 cm, die N-P-Variante ist groß und schlank: 178 - 183 cm,
   Gewicht: vitale rd. 82 kg, mentale rd. 68 kg
3. Formtyp: Kopf: beide Varianten andromorph, Körper: Die vitalen sind gynemorph, große mentale sind andromorph.
4. Haarfarbe: meistens brünett, wenige Zwischentyypen, keine blonden
5. Profil: meist konzeptionell, viele analytisch, einige faktisch
6. Hände: runde, schmale Hände, die sich kalt anfühlen mit zarten, wenig kräftigen Fingerspitzen. Die Handflächen sind feucht und weich mit unzähligen kleinen Linien (emotionales Linienmuster).
7. Geschlechterverhältnis: 80% weiblich, 20% männlich.

5.4.3 Das physische Äußere

Das Haar des N-Typs ist dunkelbraun oder schwarz, weich und gewellt oder glatt und glänzend, es ist üppig, fein und weich. Die Stirn ist meistens konkav oder gerade. Die Augenbrauen sind in Textur und Farbe wie das Haupthaar. Die Augen sind mittel bis groß, leuchtend und glänzend mit einem weichen, attraktiven Schimmer. Sie sind dunkel, gewöhnlich braun oder schwarz, gelegentlich haselnußfarben. Um die Augen herum ist die Haut oft schwarzbraun. Die Augen machen einen ruhigen, zuverlässigen, überlegenen, diplomatischen, oft schläfrigen oder träumerischen, gewöhnlich anziehenden

Eindruck. Die N-P-Variante hat einen matten, starren Blick.

N-Menschen haben normalerweise eine kleine Nase mit einer fleischigen Spitze. Gelegentlich ist die Nasenspitze nach unten gezogen, was für Ernsthaftigkeit spricht.

Die Oberlippe ist normalerweise von harmonischer Größe mit einem großen Zentralteil, was Sympathie, Liebe und Hingabe der Familie gegenüber, nicht aber gegenüber Fremden anzeigt. Die Unterlippe ist im Zentralteil groß und voll, was auf sexuelle Zuneigung hinweist. Sie erscheint manchmal geschwollen und aufgeplatzt, besonders bei negroiden N-Menschen. Das Kinn ist wohlgeformt, rund und fleischig. Es kann klein oder fliehend sein. Manchmal findet sich ein Doppelkinn.

Der Teint der N-Menschen ist deutlich brünett. Er weist eine dunkelblasse bis olivfarbene Haut auf. Wenn sie gesund sind, kann man ihre Haut als herrlich "dunkel-weiß" bezeichnen.

Wie oben erklärt, gibt es von dieser Konstitution zwei Varianten. Die weiter verbreitete hat einen gynemorphen Körper und einen andromorphen Kopf. Sie neigt zur Fettleibigkeit, besonders an Hüften und Bauch, zu einem großen Brustkorb und einem geraden Rücken. Diese Leute haben ein phlegmatisches Äußeres und einen üppigen Zentralkörper. Sie haben eine mittlere Statur, erscheinen aber würdig und unverwechselbar. Arme und Beine sind im Vergleich mit dem großen Zentralkörper kurz. Sie tendieren dazu, erst nach einem Alter von rd. 38 Jahren richtig zuzunehmen (Fleisch anzusetzen).

Menschen des N-P-Typs sind andromorph in Gestalt und Gemüt. Sie halten ihre Schultern gerade und erscheinen ebenfalls recht würdig.

5.4.4 Das physische Innere

Obwohl die N-Menschen kräftig erscheinen, sind sie doch schwach und zart und ihre Muskeln lasch und wenig entwickelt. Sie eignen sich kaum für sportliche Betätigung. Im Liebesspiel sind sie besser als im Kampf. Die Knochen, Muskeln und Bänder zeigen Schwäche, weil das Zerebellung (der für Bewegung der Muskeln zuständige Teil des Gehirns) nicht stark ausgebildet ist.

Sie bekommen leicht gesundheitliche Probleme mit den Arterien, weil Venen und Arterien schwach sind. Im Blut mangelt es an Eisen, Sauerstoff und Fibrin. Es ist kaum jemals wirklich in Ordnung. Der Kreislauf gibt sich träge, besonders am Morgen. Das Herz ist groß, aber organisch schwach, weil Blutsalze und kräftige Impulse von den Muskeln fehlen.

Der Darm leidet unter Blähungen und Gärung. Der Unterbauch ist von Fett umgeben. Die Lungen reagieren empfindlich auf Feuchtigkeit und können nicht immer genug Luft zur Verfügung stellen. Das ganze Atmungssystem ist schwach.

Vielleicht arbeitet die Bauchspeicheldrüse am besten, denn Stärke wird ausgezeichnet verdaut. Milz und Leber sind groß, arbeiten aber nur mit Unterbrechungen gut. Der Magen ist groß, aber meist nicht in Ordnung.

5.4.5 Die geistige Entwicklung

Das Gehirn des N-Typs ist sehr groß und viereckig, die Gehirnsubstanz aber weich. Die Brücke und das Zerebellum sind wenig entwikkelt. Das Zerebellum weist nur eine schwache Innervations- und Koordinations-Fähigkeit auf. Viele N-Mütter besitzen nur wenig Zeugungskraft.

Gut entwickelte phrenologische Fähigkeiten des N-Typs schließen gewöhnlich diejenigen ein, welche die Liebe zum Familienleben und zum Partner betonen, wie Geschlechtsliebe (*1), Elternliebe (*2), Gattenliebe (*A) und Heimatliebe (*4). Ihr Gemüt arbeitet unter dem Einfluß von Stickstoff, der ein Naturell bedingt, das taktvoll, konservativ, langsam, besonnen und cliquenbewußt ist. Folgende Eigenschaften sind stark: Verschwiegenheit (*10), Vorsicht (*11), Selbstachtung (*13), Emsigkeit (*5), Gewissenhaftigkeit (*15) und Erwerbssinn (*9). Schwach entwickelt sind: Kampfsinn (*6), Festigkeit (*14), Hoffnung (*16), Gutmütigkeit (*19), Demut (*18) und die Wahrnehmungsfähigkeiten (**24 - 31).

N-Menschen sind ausgezeichnete Kenner von Essen und Kleidung. Sie können Köche, Ernährungswissenschaftler, Ernährungsberater und Lebensmittelchemiker werden. Wenn der Bausinn (*20) gut entwickelt ist, dann können sie sehr leicht nähen, mit Bordüren besetzen und sticken lernen. Da die Wahrnehmungsfähigkeiten schwach besetzt sind, können sie Bewegungen nicht gut einschätzen. Langsam kommen sie in Gang, und langsam halten sie an. Sie haben auch ein schlechtes Gedächtnis für Zahlen, Entfernungen, Bewegungen, Gesichter, Namen, Gewicht und Alter.

Sie erinnern sich lebhaft an ihre gefühlvolle Vergangenheit und erleben sie in Gedanken wieder und wieder. Sie erinnern sich an Familienereignisse und ihre eigenen früheren Krankheiten. Wenn es sich um Stil, Farbe, Musik, Verabredungen, Örtlichkeiten, Unterhaltungen, Landschaften und Liebeserlebnisse geht, dann ist ihr Gedächtnis ausgezeichnet.

N-Menschen leben im Unterbewußten und kümmern sich wenig um die objektive Welt. Mut, Unternehmungsgeist und Angriffslust kommen selten zutage. Sehnsüchte, Gefühle und Emotionen sind stärker als Vernunft, Wille, Knochen und Muskeln. Enttäuschungen treffen sie sehr und können sich in physischen Störungen oder Krankheiten der Organe niederschlagen. Vorträge, Lesen oder andere intellektuelle Beschäftigungen lassen sie am Abend in den Schlaf fallen.

N-Menschen haben viele Ängste und Illusionen. Sie fürchten, daß ein böser Mensch sie der Zuneigung ihres Vaters, Gatten oder Liebhabers entfremdet oder daß sie vergiftet werden oder daß sie verloren sind. Ihr Verstand kann so weit abschweifen, daß sie nicht mehr wissen, wo sie sind. Es kann sein, daß sie glauben, sich an einem fremden, eigenartigen Ort zu befinden, während sie in ihrem eigenen Zimmer sitzen.

Sie sind sehr schwerblütig. Einige haben einen schweifenden, abstrakten Verstand. Sie seufzen viel, und Denken erscheint ihnen schwierig, auf einigen Gebieten sind sie jedoch praktisch und mit starkem Denkvermögen begabt. Ihre Willenskraft ist schwach, ihre gefühlsmäßige Sturheit jedoch stark. Es handelt sich um einen emotionalen Willen, der ohne ersichtlichen Grund Widerstand leistet.

5.4.6 Charakteristika und Besonderheiten

N-Menschen geht es in trockenem, sonnigem Wetter am besten. Wenn es schlecht (besonders heiß und feucht) ist, dann werden sie schwermütig. Früh morgens sind sie leicht irritiert, mürrisch und still. Manchmal dauern ihre Schmollphasen stunden-, tage-, wochen- oder jahrelang. Sie werden jedoch niemals zugeben, daß etwas nicht stimmt. In solchen Zeiten sprechen ihre Handlungen und ihr Schweigen lauter, als Worte es vermöchten. Sie haben ihr Temperament bestens unter Kontrolle.

N-Menschen sind sehr cliquenbewußt, sie verehren ihre Vorfahren und schließen andere von sozialen Privilegien aus. Sie tun dies mehr als Vertreter von anderen Konstitutionen. Sie sind in der Regel mysteriös, weil sie sich kaum jemals jemand anderem anvertrauen und sich niemals mit Fremden mischen. Sie sind nationalistisch, exklusiv, konservativ und patriarchalisch.

Menschen des N-Typs lieben die Monotonie und bleiben gewöhnlich immer am selben Ort. Sie sind konstant, seßhaft, ausdauernd im Leid, absichtsvoll, überlegt, stolz und unabhängig, stützen sich jedoch auf ihre Gatten. Wenn sie einmal zornig werden, dann hält ihr Haß ewig. Es sind Menschen des Gefühls, der Sentimentalität, der Emotion, des Mißtrauens und des Impulses. Sie wünschen sich Zuneigung und Sympathie, anerkennen diese jedoch niemals ausdrücklich.

N-Menschen haben viele Abneigungen. Sie mögen schmutzige, unordentliche und rauhe Menschen nicht. Sie hassen alles, was schmierig-fettig und rauchig ist, also zum Beispiel heiße, rauchige Küchen. Sie verabscheuen Durcheinander, Hetze, Trunkenbolde, ihr eigenes Geschlecht, große geistige Mühe und starke Drogen. Gegenüber Menschen in ihrer Umgebung können sie starke, unerklärliche Antipathien entfalten, die sie niemals wieder ablegen. Sie kümmern sich nicht gerne um Kranke und möchten auch nicht in deren Nähe sein.

N-Leute machen sich allgemein nicht viel aus anderen Menschen. Sie lieben ländlichen Frieden und Stille und weigern sich, mit Leuten aus niedrigeren Schichten und Untergebenen zusammenzukommen. Sie leben in ihrer eigenen Welt. Sie sehnen sich nach Dauer und schreiten unablässig methodisch und regelmäßig voran. Zuzeiten sind sie träumerisch, schwer faßbar, resigniert, hellhörig, geistesabwesend oder visionär. Sie können stundenlang dasitzen, kommen ins Träumen und vergessen dann völlig die Welt um sich herum. Im Grunde sind sie sanftmütig; wenn man sie erregt, können sie aber auch recht stürmisch sein.

N-Menschen gehören zu einer Konstitution, die Gewohnheiten schafft und zwar ausdauernde und monotone. Ihre einzige, wirklich schlechte Gewohnheit ist, daß sie zu viel essen. Sie lieben stärkehaltige Speisen und solche, die eine dunkle Pigmentierung begünstigen.

5.4.7 Kulturelles Leben und Psyche

N-Menschen sind sehr daran interessiert, immer das Richtige zu tun. Sie beobachten ihre Umgebung und lernen von den Menschen, die um sie herum leben. Sie beachten Verhaltensregeln und Höflichkeit. "Gute Manieren" sind für sie eine wichtige Sache. Man kann sie als diplomatisch bezeichnen, weil sie es schaffen, einen Vorschlag abzulehnen, ohne die Freundschaft zu gefährden. Wenn sie einen Wechsel nicht möchten, dann schließen sie diesen aus oder behindern ihn auf passive, aber diplomatische Weise, niemals mit Gewalt.

N-Menschen, besonders die Frauen, haben einen hervorragenden Geschmack, was feine Gewebe, Juwelen, Luxusgüter und Gegenstände anbelangt, an denen man Rang und Vornehmheit ablesen kann. Sie wollen besser als andere Frauen angezogen sein und haben ein ausgezeichnetes Gespür für die rechte Wahl der Kleidung. Oft ziehen sie sich extravagant an.

Die Ideale der N-Menschen beschränken sich im wesentlichen darauf, daß sie nach den Gesetzen, Bräuchen und Traditionen ihrer Heimat und gemäß der Taten ihrer Vorfahren leben. Deshalb würden viele sie als idealistisch bezeichnen. Sie besitzen viele Tugenden, von denen äußerliche Selbstkontrolle besonders ausgeprägt ist. Sie sind geduldig, bescheiden, taktvoll und diplomatisch. Sie zeigen eine tiefe Liebe für Heim und Familie. Sie sind sparsam. Sie beeinflussen andere und lieben Ruhe und Frieden.

N-Menschen halten nicht viel von religiösen Dogmen. Als Gruppe neigen sie eher zu Naturalismus und unitarischen oder unorthodoxen Religionen. Es gibt jedoch italienische Menschen des N-Typs, die strenge Katholiken sind. Viele von ihnen sind davon überzeugt, daß es einen Gott gibt, wenn man von einem wissenschaftlichen oder naturalistischen Standpunkt an diese Frage herangeht. Sie glauben mehr an Gott als an einen Teufel und sind skeptisch, wenn es sich um abstrakte, spekulative Doktrinen handelt. Sie sind sehr konventionell, und es kann sein, daß sie sich einer Kirche wegen einer gesellschaftlichen Position und weniger wegen ihrer Glaubenssätze anschließen.

N-Menschen verbringen so viel Zeit wie nur irgend möglich zu Hause und neigen dazu, gegenüber Fremden, Ausländern und anderen Außenseitern intolerant zu sein. Sie sträuben sich gegen das Reisen, genießen es aber, wenn die Reise erst einmal begonnen hat. Damit sie eine Reise antreten, muß alles komfortabel, bequem, einladend, ja luxuriös organisiert sein.

Eine Verletzung vergessen sie niemals, sie greifen jedoch nicht zu den üblichen Rachemethoden. Sie finden eine kultivierte Methode, um mit dem Gegener abzurechnen.

Der kurze, schwere N-Typ ist normalerweise nicht besonders gebildet. Die N-P-Variante ist besser gebildet, weil sie in ihrer Körperchemie mehr Phosphor enthält. Wie bei jedem Typus gibt es auch hier Ausnahmen, und es kann sein, daß wir einen literarisch oder wissenschaftlich gebildeten N-Menschen finden. N-Leute haben eine Begabung für Umgangssprachen. Sie sind einfallsreich und geheimnisvoll. Sie lernen am besten allein mit einem privaten Tutor und sind gut in Industriedesign und Musik. Besonders gut beherrschen sie Saiteninstrumente, weil sie eine ausgezeichnete Fingerfertigkeit aufweisen.

5.4.8 Gesellschaftliches Leben und Liebesbeziehungen

N-Menschen brauchen fleißige Mitarbeiter, Manager, Planer und Beschützer. Sie paaren sich am besten mit Vertretern des Ca-, Ca-P-C- oder des Unterernährungs-Typs. Hochsentimentale N-Frauen sollten sich niemals mit grausamen, kalten Ca-Männern einlassen. Eine solche Heirat würde sie an den Rand des Wahnsinns treiben. O- und N-Menschen ziehen sich gegenseitig an, weil sie wenig gemein haben, sie sind jedoch meist nicht lange zusammen. N-Menschen können mit K-Menschen gesellschaftlichen oder freundschaftlichen Umgang pflegen, werden vom P-Ca-Typ, vom Cl-Typ, vom Mißbildungs-Typ sowie vom pargenischen Typ jedoch abgestoßen.

N-Menschen haben niemals wirklich intime Freunde. Sie wollen zwar nicht alleine sein, wollen gleichzeitig aber auch nicht zu viel

Gesellschaft. Es dauert lange, bis man ihre Freundschaft gewonnen hat, dann aber ist sie dauerhaft und exklusiv. N-Frauen fühlen sich eher zu Männern hingezogen und kommen mit Vertreterinnen ihres eigenen Geschlechtes nicht sonderlich gut zurecht. N-Menschen sind generell in allen gesellschaftlichen Bereichen sehr exklusiv. Von allen Konstitutionen sind sie die besten Partner im Heim, wollen aber alleine gelassen werden, wenn sie krank sind.

Häufig zeigen sie einen trockenen Humor, der an Sarkasmus grenzt. Sie richten ihn jedoch niemals gegen Fremde, sondern nur gegen ihre Lieben. Besonders wenn sie ärgerlich sind, können sie sehr sarkastisch sein, oder sie hassen mit Schweigen und Blicken.

Sie sind verträumt, sentimental, poetisch und tiefsinnig, kurz, sie haben eine sehr romantische Ader. Der Sternenhimmel, Wind in den Bäumen, die Weite des Meeres u. ä. inspirieren sie sehr. Nachts und im Mondlicht sind sie besonders sentimental. Ihre Zuneigung lodert niemals auf, sie wächst langsam. Obwohl sie poetische Seelen sind, sind sie doch zu schwach, dies auch auszudrücken. In einer liebevollen Umgebung entwickeln sie sich am besten. Sie brauchen viel Zuneigung und ziehen es stets vor, geheiratet zu werden.

5.4.9 Beruf

Die Stärken des N-Typs liegen in Zahlen, im Verständnis von Gesetzen und Prinzipien, im Beurteilen von Kleidung und Mode, in Umgangsformen, Management und Wirtschaft. Ihr Ehrgeiz ist stark aber passiv und ruhig. Heim, Familie, Beziehungen, Stil, Rang und Klassen sind ihre Domänen. Angriffslust und Unternehmungsgeist fehlen. Sie geben gute innerbetriebliche Führungskräfte ab, sind aber kaum Arbeitstiere und Geschäftsgründer. Sie schaffen jedoch die meisten unserer Gesetze. Ihre Prinzipien sind von beschützender Natur. Im Alltagsleben sind sie praktisch veranlagt, progressiv kennt man sie aber nicht. Sie bewegen sich in Übereinstimmung mit dem allgemein Üblichen, mit Ordnung und Gesetz.

Der N-Typ ist für harte Arbeit nicht geboren. Diese Menschen arbeiten langsam, aber kontinuierlich. Viele arbeiten gerne nachts oder dienen anderen. Sie haben ein ausgezeichnetes Spartalent, aber wenig Erwerbssinn. Sie können sparen und behalten, kleiden sich aber extravagant, wenn sie es sich leisten können.

Die N-Konstitution ist in folgenden Berufen und Bereichen erfolgreich: Aufzucht & Training von Rassehunden, Bankwesen, Chemiker, Ernährungsberater & -Wissenschaftler, Floristin, Fotografie, Frisör, Fußpflege, häusliche Dienstleistungen, Homöopathie, Hydrotherapie, Industriedesign, Kassierer, Kellner(in), Köchin, Lebensmittelchemiker, leitende & gehobene Posititonen, Musik, Nahrungsmittelindustrie, Obsthandel, Ordnungswesen, Putzmacherin, Rechtsberater, Rettungspersonal, Schaffner, Schönheitssalon, Schulinspektor, Spielzeugerfinder, Sprachlehrer(in), Staatswesen (Ausarbeiten von Gesetzesvorlagen), Statistik, Unterhaltungsgewerbe, Vermessungswesen, Verkäufer, Versicherungswesen, Verwalter von Warenlagern, Verwaltung, Wäscherei, Werbung, Wirtschaft.

5.4.10 Gesundheit und Ernährung

Die führenden Chemikalien in den Körpern der N-Konstitution sind Stickstoff, Kohlenstoff, Wasserstoff und Sauerstoff, die in Stärke reichlich vorkommen. Es mangelt an Kalzium, Jod, Eisen, Kalium, Silizium, Natrium, Schwefel und zuzeiten Fluor. Ihr Eiweißstoffwechsel läßt immer zu wünschen übrig, ihr Stärkestoffwechsel ist immer stark.

In der Natur ist Stickstoff ein sehr starkes, unabhängiges, sich wenig verbindendes Element, das zur Kühlung und Hitzeregulation sowie als Konservierungsmittel dient. Er weist eine negative, behindernde Natur auf. Er schwächt, mildert und beruhigt alle anderen Elemente.

Im Körper verhindert er eine Überproduktion von Wärme und den Gewebeabbau, vermehrt die Aufnahme von dunklen Pigmenten aus der Nahrung und wirkt vitalisierend und gewebeaufbauend. Er verstärkt magnetische und elektrische Eigenschaften. Man findet ihn in Muskeln, Blut, Gewebe, Haar und Knochen; er ist jedoch nur locker gebunden. Sobald Stickstoff den Körper verläßt, beginnen wir, uns zu zersetzen. Stickstoff ist das erste Element, das den Körper nach dem Tode verläßt.

Von den Körperfunktionen des N-Typs sind Atmung und Oxidation am schwächsten. Diese Leute bekommen nicht genügend Luft. Es besteht eine Neigung zu Asthma. Ihre Verdauung ist gut, aber empfindlich. Sie müssen angemessen speisen oder die Konsequenzen tragen. Kalziumhaltige Speisen (wie Milch und Milchprodukte) erzeugen bei ihnen häufig Sodbrennen. Die Ausscheidung ist zeitweise träge, was zum Teil an einem Mangel an freiem Sauerstoff im System hängt. Ihr Puls ist schwach.

Berühren und fühlen sind die beiden schärfsten Sinne. Sie sind am ganzen Körper sensitiv. Ihr Gehör ist scharf und kann gut unterscheiden; sie hören das, was andere verpassen. Auch ihr Geruchssinn ist scharf. Egal wo sie sich aufhalten, sie beschweren sich immer über schlechte Gerüche. Auch der Geschmackssinn ist ausgezeichnet und sensibel; bitteren Geschmack können sie nicht ausstehen. Ihr Augenlicht ist der einzige schwache Sinn. Sie sind oft kurzsichtig, farbenblind, unterliegen optischen Täuschungen und werden durch Doppelsehen oder Punkte im Gesichtsfeld gestört.

N-Menschen verspüren morgens nur wenig Appetit. Manchmal haben sie plötzlich ohne Grund Hunger. Ihr Appetit wird durch Nebel immer negativ beeinflußt. Sie können dann bestimmte Speisen nicht ausstehen. Sie lieben kaltes Wasser, kalte Speisen, stärkehaltige und süße Speisen, Wein, Gemüse und Früchte. Sie haben eine Gier nach Getreide, Fleisch und sauren Speisen. Kalziumhaltige Speisen bewirken bei ihnen eine starke Verlangsamung ihrer Verdauungsfunktionen.

Sie schlafen sehr tief und gerne lange. Stickstoff nennt man auch das schläfrige Element. Sie sollten im Freien schlafen oder mit offenem Fenster, wenn möglich in trockener Luft, und sie sollten übermäßig viel Schlaf vermeiden. Wenn sie zu viel schlafen, dann erhöht sich die Aufnahme von Kohlenstoff, Wasserstoff und Sauerstoff, und dies führt zu Übergewicht. In der ersten Hälfte der Nacht schlafen sie besser, und es kann sein, daß sie mitten in der Nacht aufwachen, weil sie nicht genügend Sauerstoff erhalten.

Sie leiden hauptsächlich unter Nerven-, Augen-, Ohren- und Herzleiden, unter Schwäche im Bewegungsapparat, an Brust- und Halsinfekten, unter Schwierigkeiten mit den unwillkürlichen Muskeln, dem gesamten Muskelsystem und den Stimmbändern. Manchmal fühlt sich ihr Gehirn lose an, so als ob es sich im Schädel hin und her bewegte. Dauerschluckauf, eine trockene Kehle, Hüftschmerzen, kalte Punkte in der Wirbelsäule, dem Rücken oder in der Lunge und Migräne können sich einstellen. Wenn ihre Vitalität nachläßt, neigen sie zu folgenden Krankheiten:

Blutvergiftung, Blutzellverformung, Blutgefäßverengung, Venenentzündung, Blutergüsse und Quetschungen, Blasenbildung (z. B. an Händen und Füßen), Hautabschürfungen, Herzversagen, Schlaganfall, einseitige Lähmung, Erstickungsanfälle, Stupor (Benommenheit), Wundstarrkrampf der Beuger, Weichteilrheumatismus, Absterben von Gewebe (Necrosis), Trägheit des Verdauungsapparates, Blähbauch, Leibschmerzen, Typhus, Infektionen, Blut im Urin, Abszesse, Tod durch Operationen, Asthenie, allgemeine Trägheit, Geistesabwesenheit, Benommenheit, Taubheit, Megalopsie (Gegenstände erscheinen größer als sie sind), hysterische Sprachlosigkeit, Schlafstörungen, Ersatzbefriedigung.

Die Hauptursachen der N-Probleme liegen an einem Mangel an organo-metallischen Salzen und Sauerstoff, an festgefahrenen Verhaltens- und Gedankenmustern, an Sentimentalität und einem Mangel an Sonnenschein. Die Probleme verschlimmern sich durch Aufenthalt in geringen Meereshöhen, durch kalte Getränke, durch emotionale Erregung und emotionale Störungen wie Sorgen, den Verlust von Angehörigen, Streit etc. Schocks sind für sie besonders gefährlich.

Trockene Luft, Schlaf und Ausruhen sind für sie ganz besonders wichtig, wenn sie gesundheitliche Probleme vermeiden oder kurieren wollen. Eine Wohnung in den Bergen, Waldluft und ein trockenes Klima sind vorteilhaft. Sonnenbaden, Schwitzbäder, sanfte Massage und Gymnastik, Streckübungen wie Yoga und Tai Chi, Reiten, An- und Entspannungsübungen, Atemübungen, all dies spielt eine bedeutende Rolle, wenn sie eine gute Gesundheit erhalten oder erlangen wollen.

Fett, Süßigkeiten und Zucker müssen sie nach Möglichkeit vollständig meiden. Auch tierisches Eiweiß, Milch, Wasser, kalte Speisen und Stimulantien sollten sie weglassen. Ihre Nahrung muß reich an Silizium, Fluor, organischem Kalzium, Kalium, Eisen und Schwefel sein. (Sie sollte aus Obst, Salaten, Gemüse (roh oder schonend gegart), Nüssen, Samen und in Maßen aus gekochtem Getreide bestehen, AdÜ). Sie brauchen Atmungs-Sauerstoff im Überfluß. Dies ist der Grund für die Gymnastik, die hohe Meereshöhe, die dünne Luft etc. Sie sollten sogar im Freien schlafen oder zumindest mit offenem

Fenster - je nach Möglichkeit.

Sie dürfen nur in warmem Wasser baden weil heiße Bäder zu anstrengend sind. Auch das Baden im Meer scheint negativ auf diese Leute zu wirken.

N-Menschen haben eine hohe Sterblichkeitsrate und werden gewöhnlich nicht sehr alt. Obwohl sie das Leben sehr lieben, können Sorgen, Enttäuschungen und Kränkungen sie dazu verleiten, Selbstmord zu erwägen. Sie vergessen die Vergangenheit nicht, und ihre Sorgen türmen sich auf, bis sie sie schließlich für immer loslassen, indem sie vielleicht ins Wasser gehen oder eine andere sanfte Selbstmordmethode anwenden. Sie fühlen sich von Wasser sehr angezogen.

5.5 Die Wasserstoff-Konstitution (H-Typ, Nr. 16)

5.5.1 Kurzcharakteristik

Die Vertreter dieser Konstitution speichern in ihren Körpern Riesenmengen an Wasser. Es mangelt ihnen jedoch an Mineralien und Sauerstoff. Dieses Wasser findet sich in den Drüsen, deren Sekreten und vor allem im Gewebe. Die Wasserstoff-Konstitution ist das exakte Gegenstück zur trockenen, harten, arbeitsliebenden Kalzium-Konstitution. ROCINE nennt den H-Typ "hydriferic", was soviel bedeutet wie "wassertragend". Als Leitworte merken wir uns: "sensibel - häuslich".

Wie eine warme Atmosphäre Feuchtigkeit aufnimmt, so führen auch die Körperwärme und ein starker Wasseraufnahme-Impuls dazu, im Gewebe Wasser zu speichern, das Lympfsystem zu aktivieren, das Gewebe zu degenerieren und wasserbedingte, üppige Körperrundungen hervorzurufen. Vertreter dieser Konstitution leiden häufig unter Erstickungsanfällen, Blutarmut und Ohnmachtsanfällen.

Vertreter der H- und H-C-Typen sehen äußerlich ähnlich aus, haben jedoch einen unterschiedlichen Charakter und verschiedene Anlagen und Neigungen. Beide leiden sie unter Korpulenz, die Ursachen dafür sind jedoch unterschiedlich und benötigen deshalb eine andere Behandlung. Beim H-Typ verursacht die Körperwärme die Aufnahme von Feuchtigkeit in den Organismus. Diese Wasseraufnahme kühlt das erhitzte System. Deshalb haben H-Leute keine starken sexuellen Begierden. Die sexuelle Leidenschaft schlummert bei ihnen im Verborgenen, während sie beim H-C-Typ mit seinen Fettspeichern lichterloh brennt (er ist trotzdem nur wenig fruchtbar, AdÜ).

Die H-Menschen verlangen nach Riesenmengen Wasser, das nicht leicht wieder ausgeschieden wird. Es bilden sich deshalb Wasserdepots in der Haut, große "Wassersäcke" zwischen den einzelnen Gelenken sowie in ihren Händen und Gliedern. Sie werden so schwer und unförmig, daß sie sich kaum noch richtig bewegen können. Sie haben nicht genug Kraft. H-Menschen, die an die 140 kg wiegen, haben ein wesentlich höheres Wasserstoff-Feststoff-Verhältnis in ihrem Körper als andere Konstitutionen. Viele H-Frauen leiden unter schmerzenden Armen, schwachen Fingern, Benommenheit, juckenden Ellenbogen, Handkrämpfen, Taubheit in den Oberschenkeln, Ge-

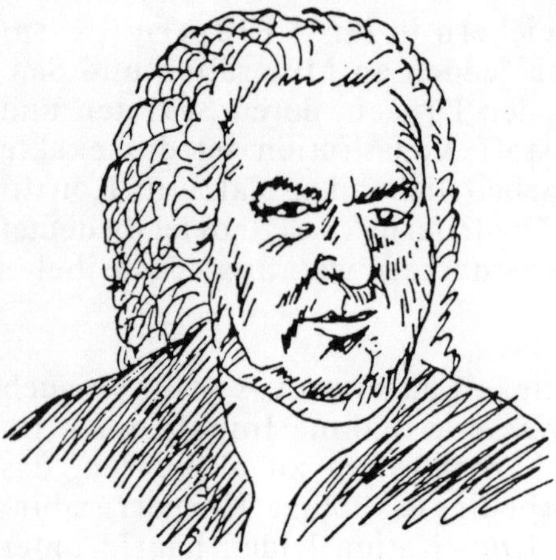

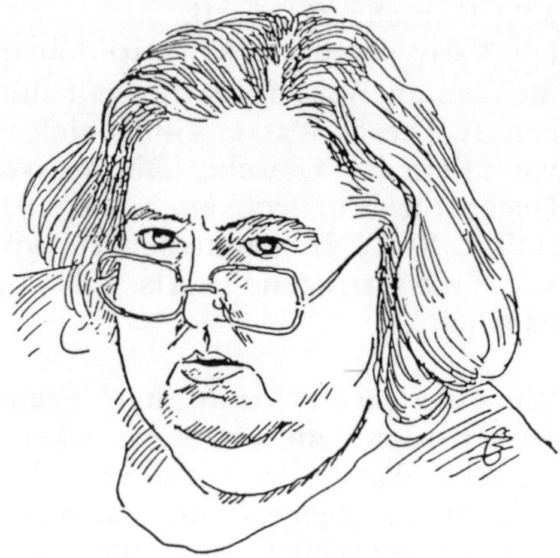

Abb. 63 - 64: Beispiele für die Wasserstoff-Konstitution
Johann Sebastian BACH — Komponist & Organist
Sarah CALDWELL — Dirigentin

lenkschmerzen, an der Wurzel gelockerten Nägeln, Wadenkrämpfen usw. H-Männer sind diesen Problemen nicht so ausgesetzt, weil sie in der Regel zu mehr physischer Arbeit gezwungen sind und weil sie mehr Sauerstoff aufnehmen und mehr feste Nahrung zu sich nehmen.

H-Menschen sehen sauber aus und waschen sich und die Gegenstände, die sie benutzen, immer wieder. Man kann von ihrem Geschirr und aus ihren Gläsern immer problemlos essen und trinken. Ihre Wohnung ist immer ordentlich. Sie sind von Natur aus konservativ und behalten, wenn irgend möglich, ihren Partner und ihren Beruf ein Leben lang. Sie werden sozusagen Teil des Inventars, es sei denn, ihre persönlichen Interessen werden verletzt. H-Menschen lieben den Frieden und hassen den Krieg. Sie können kämpfen, wenn man sie bedrängt, weil sie dies verabscheuen. Nach außen hin zeigen sie Kampfesgeist, inwendig sehnen sie sich aber nach Frieden, Liebe, Sympathie und Zuneigung.

Was andere Männer zu ihr sagen, macht der H-Frau nichts aus, aber das, was ihr eigener Mann Unschönes zu ihr sagt, das trifft sie wie ein Messer. Wenn ihr Gatte ihr aber seine hingebungsvollen Gefühle zum Ausdruck bringt, dann ist sie im siebten Himmel. Sie kann ihrem Gatten fast alles vergeben - unter der einen Bedingung, daß er nur sie alleine liebt. Normalerweise kann man ihr Gefühle nicht vom Gesicht ablesen. In ihrem Herzen kann ein Aufstand toben, während ihr Gesicht ruhig ist. Sie läßt ihre Familie oder die ihr Anvertrauten niemals hungern. Selbst Pflanzen und Tiere werden reichlich versorgt.

5.5.2 Identifikations-Faktoren

1. Temperament-Kombinationen: vital-mobil-mental
2. Größe: gewöhnlich klein, rd. 168 cm,
   Gewicht: 77 - 136 kg, mehr bei starkem Übergewicht
3. Formtyp: Kopf: gynemorph oder neutral, Körper: gynemorph
4. Haarfarbe: meistens blond, einige Zwischentypen, viele braune
5. Profil: meistens konzeptionell, viele analytisch, einige faktisch
6. Hände: Die Hände sind weiß mit poröser Haut. Sie sind schlank im Vergleich mit der Gesamtkörperform. Die Finger sind dick, verjüngen sich jedoch. Sie sind voll, weil sie Wasser enthalten. Die Nägel sind groß, aber weich.
7. Geschlechterverhälnis: 80% Frauen, 20% Männer

5.5.3 Das physische Äußere

Das Haar dieser Konstitution ist dünn und fein und kann leicht ausfallen. Es ist hell oder braun gefärbt. Die Augenbrauen sind passend dazu, ebenfalls hell oder braun und dünn. Die Stirn ist gewöhnlich konvex (konzeptionell) geformt, niedrig und breit. Die Augen sind wäßrig und blau oder graublau. Sie erscheinen fern, nervös oder aufmerksam. Unter den Augen bilden sich "Säcke", und das Gesicht sieht männlich aus. Es ist zwar kein Gesicht völlig symmetrisch, aber beim H-Typ unterscheiden sich die linke und die rechte Gesichtshälfte auffallend. Die eine Seite kann z. B. trauriger, erschöpfter oder ängstlicher als die andere aussehen. Die Ohren sind lang und weit mit fleischigen Loben. Aus den Ohren läuft manchmal eine wäßrige Flüssigkeit. Wie alle Formen des H-Typs neigt auch die Nase zur Rundheit. Sie ist klein und konkav mit einer großen, feuchten Spitze. Der eine Mundwinkel kann nach unten hängen, wodurch der Mund schief erscheint. Unter und Oberlippe sind voll und locker, die

Wangen voll und hängend. Das Kinn ist schwer, doppelt und erscheint voll von Wasser.

Wasserstoff ist offensichtlich kein Element, das dem menschlichen Körper wohlproportionierte Formen verleiht. Das meiste Gewicht der H-Menschen findet sich um den Unterleib, während die Brust eingesunken ist. Wenn wir Wasser in einen Sack gießen, dann nimmt dieser eine klobige Form an. Die H-Menschen sind entsprechend ungeschickt und unförmig in ihrer Gangart, ihren Bewegungen und in ihrer Körperharmonie. Sie sind unproportioniert, feist und unbeholfen. Ihr Fleisch ist locker und schlaff, es fehlt ihm die solide Festigkeit anderer Konstitutionen. Es erscheint grauweiß und blutleer. Die Haut ist dünn und fühlt sich weich an.

H-Menschen haben die gynemorphe Körperform mit hängenden Schultern. Ihr Gemüt ist neutral, bis man sie genügend erregt hat, sie werden jedoch niemals wirklich aggressiv. Wasserstoff macht Gewebe und Nerven weich. Die Nerven sind schwach und leicht erregbar, obwohl sie groß und gesund aussehen. Die Gewebe sind weich, schwammig und zart. Wenn man sie zwickt, dann sieht man die Druckstelle noch viele Wochen lang. Narben verschwinden nur selten. Ihr Gewebe ist nur schwach ernährt. H-Menschen saugen Wasser auf wie ein Schwamm. Drüsen, Unterleib und Hüften nehmen kontinuierlich zu. In feuchten Ländern können diese Menschen bis zu 230 kg schwer werden.

5.5.4 Das physische Innere

Aus der vorangehenden Beschreibung wird klar, daß das Aufnahmesystem des H-Typs sehr aktiv ist. Auch das Lympfsystem, die Bauchspeicheldrüse, die Nieren, die Milz und die Milchdrüsen sind sehr aktiv.

Das gesamte Muskelsystem ist kraftlos bis völlig erschöpft. Die Muskelfasern der Wände der Arterien und Venen sind schwach, weshalb sie leicht brechen. Die Arterien stehen unter Hochspannung, der Blutdruck ist hoch. Das venöse System dagegen ist träge und mit Unreinheiten überlastet. Der ganze Kreislauf ist nicht stabil. Wenn sie sich für ein paar Minuten hinsetzen, dann schlafen ihre Glieder ein. Der Herzmuskel ist niemals kräftig entwickelt. Die Knochen sind weder flexibel noch stark, sondern weich und porös.

H-Menschen haben sehr empfindliche Nervenenden und häufig Kribbeln unter der Haut. Die Nerven sind empfindlich gegen Berührung, Licht, Geräusche und andere äußerliche Stimulationen. Der Verdauungstrakt gibt häufig Anlaß zu Problemen, wie zum Beispiel Ausweitung des Dickdarmes, plötzlicher Durchfall und andere Magen- und Darmleiden. Der Magen hat Probleme mit fester Nahrung.

H-Menschen besitzen große Lungen, können aber nicht tief durchatmen, weil sich in den Lungen zu viel Feuchtigkeit aufhält. Sie leiden mehr als die anderen Konstitutionen unter Bronchial-Asthma, verschleimtem Hals und Husten- und Erstickungsanfällen.

5.5.5 Die geistige Entwicklung

Das Gehirn des H-Typs ist träge, wenn es um die Fähigkeiten geht, die mit Intellektualität und Willenskraft zu tun haben. Auf emotionalem Gebiet und bezüglich der physischen Körperfunktionen ist es jedoch aktiv. Aufgrund eines schwachen Willens, Mangel an Durchführungskraft und wenig Intellektualität fällt es ihnen sehr schwer, etwas mit ihrem Willen durchzusetzen, hart zu arbeiten, sich tief zu konzentrieren oder gründlich über etwas nachzudenken. Wenn sie trotzdem Bildung und Professionalität erreichen, dann verdanken sie dies gewöhnlich ihrem Bedürfnis nach Anerkennung, ihrem Ehrgeiz (*12).

Das Zerebellum ist schwach obwohl die Basis des Gehirnes voll entwickelt erscheint. Das Muskelsystem reagiert langsam. Der lasche Zustand ihres Zerebellums könnte auch dafür verantwortlich sein, daß sie feste Nahrung so schlecht verdauen können.

Folgende geistige Fähigkeiten sind stark ausgeprägt: Geschlechtsliebe (*1), Eß- und Trinklust (*8), Elternliebe (*2), Gattenliebe (*A), Heimatliebe (*4), Ehrgeiz (*12), Sprachsinn (*35), Vergleichssinn (*37), Charaktersinn (*C), Nachahmungssinn (*22) und Vorsicht (*11). Der Zerstörungssinn (*7) kann groß sein, ist aber selten aktiv.

Die folgenden Fähigkeiten sind schwach ausgebildet: Kampfsinn (*6), Erwerbssinn (*9), Erhabenheitssinn (*B), Festigkeit (*14), Selbstachtung (*13), Beobachtungssinn (*24), die Fähigkeiten der ** 25 - 30, Erinnerungssinn (*32), Ortssinn (*31), Zeitsinn (*33), Anmut (*D) und Gutmütigkeit (*19).

H-Menschen können die Reinheit und Qualität von Lebensmitteln, Getränken und flüssigen Präparaten für Gesundheit und Schönheitspflege sehr gut beurteilen. Auch wenn es um Hygiene geht, sind sie Experten. Sie können sich an lang zurückliegende Ereignisse meist besser erinnern als an die unmittelbare Vergangenheit. Sie verlegen ständig ihre Sachen und erinnern sich auch nur schwach an Preise, Termine und Details.

Die geistigen Neigungen des H-Tpys sind sehr speziell und helfen Ihnen, diese Konstitution zu bestimmen. H-Menschen können fast jederzeit in eine selbst hervorgerufene Körperstarre fallen, in der sie zwar unbeweglich, sich ihrer Umgebung aber voll bewußt sind. Sie können fast immer tagsüber schlafen und erleben lebhafte Träume, die ihnen sehr real erscheinen.

H-Menschen sind sehr widersprüchlich. Sie zeigen Schwachheit und Stärke gleichzeitig. Wenn ihre Führungsqualitäten stark sind, können sie andere managen oder ihnen vorstehen. Sonst hängen sie von anderen ab und handeln für andere, aber nicht für sich selbst. Man möchte sagen: sie sind in Abhängigkeit unabhängig. Sie erscheinen sehr exklusiv, sensititv und aufmerksam. Von Natur aus eifersüchtig auf ihre Gatten und Geliebten wollen sie all das behalten, was ihnen gehört. Weil sie eine starke geistige Vorstellungskraft und Furcht besitzen, denken sie viel über fürchterliche, angsterregende Dinge nach. Die H-Ladys weinen leicht, tun dies aber im Geheimen, um ihre Gefühle nicht zu zeigen.

Es mangelt ihnen an Willenskraft und zuzeiten geschieht es, daß ihnen ihre Vernunft nicht voll zur Verfügung steht. Es kann sein, daß sie sich dann hinsetzen und in Trance fallen oder daß sie sich in ihrer eigenen Nachbarschaft verirren.

Sie haben das, was man einen emotionalen Willen bezeichnet. Er wird durch Gefühle gestützt, weniger durch Willenskraft. Sie können alles tun, was sie möchten, wenn es um Selbsterhaltung, Liebe oder Eifersucht geht. In allen anderen Fällen ist ihr Wille schwach.

5.5.6 Charakteristika und Besonderheiten

H-Leute sind feierlich-ernst, geduldig, friedlich, hingebungsvoll, ruhig und konservativ. Sie sind sehr sensibel und nehmen sich alles zu

Herzen. Eine ordinäre Sprache oder rauhe Behandlung können sie nicht vertragen. Sie lieben ihren Gatten und ihre Kinder extrem bis hin zur Eifersucht. Den Verlust ihres Gatten oder eines ihrer Kinder können sie nie vergessen.

Die H-Menschen zeigen ihren Mißmut gewöhnlich nicht durch Nörgeln, sondern tun sich einfach selbst leid und ziehen sich mehr und mehr zurück. Wenn jemand in rauhem Umgangston mit ihnen spricht, dann stehen sie da und starren ihn an, unfähig zu sprechen oder sich zu bewegen. Sie entfernen sich benommen und kehren - soweit möglich - nie mehr zurück. Sie handeln nur dann, wenn die anderen Leute in ihrer Umgebung passiv sind. Gegen positive Leute können sie nicht opponieren. Zur völligen Überraschung ihrer Umgebung verlieren die H-Menschen manchmal völlig ihren Kopf und werden wild, wenn sie zornig oder aufgeregt sind.

Die Menschen dieser Konstitution sind spirituell sehr empfänglich. Sie sind weit davon entfernt, oberflächlich zu sein. Sie gründen so tief wie das Wasser der Tiefsee.

H-Menschen hassen es, von Fremden angefaßt zu werden. Sie hassen Fremde generell. Sie wollen in ihrem eigenen Heim mit ihrem Gatten sein. Rauhe Behandlung können sie nicht ausstehen. Ein grober Arzt, eine grobe Krankenschwester oder ein grober Masseur wird keine zweite Gelegenheit zur Behandlung erhalten. Sie mögen keinerlei Druck auf ihren Körper, wie zum Beispiel durch enge Unterwäsche. Sie verabscheuen alles, was "kriecht": Würmer, Insekten und Mäuse.

Die Gewohnheiten der H-Menschen sind häuslich und egozentrisch. Ihr Hauptproblem liegt in ihrer Eifersucht und darin, daß sie sich so enorme Sorgen um ihre Lieben machen. Auch ihre Abneigung gegen Fremde und ihre behindernde, eher negative Natur kann man zu den Fehlern zählen. Sie neigen dazu, ein ruhiges, ereignisloses Leben zu führen und sind in der Regel nicht an Reformen oder öffentlichen Veranstaltungen interessiert. Ihre Vorstellung von einer angenehmen Beschäftigung sind ein bequemer Autoausflug, wellenbaden, ruhige Konversation, lesen und mit Freunden essen. Sie genießen angenehme, beruhigende Musik, können während eines Konzertes aber nicht lange ruhig sitzen. Kräftige oder langdauernde Gymnastik ist offensichtlich nicht ihre Sache.

5.5.8 Kulturelles Leben und Psyche

Die Vertreter der H-Konstitution sind weder besonders feinsinnig noch besonders kultiviert. Sie sind gewöhnlich höflich, liebenswürdig und diplomatisch sowohl unter Fremden als auch zu Hause, so lange, bis sie in Zorn, Angst, Eifersucht, Erregung oder Nervosität geraten. Normalerweise haben sie ruhige, aufmerksame, feine Manieren. Sie sind nicht nach der Mode gekleidet, sondern eher einfach und bequem. Die Art ihrer Kleidung spielt für sie keine große Rolle.

H-Menschen sind niemals ohne Grund gemein. Sie besitzen ein mildes Herz und liebevolle Eigenschaften. Ihre Beweggründe sind ehrenhaft. Sie sind freundlich, geduldig und friedlich. Sie zeigen sich liberal, wenn ihre Partner nicht in die Sache verwickelt sind. Sie ziehen Monogamie und platonische Liebe vor.

Ihre Freizeit verbringen sie so weit wie möglich zu Hause. Sie laden nur selten einen Fremden zu sich nach Hause ein und machen auch selbst nur selten Besuche. Ihre Hobbys haben mit häuslicher Bequemlichkeit, Essen und Trinken zu tun. Manchmal interessieren sie sich für Musik, Hydrotherapie (Wasserkuren), Schwimmen und anderen Wassersport.

Sie sind natürlich religiös. Einige H-Frauen erleben eine religiöse Manie, andere leiden an Depressionen und fürchten, sie seien verlorene Seelen.

Sie gönnen sich selten eine vollständige Ausbildung. Es verdrießt sie, wenn sie sich schwierigen Studien hingeben müssen. Einige interessieren sich für leichte Romane oder Zeitschriften. Individuen mit mehr geistigem Tiefgang lesen medizinische Literatur: Methoden der Gesunderhaltung, Wasseranwendungen, Kochen, die Zusammensetzung von flüssigen Präparaten (Tonika), Getränken, Medikamenten, Chemikalien etc. In aller Regel suchen sie sich ein Studium, das mit ihren Haupt-Interessen übereinstimmt. Sie studieren das Leben, Chemie, Gesundheit, Krankheit, Religionen und Belletristik. Sie sind gut in Sprachen, die sie leicht verstehen und erlernen, sie sind jedoch keine flüssigen Redner.

5.5.8 Gesellschaftliches Leben und Liebesbeziehungen

Gute Geschäftspartner des H-Typs sind die Ca-, Ca-P-C-, P-Ca-, Na-, Cl-, K- oder Si-Typen. Als Freunde oder Ehepartner sollten sie sich einen K- oder Si-Typ wählen. Gelegentlich ist auch der Na-Typ passend. Von der pargenen Konstitution fühlt sich der H-Typ abgestoßen.

Es erscheint etwas befremdend, daß ROCINE meint, daß Si-Menschen gute Ehepartner für den H-Typ seien, denn Si-Menschen lieben es, herumzureisen, während die H-Menschen am liebsten zu Hause bleiben. ROCINE scheint mehr darauf aus zu sein, chemisch und emotional ein Gleichgewicht zu erreichen, als Interessen aufeinander abzustimmen, was zu einem Übergewicht derselben Neigungen führen kann. H-Menschen brauchen auf jeden Fall einen Partner. Das Eheleben paßt zu ihnen, wenn sie einen guten Partner haben. Sie lieben es aber nicht, wenn zu viele Menschen um sie herum sind, noch lieben sie es, sich in Menschenmengen aufzuhalten. Sie haben eine liebevolle Natur, aber sie neigen zur Eifersucht. Auf gesellschaftlichem Gebiet sind sie zurückgeblieben. In Gesprächen sind sie schwach, und sie haben wenig Sinn für Humor. Sie mischen sich auch nicht mit Menschen aus anderen sozialen Schichten. Sie unterhalten sich mit Familienmitgliedern über die Vergangenheit, über sich selbst und über Beziehungen, aber sie sprechen nicht mit Fremden. Sie sind von Natur aus zurückhaltend und versuchen nicht, Freunde zu gewinnen. Die Freunde, die sie trotzdem haben, sind meist vom anderen Geschlecht, und ihnen sind sie treu.

H-Menschen verlieben sich in ihrem Leben nicht oft. Sie sind monogam, treu und hingebungsvoll, passiv und leiden lange. Wenn sie einen Partner verlieren, dann ist ihr Herz niemals für eine zweite Heirat offen. Die H-Frau will nur einen Liebhaber: ihren Gatten.

5.5.9 Beruf

Die Fähigkeiten der H-Menschen sind durch ihre physische Trägheit beschränkt. Wenn sie es schaffen, einigermaßen normalgewichtig zu bleiben, dann können sie auf den Feldern ihrer Begabungen einiges erreichen. Dies sind die folgenden: Speisen, Getränke, künstlerische Betätigung mit Farben, häusliches Leben, ihre Interessen im Zusammenhang mit Wasser (siehe oben), Süßigkeitenherstellung, Lebensmittelindustrie, Lebensmittelanalyse, Bäckerei, Restaurants, Chemie,

Hefe, Flüssigkeiten, Gase, Hygiene, Lebensmitteltests und verwandte Felder. Sie sind in erster Linie für ihr Heim und den Dienst an ihren Lieben geboren.

Am besten kommen sie mit sitzenden und häuslichen Tätigkeiten zurecht, die keine große geistige oder physische Antriebskraft benötigen. Sie sind ehrgeizig und praktisch, aber zu schwach und zu passiv, um die Initiative zu ergreifen. Es mangelt ihnen an Durchführungskraft und Denkfähigkeit. Sie lieben es, zu sitzen. Ihre Konstitution ist gegen Bewegung. Sie fühlen sich müde und fürchten sich vor Arbeit. Es mangelt ihnen an Aufgewecktheit und Bereitschaft. Sie sind keine Führer, aber Anhänger. Wenn sie dennoch Erfolg haben, dann auf einem der oben genannten Betätigungsfelder.

5.5.10 Gesundheit und Ernährung

Wasserstoff kommt in Menschen dieser Konstitution im Übermaß vor. Sauerstoff und die Minerale Kalzium, Kalium, Silizium und Natrium sind Mangelware. In Form seiner wichtigsten Verbindung, dem Wasser, ist Wasserstoff ein ruhiger, passiver Arbeiter in der gesamten Schöpfung wie im Menschen. Wasser ermöglicht alle Funktionen der Ausscheidung (incl. des Schwitzens), Speichelbildung, Fortpflanzung, Blutzirkulation, Verdauung und Osmose. Es reguliert die Körpertemperatur, beruhigt die Nerven und kühlt das Gewebe. Wasser entfernt Unreinheiten, befeuchtet die Lungenbläschen für den Gasaustausch, verhindert Entzündungen und unterstützt die Filtrationsprozesse in der Zelle. Wasser unterstützt die Funktion der Geschmacksknospen sowie den Geruchs- und Gehörsinn.

H-Menschen sind deshalb sehr aktiv in allen Ausscheidungsfunktionen und schwitzen leicht besonders in starkem Sonnenlicht, an der frischen Luft und bei emotionaler Erregung. Wenn wenig Licht vorhanden ist, dann neigen sie weniger zum Schwitzen. Wasser ist in ihnen derart stark vertreten, daß es den Körper buchstäblich anfüllt und dadurch den normalen Zellstoffwechsel behindert. Das Ernährungssystem verweigert die Aufnahme fester Nahrungsbestandteile, obwohl es an sich aktiv ist. Dies führt zu kleinen Knochen und Muskeln.

H-Menschen haben Schwierigkeiten bei tiefer Atmung, weil sich in den Lungen Kohlensäure und Feuchtigkeit angesammelt haben. Sie sind auch sehr empfindsam gegenüber magnetischen Strömen im Boden, so daß sie am Anfang der Nacht ziemlich gut atmen, nach Mitternacht aber Schwierigkeiten bekommen. H-Menschen haben keine starken sexuellen Bedürfnisse. Sie sind von ruhiger Natur: wassergekühlt! Sie haben sexuelle Fähigkeiten, die im Verborgenen schlummern und es ist schwierig, sie zu erregen. Sie interessieren sich mehr für platonische Liebe.

Tast-, Geruchs- und Geschmackssinn sind sehr gut entwickelt und scharf. Der Gesichtssinn ist normalerweise schwach, das Gehör aber scharf, weil Wasser den Schall sehr gut leitet. Alle ihre Sinne sind nachts schärfer.

Der Appetit des H-Typs ist sehr groß. Er verlangt hauptsächlich nach Wasser, Suppen, Fett, Süßigkeiten und Stärke. Diese Menschen wachen mitten in der Nacht auf und nehmen einen Snack zu sich. Sie können ihren Appetit nur mit großen Schwierigkeiten im Zaum halten. Sie essen schwer, haben aber Probleme mit festen Speisen. Es kann sogar sein, daß es ihnen schlecht wird, wenn sie eine feste Mahlzeit gegessen haben.

Wenn H-Menschen schläfrig sind, dann ist es schwierig, sie wach zu halten. Sie fallen in eine Art Trance und können sich nicht bewegen. Bei niedriger Lebenskraft oder falscher oder zu reichlicher Ernährung sind sie folgenden Krankheiten ausgesetzt:

feuchtes Asthma, Gewebeschwund, Atrophie der Membranen, Osteoporose, Übergewicht, aufgetriebener Leib, Wassersucht, niedriger Blutdruck, venöser Stau, Blutstau, Herzerweiterung, andere Herzleiden, Dünndarmentzündung, Enddarmbeschwerden, Hämorrhoiden, Zysten, Tumor, Krebs, Ekzeme, Entzündungen, Fieber, Krämpfe, Zuckungen, Katalepsie (Starrkrampf), schwerer Atem, Zahnverfall, Erschöpfung.

Die Grundübel ihrer angeborenen Schwächen sind übermäßige Wasseraufnahme und -anlagerung, Mineralmangel, der anämische Zustand des Kreislaufsystems und ein Mangel an Sauerstoff.

Vorbeugung und Heilung dieser Beschwerden fußt auf einer trokkenen Diät mit Lebensmitteln, die reich an Chlor, Kalzium und Silizium sind. Heißes Zitronenwasser und Trockenheit sind hilfreich. Das Übergewicht des H-Tpys verlangt nach einer konsequent festen Diät und nach einem trockenen, warmen Klima. Diese Leute brauchen viel Sauerstoff und sollten auf einem sandigen, steinigen Boden leben und einen fairen Anteil physischer Arbeit verrichten. Sie dürfen sich bei gymnastischen Übungen nicht zu sehr anstrengen. Atemübungen sind jedoch hervorragend für sie. Sie sollten Kohlehydrate sowie ölige und süße Speisen einschränken bzw. ganz weglassen und sich nicht von überwiegend flüssiger Nahrung ernähren. Sie brauchen chlorhaltige Nahrungsmittel (aber kein Kochsalz!), um die Feuchtigkeit zu absorbieren und auszuscheiden. Eine gute Muskelaufbaudiät, reich an Mineralien wie Jod, Phosphor, Chlor, Kalzium, Kalium und Silizium wird ihnen mehr nutzen als Vitamine. Massage ist nicht unbedingt nützlich für sie.

Wenn sie in einem für sie günstigen Klima leben und nicht zu dick sind, dann können sie sehr alt werden. Die Lebenserwartung beträgt für sie bis zu 75 Jahre. Sie begehen nur höchst selten - wenn überhaupt - Selbstmord, auch wenn sie sich noch so unbedeutend, düster oder hoffnungslos fühlen. Sie schleppen ihr Kreuz weiter.

5.6 Die Kohlenstoff-Kalium-Konstitution (C-K-Typ, Nr. 17)

5.6.1 Kurzcharakteristik

Zwischen den einzelnen Chemikalien dieser Konstitution herrscht im Körper eine relative Ausgeglichenheit, besonders unter den für die vitalen Konstitutionen typischen Elementen Kohlenstoff, Wasserstoff, Sauerstoff und Stickstoff. Diese "organischen" Elemente überwiegen leicht die "anorganischen", gerade genug, um diese Konstitution hier unter die vitalen Elemente einordnen zu können. Kohlenstoff und Kalium nehmen neben Kalzium die Führungsrolle ein. Als Leitworte merken wir uns: "energisch - praktisch".

ROCINE nennt diese Konstitution "pallinomic". Die ungewöhnliche Bedeutung dieses Wortes hängt vielleicht mit der ersten Person dieser Konstitution zusammen, die ROCINE untersuchte. Sie paßt jedoch generell zu dieser Konstitution. Pallinom ist eine Kombination aus "Pallas" und "Omen". Pallas war die griechische Göttin und Wächterin der Weisheit, des Krieges und der Künste. Ein Omen ist eine Weissagung aus dem Mund einer Göttin, die große zukünftige Ereignisse ankündigt. Die junge Dame, die ROCINE untersuchte, war sehr praktisch veranlagt, geschickt, weise, genial und beherrscht, wurde aber nicht alt.

Starke Willenskräfte und heftige, aber gut kontrollierte Emotionen üben in dieser Konstitution einen starken Einfluß aus. Der C-K-Typ ist jedoch ein bemerkenswert kräftiges, effizientes und ausgeglichenes vitales Temperament. Stärke, Zucker, Fett und Fibrin scheinen in angemessenem Mengenverhältnis am Werke zu sein. Gleichzeitig ist die Bildung von Knochen, Bändern, Gelenken, Bindegewebe und Muskeln fast ebenso effizient, was anatomisch und chemisch zu einer annähernden Harmonie führt, wobei - wie erwähnt - das vitale Element leicht überwiegt.

C-K-Menschen sind von allen anderen Konstitutionen verschieden. Sie zeigen einen Sinn für das Praktische, Ehrlichkeit, Arbeitskraft, Beharrlichkeit, einen starken Willen, Mut, Ernsthaftigkeit, Bestimmtheit, Gefühlsstärke, Vernunft, Nützlichkeitsdenken, Vorsicht, Entscheidungskraft und Weisheit. Man kann sie an ihrem ernsten, steifen, formalen, zurückhaltenden, einfachen Benehmen erkennen, an ihrem schwachen Konversations-Talent und an ihrem sehr energi-

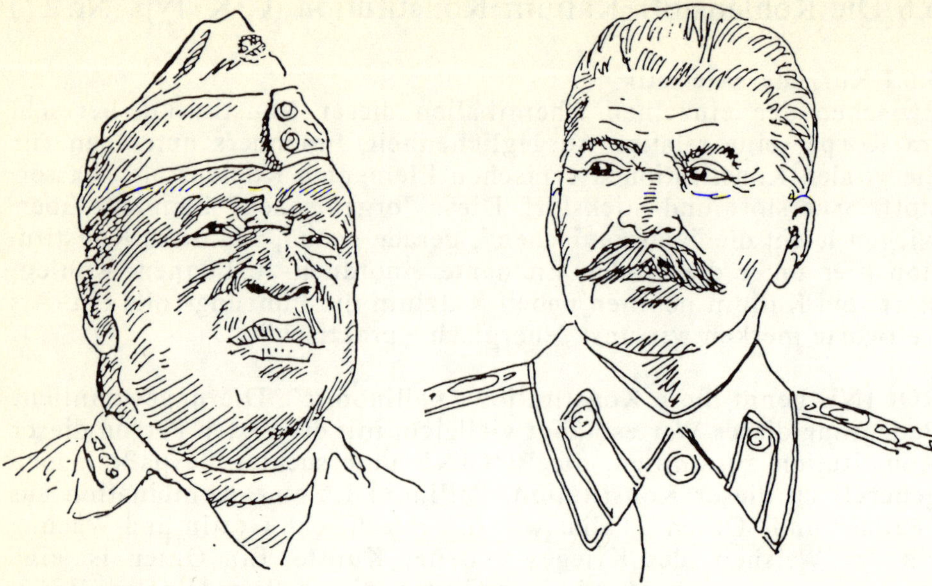

Abb. 65 - 66: Beispiele für die Kohlenstoff-Kalium-Konstitution
Idi AMIN — Joseph STALIN
Diktator von Uganda — Diktator der Sowjetunion

schen Stil. Sie haben einen mutigen, unabhängigen, ja argumentativen Geist mit großem Fleiß und praktischem Urteilsvermögen.

Äußerlich können wir ihre beleibte Form, ihren nachdenklichen Gesichtsausdruck, ihr ernstes Gesicht, ihre breite Nase, ihre großen, breiten Füße und Hände, ihre entschlossenen Lippen, ihren breiten Mund und Rücken, ihr drahtiges Haar, ihren breiten, quadratischen Schädel mit kurzem, schwerem Nacken, ihre schmalen Augen und ihren steifen Gang leicht erkennen.

Insgesamt erscheinen sie schwerfällig und sehen genauso aus wie sie sind: restriktiv, praktisch, realistisch, häuslich, vergeltend, ja bisweilen feindselig. Sie sind immer kontrolliert und ruhig. Sie sind gelassen zustimmend. Sie sehen nicht schön aus, sondern sind untersetzt und kräftig. Sie sind sensibel, von überlegenem Verstand und großer Begabung und voll von gesundem Menschenverstand.

C-K-Menschen fühlen sich stark, ja sie sind sich sogar ihrer eignen Beschwerden nicht bewußt. Sie arbeiten weiter, bis sie fast sterbenskrank sind. Sie leben in Stärke und sterben mit Mut. Ihre Vitalität läßt nicht nach, ihre physische Stärke ist intakt, ihr Verstand in Bewegung, ihr Urteil wohlbegründet, und ihr Wille ist selbst auf dem Totenbett noch aus Gußeisen.

5.6.2 Identifikationsfaktoren

1. Temperament-Kombinationen: harmonisch, vital dominiert leicht.
2. Größe: Frauen 168 cm, Männer 175 cm,
   Gewicht: Frauen 73 kg und mehr, Männer 91 kg und mehr
3. Formtypen: Kopf: hauptsächlich andromorph,
   Körper: homomorph, generell eine maskuline Erscheinung
4. Haarfarbe: meistens brünett, einige Zwischentöne, nicht blond
5. Profile: meistens konzeptionell, viele analytisch, einige faktisch
6. Hände: Der Handrücken ist knochig, an der Oberfläche aber weicher. Der Handteller ist breit und fest. Die Finger sind fest, aber beweglich und an den Spitzen biegsam. (Die obersten Fingerglieder sind flexibel, weshalb die C-K-Menschen mit Instrumenten sehr geschickt umgehen können.) Die Nägel sind breit und nach vorne gebogen, besonders bei feindseligen Männern.
7. Geschlechterverhältnis: Frauen 60%, Männer 40%

5.6.3 Das physische Äußere

C-K-Haar ist gewöhnlich schwarz oder dunkel, niemals jedoch hell. Es ist steif, drahtig und kräftig. Es sieht matt, feucht, voll, grob oder glänzend aus. Die Stirn ist breit und quadratisch. Die Augenbrauen sind schwarz und quadratisch, bei Männern manchmal buschig. Die Augen sind meist klein und dunkelblau, schwarz oder braun mit einem Grünstich. Sie erscheinen furchtlos, nachdenklich, intelligent, ehrlich, egozentrisch und durchdringend. Wenn chronische Krankheiten vorherrschen, werden die Augen matt und trübe. Ohrengröße und -form variieren, große, unregelmäßige, anliegende Ohren sind jedoch häufig. Die Ohren zeigen Klugheit und praktischen Sinn an. Ihre Nase ist breit und relativ groß. Sie ist flach, kurz und gerade. Gelegentlich ist sie im Oberteil konvex, was auf Feindseligkeit hinweist. Auf ihrer Stirn und auf ihren Wangen finden sich zahlreiche, tiefe Linien. Die Lippen sind von mittlerer Größe, werden von der kontrollierenden Kraft ihres Verstandes aber eingezogen oder gespannt. Der Kiefer ist breit und quadratisch bis rundlich quadratisch, manchmal auch fleischig. Das gesamte Gesicht neigt zu Breite und quadratischem Aussehen.

Der C-K-Typ ist untersetzt und schwer gebaut. Das fällt sogar schon bei Kindern auf. Sie haben eine hohe, volle Brust und einen breiten Rücken. Man könnte diesen Bau als homomorph mit einer Tendenz zu andromorph bezeichnen. Die Taille liegt hoch, ihr Maß liegt gewöhnlich über normal. Ihr allgemeines Erscheinungsbild ist stark und korpulent, sie haben aber ein würdevolles Auftreten, ein feines Benehmen und eine noble Persönlichkeit. Die Beine sind verhältnismäßig lang, die Füße sind breit, schwer und flach. C-K-Frauen sind selten stolz auf ihre Füße. C-K-Menschen haben zwar breite und schwere Füße und Hände, die Hände mit ihren geschmeidigen Fingern sind aber sehr sicher und können deshalb mit Werkzeugen und Instrumenten gut umgehen.

5.6.4 Das physische Innere

C-K-Menschen haben steife, kompakte und große oder breite Knochen zur Unterstützung ihres Gewichtes, sowie gut entwickelte Muskeln. Die Bänder und Sehnen sind kräftig oder verhältnismäßig normal und verursachen kaum Probleme.

Von allen inneren Organen hat der Magen eine sehr wichtige Funktion zu erfüllen, denn es ist das erste Verdauungsorgan. C-K-Menschen verdauen tierische Lebensmittel besser als vegetarische. Die Verdauung von Stärke und Fibrin (Fleisch) ist am besten, während Fett, Zucker, saures Obst, ballaststoffreiche Gemüse, Nüsse und Milchprodukte nicht gut verdaut werden. Sie neigen zu einem sauren Magen und generell zur Übersäuerung, so daß Gewebe und Sekrete sauer werden. Das überanstrengt das venöse System, das versucht, den Körper von Säuren, Galleprodukten, Gas und Toxinen zu befreien. Das venöse System wird deshalb so träge, wie es auch generell der Kreislauf ist. Das Herz ist groß und stark, es funktioniert aber nicht gleichmäßig. Der Darm gehört zu den schwächeren Organen. Die Nieren arbeiten manchmal zu heftig und machen dann Probleme. Bauchspeicheldrüse und Milz arbeiten unregelmäßig bis fehlerhaft. Das Atmungssystem des C-K-Typs benötigt eine Verbesserung, um die Oxidation zu erhöhen. Die Lungen selbst sind zwar gut, sie sollten sie aber besser ausnutzen. Drüsen- und Lymphsystem müssen auch verbessert werden. Generell sind ihre Nerven effizient und gut genährt. Dies trifft besonders auf die Sehnerven zu.

5.6.5 Die geistige Entwicklung

Das C-K-Gehirn ist normalerweise groß, und seine Substanz ist kompakt. Die Medulla oblongata (das verlängerte Rückenmark) und das Rhinenzephalon (das Riechhirn) scheinen verhältnismäßig schwach zu sein. Das Zerebellum ist normal entwickelt, aber vielleicht etwas langsam in seiner Steuerung der Muskelbewegung. Denken und Handeln der C-K-Menschen wird von den folgenden stark entwickelten Fähigkeiten beeinflußt:

Kampfsinn (*6), Gewissenhaftigkeit (*15), Emsigkeit (*5), Verschwiegenheit (*10), Zerstörungssinn (*7), Heimatliebe (*4), Vorsicht (*11), Erwerbssinn (*9) und Kausalitätssinn (*36). Diese Fähigkeiten lassen sie einen festen Standpunkt einnehmen und machen sie sehr rechtsbewußt, wortkarg, ernst, praktisch, ehrlich, häuslich, klug und weise in allem, was das Leben betrifft.

Ihr Urteilsvermögen ist hauptsächlich abstrakt, deduktiv und nützlichkeitsbetont. Mit Verdiensten, Ehrlichkeit, Benehmen, Umgangsformen, Charakter, Tugenden und Eigenschaften von Menschen kennen sie sich gut aus. Ihr Beurteilungsvermögen betrifft auch folgende Bereiche: Waren, Disziplin, Methoden, Systeme, Standards, Klassen, richtig oder falsch, Bedingungen, Verwendungsmethoden etc.

Ihr Gedächtnis ist nur Durchschnitt, in bezug auf Namen, Wörter und Geschriebenes sogar schwach. Ihr Gedächtnis ist auch fehlerhaft in den Bereichen von Wissenschaft, Literatur, Konversation und Chronologie.

Ihre geistigen Fähigkeiten wurden bereits zum größten Teil dargestellt. Was dabei am meisten hervorsticht ist ihr praktischer und nützlichkeitsbetonter Ansatz gegenüber allen Dingen. Sie sind sehr häuslich, sich abgrenzend, selbstbeobachtend und wählerisch. Sie schränken die Menschen in ihrer Umgebung in gewisser Weise ein wenig ein, weil sie verbieten, zur Vorsicht mahnen, unterdrücken, korrigieren, sich über andre Leute lustig machen oder sich gar bisweilen feindselig verhalten. Sie haben nur wenige wirkliche geistige Schwächen. Es sind ihre übermäßig entwickelten Stärken, die in negative Eigenschaften umschlagen können. Ihre am meisten auffallenden Schwächen sind ihr schwaches Erinnerungsvermögen, eine Neigung zu stammeln, zu stottern oder Worte zu verschlucken, weil sie so ein schlechtes Wortgedächtnis haben, ein Mangel an Ausdrucksvermögen und Eloquenz, eine schwache Begabung, aus Büchern oder in der Schule zu lernen, wenig Talent für Gespräche und Berichte, Vergeßlichkeit, Skeptizismus, schlechte Laune, Mangel an Hoffnung und Glaube, Mißtrauen und grundlose Angst.

Ihr Verstand neigt zur Selbstbeobachtung und zum Nachdenken über sich selbst und arbeitet vornehmlich deduktiv. Es sind sehr kluge Menschen mit extremer Willenskraft. Wille, Vernunft und Urteilskraft arbeiten zusammen und machen sie bestimmt, hartnäckig und fest.

5.6.6 Charakteristika und Besonderheiten

C-K-Menschen erscheinen introvertiert veranlagt. Es sind passionierte Menschen mit starken, tiefen und intensiven Gefühlen, Wünschen, Abneigungen, Vorlieben etc. Ihre Emotionen haben sie jedoch unter Kontrolle. Sie sind und erscheinen sehr ernst und gesetzt, was häufig die Begeisterung anderer abkühlt. Ihre Umgangsformen sind kühl. Sie haben eine "rückwirkende" Persönlichkeit; in anderen Worten: wenn Sie ihnen Respekt entgegenbringen, dann sind sie respektvoll, wenn Sie sie angreifen, dann werden Sie angegriffen, machen Sie ihnen Angst, und sie werden sich Ihnen widersetzen. Sie sind Anhänger der biblischen Maxime: "Auge um Auge, Zahn um Zahn". Auf manchen Gebieten können sie radikal oder exzentrisch sein.

C-K-Menschen erscheinen in ihrer Kindheit alt für ihr Alter. Sie bewegen und unterhalten sich generell steif und eigenwillig, aber sie haben geschickte Finger und finden oft kluge Antworten. Sie sprechen abgehackt oder mit einem Sprachfehler und gestikulieren mit ihren Armen, um sich verständlich zu machen.

Wünsche und Abneigungen der C-K-Menschen sind immer langanhaltend und intensiv, was auf alle Menschen mit einem starken Verstand zutrifft. Sie haben zahlreiche Abneigungen, weit mehr als Vorlieben. Sie fahren häufig alle moralischen Geschütze gegen Fehler, Sünden und Verbrechen auf. Sie tun dies in der Öffentlichkeit und in ihren eigenen vier Wänden. Sie verabscheuen Menschen, die sich nicht an ihr Wort halten, angeberische und oberflächliche Menschen,

Skandale, Getratsche, faule Gewohnheiten, Eitelkeit, frivoles Verhalten, Hetze, falsches Christentum und Lippenbekenntnisse. Sie gehen gegen Falschheit, Pornographie und Unmoral, Unterdrückung, Verrat, Prüderie, usw. vor.

Alle Menschen mit einem starken Verstand entwickeln Gewohnheiten, und die C-K-Menschen bringen sowohl gute als auch schlechte hervor - je nach ihren Fähigkeiten. Sie weisen keine wirklichen Fehler auf, aber einige negative Eigenschaften, die sie behindern können. Ihre starke Vernunft und ihr Rationalismus führen manchmal zu einem Mangel an Vertrauen. Es fehlt ihnen an Ausdruckskraft und sie haben eine unerbittliche Rachsucht, die sich in Verachtung, Tadel, Zurückweisung, Vorurteil, Intoleranz, Dogmatismus, Argumentieren, Rechtsstreitigkeiten und anderen Feindseligkeiten äußern. Wenn es um Erfolg geht, sind sie häufig ihr eigener stärkster Feind. Sie überschütten ihre Verwandten, Eltern oder Kinder mit Zeit, Geld und Bemühungen und verhindern so ihr eigenes Weiterkommen. Sie neigen auch dazu, sich zurückzunehmen, was ihre eigene geniale Begabung verdeckt.

5.6.7 Kulturelles Leben und Psyche

C-K-Menschen erscheinen eher vornehm als kultiviert und feinsinnig. Wenn wir einen von ihnen treffen, der intellektuell, moralisch oder sozial kultiviert ist, dann drückt sich das in seinen Gesichtsformen und -zügen aus, die ihm ein edles, vornehmes Aussehen verleihen; in seiner Verhaltensweise, Sprache, Kleidung oder seinem Benehmen zeigt sich dies weniger. Diese Leute sind nicht diplomatisch; als Vorgesetzte können sie jedoch gelegentlich Taktgefühl einsetzen.

Sie haben steife, formale und kühle Umgangsformen und Höflichkeit. Ihr Verhalten ändert sich mit den Umständen. Gegenüber Autoritäten und großen Männern verhalten sie sich respektvoll. Unter Vorgesetzten zeigen sie eine verlegene Haltung, unter kultivierten oder elitären Menschen sind sie eher unbeholfen, in der Kirche geben sie sich ernst und feierlich, wenn ihnen etwas mißfällt, sind sie sauer, Fremden gegenüber sind sie kühl, im Büro verhalten sie sich geschäftsmäßig. Generell verhalten sie sich einfach gezwungen.

Obwohl sie sich gut kleiden, interessieren sie sich nicht besonders für Mode. Sie bevorzugen haltbare, einfache Kleidung guter Qualität.

Sie ziehen sich passend zur Gelegenheit an.

C-K-Menschen haben in bezug auf andere hohe Ideale und sind deshalb gewöhnlich enttäuscht. Auf anderen Gebieten sind ihre Vorstellungen praktikabel und erreichbar. Sie weisen viele feste Tugenden auf, die eine hohe Moral verkörpern. Sie zeigen Treue, Ehrlichkeit, Korrektheit und Anstand. Sie sind integer, sparsam, praktisch, resolut und weise. Diese Tugenden machen den C-K-Typ zuverlässig. Es sind aber sehr ernste Menschen. Sie tolerieren nur das, worauf sie keinen Einfluß haben; in allen anderen Fällen werden sie beeinflussen und unterdrücken, wenn sie es für nötig halten.

Die religiöse Betätigung der C-K-Menschen folgt ihrem Grundmuster als rationale, realistische, orthodoxe und sehr moralische Menschen. Sie bevorzugen Religionen, bei denen es in erster Linie auf Vernunft und nur wenig auf Glauben oder Vertrauen ankommt. Zuzeiten sind sie atheistisch oder frönen einem religösen Skeptizismus.

Ihre Freizeit verwenden sie zur Erholung und Selbstentwicklung. Ihre Hobbys sind häufig nützlich, wie z. B. Sticken oder andere dekorative, ornamentale Beschäftigungen. Sie genießen Rätsel und können erfinderisch oder musikalisch sein. Normalerweise bleiben sie zu Hause und widmen sich praktischen Pflichten, sind aber auch bereit zu reisen, wenn es um Erholung oder um Informationen von wirtschaftlicher Bedeutung geht.

Es zieht sie nicht besonders zu einer akademisch oder schulisch ausgerichteten Ausbildung. Das Leben ist ihre Universität. Sie haben sich gewöhnlich selbst ausgebildet. Ihre eigenen Sinne, ihre Vernunft und ihr Beurteilungsvermögen sind ihre Lehrer, und die Natur ist ihr Klassenzimmer. Sie lernen besser durch manuelle Studien und Handwerksarbeiten als durch Bücher. Die gegenwärtig üblichen Lehrmethoden sind für diese Konstitution immer noch unzweckmäßig.

5.6.8 Gesellschaftliches Leben und Liebesbeziehungen

Nur wenige Menschen würden C-K-Menschen als gesellig bezeichnen. Sie machen sich nichts aus dem gesellschaftlichen Leben und aus Eitelkeiten. Sie sind dazu viel zu ernst und unerbittlich. Sie geben sich restriktiv, wenn sie mit anderen zusammen sind. Sie sind für ihr Heim, ihre Familie, ihr Geschäft und ihre Arbeit geboren.

Die sich leicht anschließende P-C-Konstitution ergibt die besten Freunde des C-K-Typs und die leichtherzigen, aber fleißigen Si-Menschen sind die besten Partner für Geschäft und Ehe. Die C-K-Menschen fühlen sich von Vertretern des Na- und P-Ca-Typs sowie von Menschen ihrer eigenen Konstitution und oft auch von Ca-Menschen abgestoßen.

Freundschaftliche Beziehungen der C-K-Menschen sind sehr ausschließend, beschützend und rückwirkend: in Worten, Taten und Emotionen. Liebe ruft Liebe hervor, Freundlichkeit erweckt Freundlichkeit, Zorn lockt Zorn hervor. Sie geben das, was sie erhalten. Normalerweise sind sie zurückhaltend, es sei denn, sie sind verärgert. Dann werden sie verächtlich und sinnen auf Vergeltung.

C-K-Menschen lieben selten mehr als einmal. Die erste Romanze rettet sie oder zerstört sie. Die Liebe liegt tief in ihnen verborgen, aber sie sind wie eine Schildkröte mit ihrem Panzer. Diese Liebe kann man kaum hervorlocken. In ihrer Liebesbeziehung gibt es keinen Flirt, keine spontane Handlung. Sie legen distanzierte Manieren und ein bescheidenes, andere ausschließendes Verhalten an den Tag, was ihren angeborenen Charme verdeckt. Deshalb bleiben viele von ihnen bis ans Lebensende Junggesellen und Jungfern. Sie sind zwar romantisch, können dies aber weder ausdrücken, noch sind sie je überschwenglich.

5.6.9 Beruf

Die Stärken der C-K-Menschen liegen in ihren praktischen Fähigkeiten. Sie sind hervorragend in Handarbeiten, Hausarbeiten, Trainieren und Disziplinieren, weniger im Lehren. Sie haben ein gutes Gespür für die Ursachen von Dingen, für Aktionen und Motive, Einnahmen und Ausgaben. Sie können hervorragend im Kopf schätzen aber nur unvollkommen mit Hand und Stift ausrechnen. Sie können bedeutende Entscheidungen fällen, Schlüsse ziehen, Auswirkungen, Konsequenzen und Endresultate abschätzen. Sie haben auch mechanische Fähigkeiten. Was immer sie tun, es ist wohl getan. Dies sind die Grundlagen ihrer beruflichen Qualifikationen.

Sie haben sehr viel Unternehmungsgeist. Sie sind echte Arbeitstiere und auch auf Resulate erpicht. Sie glauben daran, daß man mit Arbeit etwas vollbringen und sich Verdienste verschaffen kann. Ihr Ehrgeiz will durch harten Einsatz und Effektivität etwas erreichen. Sie sind nur selten körperliche Arbeiter, sondern setzen ihre Geschicklichkeit, ihren Sinn für Nützliches und Praktisches sowie ihre Erfindungsgabe ein. Wenn sie eine Arbeit wählen, die zu ihrer Begabung paßt, dann haben sie Erfolg. Folgende Berufe und Bereiche passen zur C-K-Konstitution:

Änderungsschneider, Arbeitsvermittler, Bildhauer, Blumenzüchter, Bohrmeister, Broker, Cutter(in), Dekorateur, Designer, Disziplin- und Ordnungswesen, Einkäufer, Fein-Handarbeiterin, Finanzbeamter, Geldwechsler, Haushälterin, Innenarchitekt, Kolorist, Kontraktor, Künstler, Manager, Musiker, Muster-Designer, Ökonom, Polsterer, Renovierer, Sänger, Schätzer, Schneider, Stadtrat, Steuereintreiber, Trainer, Verwaltungsbeamter, Verzierer.

Sie führen ein Geschäft für: Delikatessen, Geschenkartikel, Getreide, Haushaltswaren & Geschirr, Korbwaren, Kunstgegenstände, Kosmetikartikel, Musikalien, Obst und Gemüse, Papierwaren, Pflanzen und Blumen, Renovierungen & Reparaturen, Schilfmöbel, Schmuck, Teppiche, Treibstoff. Sie leiten Herstellungsbetriebe, passend zu den genannten Artikeln, wie Teppiche, Körbe, Stoffe, Kleider, Hüte, Ornamente, Seidenartikel, Textilien, Tapeten, Garne etc.

5.6.10 Gesundheit und Ernährung

C-K-Menschen sind im wesentlichen eine Stärke-Konstitution des vitalen Temperaments, auch wenn man sie relativ harmonisch bezeichnen könnte. Kohlenstoff, Kalium und Kalzium sind die führenden Chemikalien. Zuzeiten ist Kohlenstoff über normal vertreten, und in Zeiten schwacher Gesundheit mangelt es an alkalischen (basischen) Salzen. Eigentlich sollten sie recht alt werden, sie haben jedoch ein schwaches Ausscheidungs- und Körperentgiftungssystem sowie schwache Drüsen und einen schwachen Kreislauf. Deshalb werden sie nicht sehr alt. Ihre Atmung ist gut, könnte aber verbessert werden. Die Verdauung ist nicht gleichmäßig, zum Teil wegen schlechter Eßgewohnheiten. Menschen der Kohlenstoff-Kalium-Konstitution sollten niemals Vegetarier sein, es sei denn, sie wollen den Sensenmann frühzeitig sehen oder eine Menge Geld für Ärzte ausgeben, die nur ihre Brieftasche behandeln können, weil sie in der Regel kein Verständnis für Konstitutionen oder deren Bedürfnisse besitzen.

Das Wasserlassen funktioniert schwach, Schweißabsonderung ist unter normal, und andere Ausscheidungsfunktionen sind bestenfalls mittelmäßig. Ihre Sinne sind ein wenig matt. Der Gesichtssinn ist gewöhnlich normal, Tastsinn, Gehör und Geruchssinn sind nur mäßig. Sie weisen einen guten Tastsinn in ihren Fingerspitzen auf. Sie haben keinen großen Hörbereich, können aber das, was sie in ihrem Bereich hören, gut interpretieren. Hohe Frequenzen hören sie besser als tiefe. Der Geschmackssinn ist mittelmäßig, gegenüber Säuren, Drogen und Bitterem jedoch sehr empfindlich. C-K-Menschen haben normalerweise einen herzhaften Appetit. Sie genießen eine vegetarische Ernährung, sie ruft jedoch einen sauren Magen, Blähungen und Rheuma hervor. Ihr Appetit ist unbeständig. Zuzeiten haben sie unnatürliche, unerklärliche Gelüste, oder sie verlieren ihren Appetit völlig. Gerüche oder Rauch können ihren Appetit ruinieren. Ihr Appetit und ihre Gesundheit sind in einem windigen Klima und in höherer Meereshöhe besser.

C-K-Menschen brauchen viel Schlaf, um ihren trägen Ausscheidungsorganen zu helfen. Sie schlafen gewöhnlich gut, bis sie durch Säuren, Blähungen und bakterielle Verunreinigungen von Gemüse gestört werden. Sie brauchen auch viel Schlaf, weil sie während des Tages besonders viel Vitalkraft und Gehirnenergie verbrauchen. C-K-Krankheiten sind chronisch und reagieren kaum auf Behandlung. Sie sind schwierig anzupacken und zu heilen. Ihre Beschwerden drehen sich um ihre Empfindlichkeit gegenüber Parasiten, Bakterien, metallischen, medikamentösen und verdauungsbedingten Giften. Zum Beispiel werden ihre Krankheiten öfters durch Parasiten hervorgerufen, die im Gemüse sitzen (bei der früher üblichen Kopfdüngung mit Fäkalien, AdÜ.), durch Vergiftung mit Schwermetallen, durch Begasungsreste aus Früchten, durch Gase aus der Kanalisation, aus Großküchen, Jauchegruben oder durch Auspuffgase. Als Krankheitsursachen kommen auch häusliche Schwierigkeiten, Stoffe, die sie an ihrem Arbeitsplatz inhalieren, Erschöpfung, Stärke- und Zukker-Völlerei, Tabakrauch, harnsäurehaltige Nahrungsmittel usw. in Frage. Sie können an einer der folgenden Krankheiten leiden:

Übersäuerter Magen, Dünndarm- und Dickdarmentzündung, Verstopfung, Koliken, Blasenleiden, Gelbsucht, Krämpfe, Rheuma, Emphysem (Aufblähung vor allem der Lunge), Lungenentzündung als Folge von Typhus, Rippenfellentzündung, Erbrechen von Blut, Blutungen, Krampfaderleiden, innere Schmerzen, Melancholie.

Diese und andere Krankheiten sind im wesentlichen chronisch, gärungsbedingt, durch von außen kommende oder selbst produzierte Gifte bedingt, bakteriell bedingt, rheumatisch oder nur sporadisch. Sie werden in erster Linie durch Körperübersäuerung und die oben genannten Faktoren hervorgerufen.

Vorbeugung ist ihre beste Behandlung. Sie sollten in hügeligem, bewaldetem Gelände wohnen. Sie profitieren von Schwitzpackungen, alkalischen Bädern und tiefer schwedischer Massage nach der Behandlung und dem Bad. Eisen- und kaliumreiche Speisen helfen ihnen viel. Tiefe Atemübungen verbessern ihre Lungen, wenn sie diese in einer Umgebung mit guter Luft unternehmen. Sie brauchen viel Sonnenlicht, aber keine vehemente Gymnastik. Ein perfektes Liebesleben verbessert ihre Gesundheit.

C-K-Menschen sollten basenbildende Speisen und Getränke zu sich nehmen. Sie sollten reines, stilles, möglichst mineralarmes Wasser trinken. Sie sollten tierisches Protein von gesunden Jungtieren und Geflügel (aus biologischer Tierhaltung), alkalische Früchte, Gemüse und Salate und all die Lebensmittel und Getränke essen, welche die Ausscheidung fördern. Sie müssen alle unreinen Speisen, alle Arten von konservierten industriellen Halbfertig- und Fertigprodukten, saure Früchte, Stärke, Süßigkeiten, schwere Soßen, Rindfleisch und Rindertalg, gebratene Speisen und süße, zuckerhaltige Getränke meiden.

Generell haben C-K-Menschen nur kurze Lebensspannen. Sie haben den Mut, alle Hindernisse im Leben resolut, aber nicht unbedingt immer hoffnungsvoll anzugehen. Eine Neigung zu Selbstmord ist selten, wird jedoch gewöhnlich durch Körpergifte oder Liebesenttäuschungen hervorgerufen.

6 PATHOGENE KONSTITUTIONEN

6.1 Die Unterernährungs-Konstitution (UE-Typ, Nr. 18)

6.1.1 Kurzcharakteristik

Der UE-Typ hat eine schwache Verdauung, Nährstoffaufnahme und Ausscheidung, einen schwachen Kreislauf, schwache Oxidation und Atmung. Er hat zu wenig Appetit für feste oder flüssige Nahrung und ein schwaches physisches Gehirn (Medulla). Dies sind die Ursachen, daß er an Unterernährung oder Auszehrung leidet. Dies ist nicht notwendigerweise auf Bakterien oder Viren oder auf das Wachstum schädlicher Zellen zurückzuführen. Es ist das Ergebnis einer geschwächten Konstitution mit einem schwachen Immunsystem. Wenn die Vitalkräfte nachlassen, wachsen Viren und Bakterien und vermehren sich in den sterbenden Zellen. ROCINE nennt diese Konstitution "atrophic", was "nicht genährt" bedeutet. Als Leitworte merken wir uns: "unterernährt - intelligent".

UE-Menschen haben einen langsamen Körper, sind geistig aber sehr aktiv. Sie sind groß und eckig und erscheinen irgendwie ausgezehrt, verhärmt. Sie weisen eine große Stirn auf und eingesunkene Wangen. Viele erscheinen heilig, indifferent und ohne Enthusiasmus. Sie sind immer schlank, zu mager und sehen zerbrechlich aus.

UE-Mädchen können wunderschön aussehen, wenn sie heranwachsen, mit weicher, heller Haut und rosigen Wangen. Diese sind jedoch kein Zeichen von Gesundheit, sondern der Vorbote des sogenannten "hektischen Errötens", den man von Schwindsüchtigen kennt. Sie leiden häufig unter Hals- und Lungenproblemen und unter fiebrigen Erkältungen. Im Kindesalter verläuft die Zahnbildung sehr langsam. Es kann sein, daß sie dabei unter Darmproblemen, Fieber oder Krämpfen leiden. Die Zähne können mißgestaltet sein. UE-Menschen sind anfällig für Wasserkopf, weiche Knochen und Wassersucht. In ihrer Körperchemie mangelt es an Material zur Knochenbildung. In der Jugend, wenn sie sich gesund fühlen, gehen sie mit ihrer Lebenskraft leichtsinnig um und leiden später darunter.

UE-Menschen haben einen scharfen Intellekt. Sie sind großartige Studenten und Bücherwürmer mit enormem Wissensdrang. Sie ziehen die Einsamkeit und ihre Studien vor und fühlen sich generell in

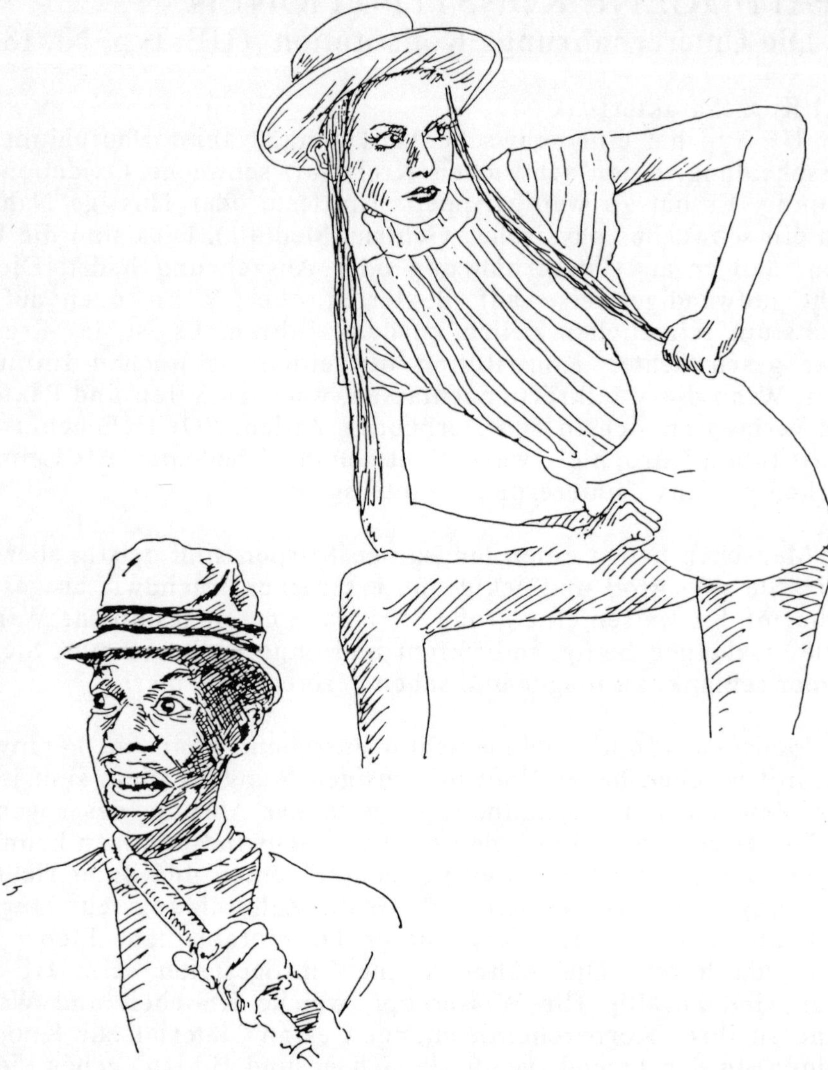

Abb. 67 - 68: Beispiele für die Unterernährungs-Konstitution
Jimy WALKER — TWIGGY
Komiker — superdünnes Model

Gesellschaft unwohl. Sie haben zwar eine schwache Lebenskraft, aber einen eisernen Verstand und ebensolche Gedanken und eine entsprechende Veranlagung. Sie sind ausgezeichnete Opfer von Ärzten, Heilern und Quacksalbern, weil sie darauf vertrauen, daß sie jemand gesund macht. Sie versuchen jede Medizin unter der Sonne und folgen jedem Rat auf den Buchstaben genau. Sie besitzen gewöhnlich einen wunderbaren Zukunftsglauben, wenn sie aber eine Depression eingeholt hat, dann werden sie mehr und mehr düster und können schließlich sogar Selbstmord begehen.

UE–Menschen sind große Denker, sie sind genau, an Fakten orientiert und immer bereit, alles zu überprüfen und nachzuforschen. Sie lieben Prinzipien, die Wissenschaft und praktische Resultate. Bei ihrer Arbeit werden sie rasch müde. Sie haben an weltlichen Vergnügungen wenig Interesse, weil sie - im Grunde genommen - zu wenig Energie dafür haben. Sie sind alt und jung zugleich: ein alter Kopf sitzt auf jungen Schultern. Sie fühlen sich sehr fähig und würden fast alles anpacken. Noch auf ihrem Sterbelager haben sie große Pläne.

Anderen gegenüber erscheinen sie distanziert, steif, kühl und uninteressiert, d. h. man mißinterpretiert sie aufgrund ihrer reservierten Natur, ihres intellektuellen Stolzes, ihrer Ängstlichkeit in Gesellschaft, ihrer eigenwilligen Manieren und ihrer offensichtlichen Gleichgültigkeit gesellschaftlichem Unsinn gegenüber. Sie sind einfach ein höherstehender Typ und gehören nicht in die einfachen, weltlichen Sphären. In ihrer eigenen Welt sind sie weder eigenwillig, noch schüchtern, noch ängstlich. Der Phosphor in ihnen macht sie geistig so aktiv. Ihre Geselligkeit ist eher intellektuell aufgesetzt.

6.1.2 Identifikationsfaktoren

1. Temperament-Kombinationen: mobil und mental, niemals muskulär oder vital.
2. Größe: 178 - 193 cm oder noch größer,
   Gewicht: für ihre Größe sehr leicht
3. Formtyp: Kopf: gynemorph, Körper: andromorph
4. Haarfarbe: meistens blond, viele Zwischenfarben und brünette
5. Profil: meistens konzeptionell, einige faktisch, wenige analytisch
6. Hände: Sie sind dünn und knochig, auch im Bereich der Handflächen, schlank, lang, kalt und feucht. Die Finger sind lang, kno-

tig, dünn und etwas quadratisch. Die Handflächen sind hohl und es fehlt an Fleisch. Sie sind klamm und feucht. Die Nägel sind brüchig und splittern leicht. Sie sind durchscheinend mit undeutlichen Nagelwurzeln. Die Form der Nägel ist gewöhnlich lang, oval und konvex oder löffelförmig. Die Handlinien sind unregelmäßig und voller Richtungsänderungen oder Defekten.

7. Geschlechterverhältnis: 75% Frauen, 25% Männer

6.1.3 Das physische Äußere

Den Vertretern des UE-Typs mangelt es an körperlicher Harmonie. Manche haben ein extrem langes, eckiges Gesicht und einen ebensolchen Körper. Andere wieder weisen ein kurzes, ja quadratisches Gesicht auf, während ihr Körper lang und hager ist mit sehr langen Händen und Füßen. Sie sind immer schlank, egal ob sie groß, mittel oder klein gewachsen sind. Sie nehmen nur schwer zu. Ihr Gesichtsausdruck ist meist ernst, intelligent, ruhig, gleichgültig und nach innen gerichtet.

In ihren Handlungen sind sie langsam, überlegt und beherrscht. Ihre Züge sind generell scharf, unregelmäßig und knochig. Die Stirn ist vorstehend und quadratisch; das braune bis schwarze Haar ist schwer, unangenehm feucht, ölig und stumpf. Sie haben große, ovale Augen, die bei Gesundheit glänzen, die aber matt werden und einsinken, wenn die Vitalität nachläßt. Die Unterlippe ist meistens voll und sinnlich und nach außen gerollt, während die Oberlippe dünn gezeichnet erscheint. Die Nase ist vorstechend und lang, scharf und wohlgeformt. Oft wirkt sie zerbrechlich, unharmonisch oder schief. Die Nasenlöcher erscheinen verhärmt. Die Zähne sind unregelmäßig und weiß. Manchmal sind sie zwar gleichmäßig und weiß, aber brüchig und verfallen oder brechen leicht.

6.1.4 Das physische Innere

Die Darmfunktionen des UE-Typs sind schwach, so ist auch ihre Fähigkeit, Nährstoffe aufzunehmen. Ihre Venen schimmern blau durch die Haut, und man kann sie oft wie aufgebläht oder prallvoll auf der Stirn sehen. Ihrem Blut mangelt es an Selbstheilungs-Eigenschaften. Obwohl es tiefrot ist, besteht nur wenig Unterschied zwischen arteriellem und venösem Blut. Der Kreislauf ist immer schwach. Die Knochen sind lang, schlank und zart mit schweren, empfindlichen Gelenken. Die Nieren arbeiten normal und sind für gewöhnlich kein Problem. So gut wie alle anderen Körpersysteme sind schwach oder zart: Muskeln, Sehnen, Bänder, Magen, Bauchspeicheldrüse, Leber, Milz, Lungen, Atmung, Hals, Lympfsystem, Schleimhäute, Nerven, Gesichtssinn.

6.1.5 Die geistige Entwicklung

UE-Menschen haben ein sehr aktives Gehirn. Die Gehirnsubstanz ist fein und kompakt "wie Gold". Das Zerebellum, das die Muskelbewegung steuert und koordiniert, ist immer klein. Die Medulla, die als der physische Sitz der sexuellen Liebe gilt, entzündet sich, wenn Tuberkulose einsetzt und verbraucht dann die Lebenskraft in den Lungen, im Gehirn, in den Nerven und im Knochenmark.

Einige UE-Menschen haben ein Gespür für die öffentliche Meinung und viel Sinn für Gesetze, die den Menschen, die Natur und das Wachstum regulieren. Andere wiederum sind leichtsinnig, extravagant und unpraktisch. Sie haben ein trügerisches Gedächtnis und vergessen Wörter, Namen, Zeitangaben und Ortsangaben. Sie verstehen viel und gut, können sich aber nur wenig merken. Sie können logisch denken, konstruktiv planen und abstrakte Themen verstehen. Wenn sie krank sind, dann ziehen sie Einsamkeit vor. Sonst sind sie gerne unter Menschen. Sie geraten langsam in Wut, wenn sie aber einmal zornig sind, dann bleiben sie dies lange Zeit und wollen Vergeltung. Sie können stur und unnachgiebig sein und überall Fehler finden. Niemand arbeitet treuer, geduldiger oder gleichmäßiger als UE-Menschen, wenn es ihnen gut geht. Meistens läßt aber ihre Vitalität im Laufe des Lebens nach. Sie sind sehr intensive Denker und Studenten und in ihren Entschlüssen hart wie Stahl. Ihr Wille ist mit ihren Gefühlen in Übereinstimmung, und deshalb werden sie sehr bestimmt, wenn sie sich etwas in den Kopf gesetzt haben.

5.1.6 Charakteristika und Besonderheiten

Menschen aller Konstitutionstypen haben viele Eigenschaften, die sich nicht aus ihrer Konstitution ergeben, sondern das Ergebnis starker oder schwacher geistiger Fähigkeiten, von rassischen, nationalen oder anderen Faktoren oder krankheitsbedingt sind. Auch kann nicht jede Person einer Konstitution all die beschriebenen Eigenschaften, Krankheiten, Fähigkeiten oder Merkmale aufweisen. Die Charakteristika, die hier beschrieben werden, sind für den Typ als ganzes zutreffend, nicht jedoch alle auf einzelne Individuen.

UE-Menschen sind ruhig, scheinbar gelassen und ungesellig. Sie leben mehr in der Zukunft als in der Gegenwart und sind über zukünftige Möglichkeiten immer sehr optimistisch und erwarten, daß sie dann große Taten vollbringen werden. Sie zeigen Vertrauen, Hoffnung und Optimismus, erwarten ein langes Leben und sind selbst dann immer noch davon überzeugt, daß sie große Dinge vollbringen werden, wenn sie schon mit einem Bein im Grabe stehen. Im täglichen Leben, das sich im Hier und Jetzt vor ihren Augen abspielt, sind sie viel reizbarer und ungeduldiger, vor allem wenn es sich um Ärzte, ärztliche Behandlung, Einzelheiten, Kinder, häusliche Verhältnisse, Lärm und Verwandte handelt. Es kann sein, daß sie ihr Mißbehagen nicht artikulieren, und es dauert auch, bis sie ärgerlich werden. Wenn sie jedoch einmal zürnen, dann kann es sein, daß sie verbittert und haßerfüllt werden und so für immer bleiben. Zuzeiten sind sie bösartig und Opfer von fixen Ideen oder Stimmungen.

Wenn sie etwas angefangen haben, dann kann sie niemand daran hindern, es auch zu beenden. Sie sprechen oder argumentieren nicht, sie bestehen einfach darauf. Sie weisen starke Sehnsüchte und Abneigungen auf. Sie können Bewegung, Änderung, Lärm und laute Menschen, Pingeligkeit, Wind, kalte Luft und oberflächliche Menschen nicht leiden.

Ihre Gewohnheiten sind periodisch. Es kann sein, daß sie mit etwas beginnen und damit über Jahre hin fortfahren. Dann geben sie es auf und kommen nach Jahren wieder darauf zurück. Sie gehen gerne früh ins Bett und stehen früh morgens auf, können aber nicht gut schlafen, wenn es zu laut ist. Gegen Abend überkommt sie eine düstere Stimmung, sie verlieren ihren Zukunftsoptimismus und rechnen mit Problemen. Auch wenn sie Schwiergkeiten erwarten und den Tod fürchten, gibt es in ihnen immer einen Teil, der dies nicht glaubt. In Unglückszeiten sind sie mutig.

Menschen dieses Typs haben viele Tugenden. In ihren Unternehmungen sind sie ruhig, fleißig, gelassen und geduldig. Sie lieben Prinzipien und Ehre. Sie sind ergeben, stetig und genau in ihrer Arbeit. Sie können ihre Impulse zurückhalten und ihre Gefühle verbergen. Manchmal werden sie zu diesem Zwecke davoneilen, wenn sie verletzt sind. Sie sind sehr sensibel und leicht verletzlich.

6.1.7 Kulturelles Leben und Psyche
UE-Menschen haben einen stark entwickelten subkoronalen Bereich ihres Gehirns, der die Fähigkeiten Idealitässinn (*21), Erhabenheitssinn (*B), Vorsicht (*11), Ehrgeiz (*12) und Gewissenhaftigkeit (*15) beinhaltet. Diese Fähigkeiten rufen Reinlichkeit, Feinsinnigkeit, Kultiviertheit und einen besonderen sowie künstlerischen Geschmack hervor. Auch weisen sie ein feines Gespür für Organisation auf, was allein schon Feinsinnigkeit und Geschmack begünstigt.

Sie sind nicht wirklich diplomatisch sondern häufig direkt und kritisch, und sie können sogar nörgeln. Gegenüber Mitgliedern des anderen Geschlechts, für die sie sich interessieren, können sie außergewöhnlich diplomatisch und charmant sein. Eine nähere Verbindung oder Heirat fördert dann wieder ihre andere Seite zutage. Fremden gegenüber verhalten sie sich gewöhnlich ruhig und distanziert. Sie erscheinen ehrwürdig und genießen hohes Ansehen.

Menschen des UE-Typs haben unterschiedliche Kleidungsgewohnheiten. Einige von ihnen interessieren sich für neue Dinge und Luxusgegenstände, während anderen das völlig egal ist. Sie sind idealistisch. Dies trifft vor allem auf diejenigen zu, bei denen Phosphor stark vertreten ist, denn dieses Element verfeinert und idealisiert. Sie leben in der Zukunft und bauen Luftschlösser ohne Ende. Sie sind phantasievoll und legen sich ungewöhnliche Hobbys zu, sind aber besonders an Gesundheit und an der Heilkunst interessiert, um dieses Wissen auf ihren eigenen Fall anwenden zu können. Sie verbringen viel Zeit mit meditieren, nachdenken, tagträumen und planen. Sie lieben es, Erfindungen, Methoden und Systeme zu entwerfen. Einige sind wild und ausschweifend, die meisten bleiben jedoch brav in ihren eigenen vier Wänden. Wenn sie enttäuscht sind, dann gehen sie und suchen ihren inneren Frieden in der Natur.

Menschen der Unterernährungs-Konstitution interessieren sich sehr für höhere Bildung. Sie genießen die Wissenschaft und andere schwere Studien: Mathematik, Mechanik, Philosophie und Rechtswesen. Sie können besser schreiben als sprechen. Einige werden Autoren oder tiefschürfende Studenten der Literatur. Der Religion gegenüber sind die meisten skeptisch und kritisch und gehören kaum je einem orthodoxen Glauben an.

6.1.8 Gesellschaftliches Leben und Liebesbeziehungen

UE-Leute haben ganz besondere Vorstellungen über menschliche Beziehungen. Sie wollen exklusive Freundschaften und ihre Freunde nicht mit anderen teilen. Sie werden leicht eifersüchtig und können kalt und sarkastisch gegenüber denjenigen sein, die sie nicht mögen. Normalerweise ziehen sie sich von der Gesellschaft zurück und schreiben lieber, als einen Vortrag zu halten. Sie sind schwierig, bescheiden, zurückhaltend und ruhig. Bezüglich ihrer Pläne, Gewohnheiten, Studien und Bewegungen sind sie verschlossen. Wenn sie sich gesellig geben, dann erwächst das aus intellektuellen Beweggründen; platter gesellschaftlicher Unsinn irritiert sie. Dem anderen Geschlecht gegenüber verhalten sie sich charmant, unter Menschen ihres eigenen Geschlechts sind sie eher schüchtern, bescheiden und zurückhaltend.

UE-Menschen werden manchmal von Menschen des Schwefel-Typs zu Ehe oder Partnerschaft angezogen. In einer solchen Verbindung finden sie sich rasch völlig in Unstimmigkeiten in allen Lebensbereichen verwickelt, weil sie so gegensätzlich sind. H-C- oder Si-Menschen sind des UE-Typs beste Partner. UE-Menschen sind häufig fruchtbar und haben große Familien. Ihre Kinder sind zerbrechlich, zart, sensitiv, aufgeweckt und schwierig zu erziehen. Für Freundschaften und als Geschäftspartner eignen sich H-C- und O-Menschen und sanguinische Varianten des K-Typs am besten. Sie fühlen sich von allen Typen abgestoßen, die ihnen nicht entweder sehr nahe oder sehr entfernt stehen.

Sie sind von Natur aus sehr romantisch und machen in ihrem Leben sehr viele Liebeserfahrungen. Sie lieben die Liebe und die Erregung, werden aber bitter und melancholisch, wenn sie in der Liebe enttäuscht werden. Am Ende, besonders wenn die Gesundheit dahin ist, kann es dazu kommen, daß sie das andere Geschlecht hassen.

6.1.9 Beruf

UE-Menschen sind sehr fähig, und es sind viele Genies darunter. Natürlich sind sie geistig viel reger als körperlich und überarbeiten sich häufig. Sie arbeiten gleichmäßig und geduldig von morgens bis abends. Sie bevorzugen sitzende Beschäftigungen mit Kopfarbeit. In einigen Bereichen geistiger oder planerischer Arbeit können sie erfolgreich sein, haben jedoch im Wettbewerb mit anderen Menschen keinen Erfolg, weil sie einen so kleinen Hinterkopf aufweisen (kleines Zerebellum). Es folgt eine Liste mit einigen ihrer Begabungen und Berufe:

Buchhalter, Büroangestellter, Chemiker, Designer, Elektriker, Experimentator, Ingenieur, Laborarbeiter, Lehrer, Manager, Mechaniker, Philosoph (orientalisch), Pilot, Schriftsteller, Sprachwissenschaftler (Hieroglyphen), Statistiker, Wissenschaftler.

Die knochigeren UE-Varianten sind sparsam und geschäftstüchtig, gleichmäßig und unermüdlich. UE-Vertreter mit mehr Phosphor sind extravagant, unvorsichtig, leichtsinnig. Es kann sein, daß sie sogar mit anderer Leute Geld spekulieren.

6.1.10 Gesundheit und Ernährung

UE-Menschen sind eine saure Konstitution, in der Kalzium und Phosphor den Ton angeben, wobei jede der beiden vorherrschen kann. Wenn Kalzium vorherrscht, dann wird die Person kräftiger sein, kontrollierter, langsamer und weniger irritierbar. Obwohl der UE-Typ ein Kalziumtyp ist, leidet er funktional unter Kalziummangel, weil das Kalzium im Körper in Knötchen und Eiter gespeichert wird. Es fehlt auch an Kohlenstoff, Chlor, Fluor, Eisen, Magnesium, Mangan, Sauerstoff, Phosphor, Kalium, Silizium und Natrium. Wie man sehen kann, fehlen fast alle Salze. Phosphor verbraucht er in Riesenmengen.

Kalzium wird im Körper vor allem zur Knochenbildung, zur Zellvitalisierung und zur Stärkung des Herzens und der Arterienwände verwendet. Auch die Blutgerinnung ist stark von Kalzium abhängig. Kalzium spielt eine Rolle bei fast allen Muskelbewegungen. In seiner Natur und seinem Einfluß auf den Charakter ist es verlangsamend und ausdauernd und legt den Grundstein für Willenskraft, Konzentration, Durchhaltevermögen, die Entstehung von Gewohnheiten, ein gutes Gedächtnis und Festigkeit. Es verhindert oder reduziert Nervosität.

Phosphor ist das Element der Gedanken, Emotionen und der Intelligenz. Je mehr der Verstand genutzt wird, um so mehr Phosphor wird verbraucht. Phosphor unterstützt die Funktion von Knochen und Gehirn, vermehrt die Anzahl der roten Blutkörperchen, verbessert die

Versorgung des Nervengewebes und wirkt auf alle Sinnesnerven, das sympathische Nervensystem, die Nervenknoten etc. Phosphor ist verantwortlich für Leben, Wachstum und Leuchtkraft. Phosphor unterstützt das Leben im Gewebe, die Elektrizität in den Muskeln und die höheren Gehirnfunktionen.

Die Atmung der UE-Konstitution ist schwach, mühevoll, kurz und schnell. Die Lungenflügel werden zwar voll ausgedehnt, die Atmung geht aber hauptsächlich nur in den zentralen und unteren Teilen des Brustkorbes. Die Verdauung, vor allem die Ausscheidung, verläuft gewöhnlich so schnell, daß die Nährstoffe nicht ordentlich aufgenommen werden können, wodurch der ganze Stoffwechsel langsam und mittelmäßig wird. Die Knochen, die Muskulatur, das Blut und das Sexualsystem sind nicht ausreichend versorgt. Obwohl es sich um eine Kalzium-Konstitution handelt, herrscht dauernd Mangel an diesem Element. Der UE-Organismus kann nicht genügend Kalziumphosphat an das Blut und für andere Ernährungsvorgänge liefern, so daß die Knochen ständig Mangel leiden. Das Gehirn ist zwar mit Phosphor überfüllt, dieser wird jedoch rasch durch Denken und Studieren verbraucht.

Die Oxidation ist immer schwach, weil diese Leute - wie oben beschrieben - nicht kräftig genug atmen und sich zu wenig im Freien bewegen. Die Schweißabsonderung ist überaktiv, und der Puls ist schwach, matt oder unregelmäßig. Sie sind generell weitsichtig, nur ausnahmsweise kurzsichtig. Ihr Tastsinn ist scharf, der Geruchssinn ist jedoch oft ungenügend. Viele werden teilweise taub. Bei Tisch sind sie sehr wählerisch und weisen viele gute Lebensmittel zurück, die sie benötigen. Salate und Gemüse lassen sie für rohes Beefsteak und andere stimulierende Genüsse beiseite. Sie möchten die Nahrung entweder sehr heiß oder sehr kalt und immer gut gesalzen. Manchmal haben sie unnatürliche Gelüste nach unverdaulichen Substanzen wie zum Beipiel Ton, Erde, Salz, giftige Präparate und andere Stimulanzien. Der Grund dafür ist, daß der Organismus zu wenig Kalziumphosphat, Phosphor und andere organo-metallische Salze hat und versucht, seine abnehmende Lebenskraft und Stärke zu stimulieren.

UE-Menschen haben so viele Krankheiten, daß man sie hier nicht vollständig auflisten kann. Viele Beschwerden sitzen in der Brust, in den Lungen, und es kann sein, daß sie husten, obwohl sie eigentlich gesund erscheinen. Sie leiden unter einer ständigen Verschleimung der Nase, der Gehirnbasis, des Halses und der oberen Brust. Niesen, Erkältungen und Schleim können mit trockenen Nasenkammern zeitlich abwechseln. In ihren Lungen sammelt sich Kohlendioxid an, was die Nerven, das Gehör, den Geruchssinn, das Blut, die Muskeln, das Gehirn, ihre Gewohnheiten, ja ihre ganze Art beeinflußt. Dieses Kohlendioxid wird im System gespeichert und zerstört langsam die Medulla, das Atmungssystem und die Luftbläschen der Lunge. Harte Muskelarbeit, starke Kälte, Feuchtigkeit oder Hitze erzeugen mehr Kohlendioxid, was den kleinen, schwachen Lungen noch mehr zu schaffen macht und zu Erkältungen, Schmerzen, Frösteln und Verstopfung führt. Ihr Husten ist tief, langdauernd und rasselnd und wird durch das Kohlendioxid hervorgerufen, das sich während der Nacht ansammelt.

Der UE-Typ neigt zu Tuberkulose. Die Knötchen dieser Krankheit können jahrelang unentdeckt an der Arbeit sein und dann plötzlich zunehmen. Sie bilden sich erst in den Lymphdrüsen, später in den Knochen, im Gehirn, im Bauchfell, im Brustfell, im Darm, in der Leber und in der Milz. Infolge von Unterernährung bilden sie sich auch im Magen, in der Bauchspeicheldrüse, im Herzbeutel und schließlich in der Lunge. Sie beginnen als kleine Samen und wachsen dann und werden so groß wie ein kleines Ei und enthalten einen gelben, quark- bis käseähnlichen Stoff und Eiter. UE-Menschen können Tuberkulose vermeiden, wenn sie in der richtigen Umgebung leben und sich korrekt ernähren.

Sie besitzen nur langsame, schwache Selbstheilungskräfte. Ihre Krankheiten werden ernst, Entzündung setzt schnell ein. Lungenentzündung kann zur Tuberkulose werden. Schwierigkeiten mit dem Nähr- und Verdauungstrakt können zu Blutkrankheiten oder zu Blinddarmentzündung eskalieren. Ihr Gewebe ist wegen der Unterernährung sehr ungesund. Magenbeschwerden werden häufig zu Krebs, Abszessen oder Geschwüren. Viele UE-Menschen sind verschlackt und verschleimt und haben so Probleme mit ihrer Mundschleimhaut, ihrer Nase und generell mit ihrer Vitalität.

Eine kalzium- und eisenreiche Diät, frische Luft, Sonnenschein, eine hohe Meereshöhe und steinige Böden sind nötig, um diesen speziellen Typ der Verschleimung zu kurieren. UE-Leute sind in der Kindheit und im Alter nach 35 - 45 Jahren häufig krank. In den Jahren nach ihrer Reife bis 40 sind sie gesünder. Wenn sie ihre Kindheit überstehen, dann werden sie wahrscheinlich mindestens 40 Jahre alt.

Sie haben ein nährstoffarmes Blut und dementsprechend auch sehr anfällige Blutgefäße. Ein Sturz führt leicht zu Bluterguß, ein leichter Schlag auf die Nase zu langanhaltendem, starkem Nasenbluten, denn die Blutgefäße reißen leicht. Viele UE-Menschen leiden an einem Mangel an roten Blutkörperchen - deshalb fühlen sie sich von rotem Fleisch angezogen. Sie sollten nur den Saft davon trinken und das Fleisch nicht essen und darauf achten, daß das Fleisch aus biologischer Viehhaltung stammt.

Sie leiden unter nervösen Beschwerden und hartnäckigen Krankheiten. Sie haben zu wenig Widerstandskraft und leiden ständig unter der einen oder anderen Krankheit. Es ist daher sehr erstaunlich, daß nur sehr wenige von ihnen Selbstmord begehen. Sie sind immer voller Hoffnung und erholen sich. Sie sind aber auch gleichzeitig mit dunklen Gedanken und Stimmungen behaftet. Die Ursachen all ihrer Probleme sind in Unterernährung, schwacher Oxidation, einem Mangel an Fluor, Chlor, Kalzium, Phosphat und anderen Nährstoffen, einem schwachen Kreislauf und einer zu starken Neigung zu Studium und Forschung zu suchen.

Zu Vorbeugung oder Heilung ist auf eine reichhaltige Ernährung zu achten, die alle genannten Mineralien in leicht aufnehmbarer (organisch gebundener Form) enthält. Häufige, kleine Mahlzeiten bekommen ihnen besser. Hilfreich wären Massagen und Erholung von ihren wissenschaftlichen Arbeiten. Obwohl ich kein Freund von Vitaminsupplementen bin, schlage ich sie für den UE-Typ ausnahmsweise vor. Individuell richtig ausgewählt könnten sie in diesem Fall von Nutzen sein. Tierisches Protein und Fett, Kohlenhydrate, kaltes Essen, Drogen und Stimulantien sollten sie weglassen. ROCINE empfiehlt rohen Rindfleischsaft, Lebertran, Sarsaparillatee, Flachssamentee, Knoblauch, rohe Steaks, Wild, Lamm, Schellfisch, Leber, Vollkornprodukte, Ziegenmilchprodukte, frische Gemüse, Nußbutter, Fruchtsäfte und frisches Obst.

6.2 Die Mißbildungs-Konstitution (MB-Typ, Nr. 19)

6.2.1 Kurzcharakteristik

Menschen dieser Konstitution erkennen Sie an körperlichen Mißbildungen. ROCINE nennt diesen Typ "medeic". Das Wort "medeisch" kommt von dem griechischen Wort "Medea". Es bedeutet "magisch" oder die Fähigkeit, zu verzaubern. ROCINE wählte diesen Namen, weil seine erste Bekanntschaft damit ein Mann war, den man fürchtete, weil er den Ruf eines Hexenmeisters hatte. Als Leitworte merken wir uns: "mißgebildet - exzentrisch".

Die MB-Konstitution wird nicht direkt durch das Vorherrschen bestimmter Chemikalien im Körper verursacht, sondern es ist wahrscheinlich eher das Ergebnis eines - weiter unten erklärten - besonderen Typs von Miasma, einer Schädigung der Chromosomen oder eines Virus. Zweitrangig spielt das Vorherrschen von Phosphor, Kalium und Kalzium im Verein mit intensiven geistigen Fähigkeiten wie Zerstörungssinn (*7) und Vorsicht (*11) eine Rolle. Außerdem sind viele der höheren Fähigkeiten schlummernd. In einigen Fällen stellen Menschen des MB-Typs "schlafende Monster" dar, was uns vermuten läßt, daß dahinter Seelen stehen, die ein schweres Karma aufzuarbeiten haben.

Das Wort "Miasma" bezieht sich auf eine Art Unreinheit, eine negative Energie, die den gesamten Organismus verpestet (syphilitisches Miasma der Homöopathie, vgl. Kap. 6.2.4). Sie ist angeboren und kann für lange Zeiten im Verborgenen schlummern; wenn sie jedoch zum Tragen kommt, behindert sie das Wachstum der Organe, stört die Organe und deren Funktion und verursacht in anderen Organen eine außergewöhnliche, unnatürliche und anormale Aktivität oder gar Wachstum. Typische MB-Defekte sind: Verwachsungen, Buckel, Spalten (z. B. Hasenscharte), Klumpfuß, Verknöcherungen, Fehlen von Körperteilen oder zusätzliche Körperteile (z. B. sechs Zehen, doppelter Uterus, ein extra Daumen, usw.), anormale Körperöffnungen und Röhren, zusammengewachsene Körperteile, anormale Ausscheidungen oder Depots, das Fehlen eines Armes oder Ohres usw.

Menschen des MB-Typs können wie voll ausgewachsene Zwerge aussehen. Sie sind schlank und ausgezehrt, sehen in jedem Alter alt aus, haben krumme Schultern oder Rücken, sind finster, ernst und dro-

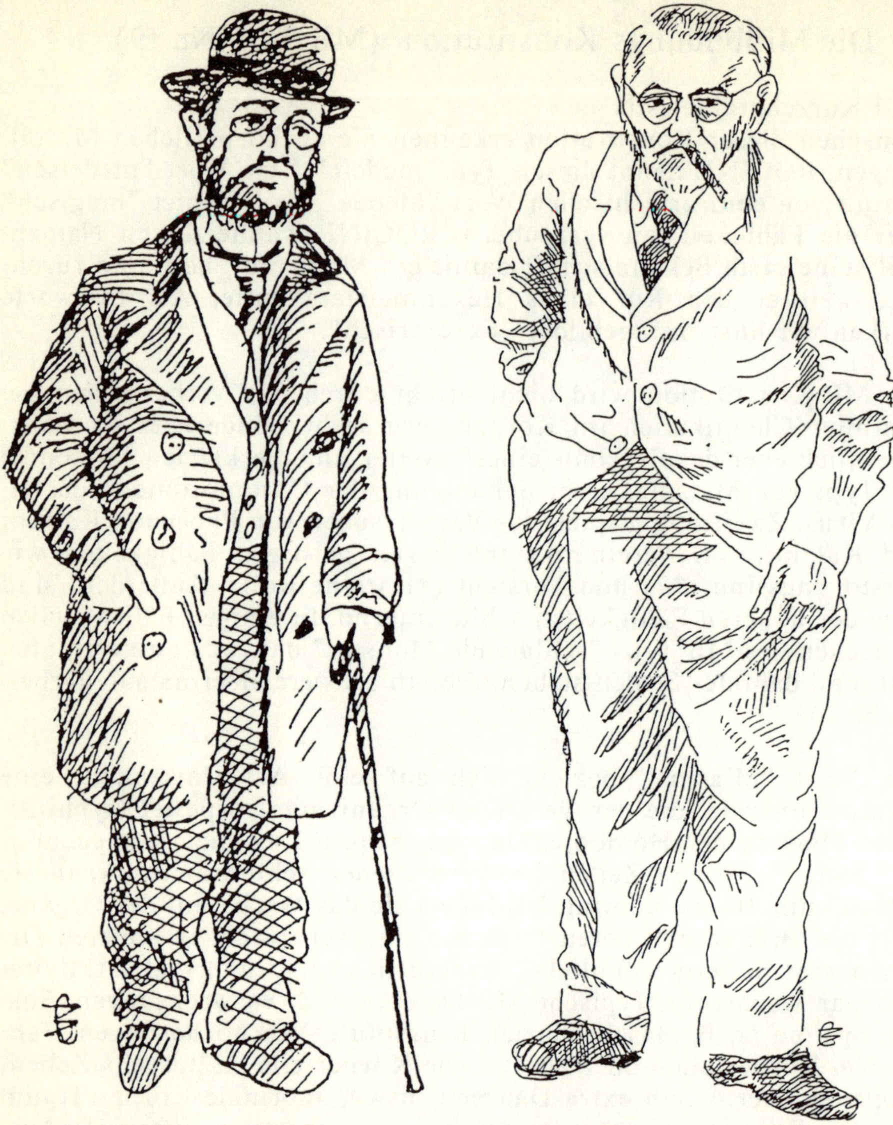

Abb. 69 - 70: Beispiele zur Mißbildungs-Konstitution

Henri de TOULOUSE LAUTREC
Künstler der Absinth trinkenden
Welt der Bordelle und Kabarets
des Montmartre

Charles P. STEINMETZ
General Electric Pionier des
Wechselstroms und Erfinder
des künstlichen Blitzes

hend, sowie von den Schultern bis zu den Füßen wie ein Keil geformt, im Bereich des Unterkörpers eingesunken und mit verschobenen Wirbelknochen. Es sind Menschen mit geistigen Exzessen, Unregelmäßigkeiten und exzentrischem Verhalten. Sie scheinen irgendwie nicht in die Zeit zu gehören, in der sie leben, und können keine Gründe für ihr Verhalten angeben. Sie sind außergewöhnlich launisch und haben keine festgelegten Gewohnheiten. Ihr Verstand und ihre Funktionen, ja sogar ihre Krankheiten, beruhen auf dem Prinzip der Periodizität. Einmal erscheinen sie genial, ein andermal fast blöde. In einer Minute lieben sie, dann aber schlagen sie zu. Erst fluchen, dann beten sie. Heute saufen sie wie ein Loch, morgen predigen sie gegen den Teufel Alkohol.

MB-Menschen sind der Ansicht, daß alle Menschen sexuell verdorben und daß Liebe und Tugend Fiktion und Fantasie seien. MB-Frauen halten alle Männer für schlecht und sexuell zu ködern. Sie können völlig unmoralisch, vulgär und anzüglich in Kleidung und Sprache werden. MB-Männer glauben, daß das andere Geschlecht auf ihren Charme hereinfällt, und sie versuchen, verheiratete Leute von ihren Partnern wegzulocken. Viele von ihnen hassen das andere Geschlecht, und einige von ihnen werden Serienmörder(innen).

Der MB-Typ glaubt fest an Omen, Zeichen, Symbole, Kaffeesatz, Träume, Tiereingeweide, Handlinien und die Sterne, es fehlt ihm jedoch an Glauben, Hoffnung und Vertrauen ins Gute des Schöpfers. Er ist voll von unnötiger Angst und Sorge. Angesichts ihrer Feinde oder einer Autorität oder des Gesetzes sind diese Leute verächtlich, herausfordernd und rebellisch. Wenn sie sich für eine Sache interessieren, benehmen sie sich hündisch, unterwürfig, sklavisch und ergeben. Wenn sie kein Interesse haben, dann schimpfen sie, rebellieren, lamentieren und greifen an.

6.2.2 Identifikations-Faktoren

1. Temperament-Kombinationen: mental, mental-muskulös, mental-mobil, mental-muskulös-mobil, mental ist immer führend.
2. Größe: Frauen ca. 162 cm, Männer rd. 183 cm (60 - 183 cm incl. Liliputaner), Gewicht: durchschnittlich 73 kg, Frauen weniger
3. Formtyp: Kopf: andromorph, Körper: andromorph
4. Haarfarbe: meistens sehr dunkel, einige mittel, einige hell
5. Profil: Die Formen sind meistens eckig und scharf mit quadrati-

schen Gesichtern. Nur wenige haben gleichmäßige Gesichtszüge.

6. Hände: sehen breit und knochig aus, fühlen sich aber weicher an, als man vom Aussehen glauben könnte. Die Finger sind mittel bis lang, dick und haben schwere Gelenke mit stumpfen Enden. Die Nägel sind lang und schnabelförmig. Sie können tiefe Rillen haben und brüchig sein. Der Handteller ist weiß und sieht blutleer aus, ist weich und voll von tiefen Linien.
7. Geschlechterverhältnis: 10% Frauen, 90% Männer

6.2.3 Das physische Äußere

MB-Menschen sind physisch unproportioniert. Sie sind immer schlank und mager. Auf die kleinen MB-Frauen trifft dies weniger zu. Sie sehen ehrfurchtgebietend aus mit ihren breiten, quadratischen, kurzen Schädeln, mit ihrer bräunlichen, blassen, trockenen und schrumpligen Haut, ihrem widerspenstigen, schwarzen Haar, ihren krummen Schultern, ihrem eckigen Bau, den langen Armen und dem großen, mageren, keilförmigen Körper. Ihre Größe ist nicht konstant. Liliputaner gehören immer zu diesem Typ. Sie erscheinen oft größer als sie wirklich sind und variieren von 60 - 183 cm. Ihre Züge sind gewöhnlich scharf und eckig, geheimnisvoll oder gelegentlich regelrecht erschreckend.

Die Stirn ist immer groß, die Form variiert aber. Sie ist meistens breit und viereckig. Das Haar ist grob, buschig, trocken, drahtig und dick. Es ist gewöhnlich dunkel bis schwarz und kann frühzeitig grau werden. Die Augenbrauen sind gerade oder an der Nase nach unten gebogen, was auf "böses Blut" schließen läßt. Häufig sind sie steif und buschig. Die Augen sind lang und neigen sich häufig zur Nase hin. Sie sind dunkel mit einer grünen oder roten Tönung als Untergrund für andere Farben. Sie sehen verschmiert aus, sind blutunterlaufen, tränend, juckend, schmerzhaft und können hin und her rollen. Der generelle Eindruck der Augen ist unheimlich, düster, aufmerksam und unglücklich.

Für die MB-Konstitution kann man keinen verbindlichen Ohrentyp angeben. Sie können "degeneriert" (wie Fledermausohren) oder "musikalisch" geformt sein. In dieser Konstitution findet man mehr "degenerierte" Ohren als in allen anderen Konstitutionen. Sie sind unregelmäßig, fehlgeformt, fehlfarben oder blutlos und ein Zeichen von Degeneration und schlechter Veranlagung. Die Nase kann gerade sein, konvex oder konkav mit einer langen Spitze. Häufiger ist sie groß, hervorstechend, mit ausgeprägtem Rücken oder breit. Die Nasenspitze ist oft rüsselförmig.

Die Lippen sind scharf gezeichnet und weisen eine pessimistische Kurve oder einen Knoten in der Nähe des Eckzahnes der einen Seite auf. (Die pessimistische Kurve zeigt sich als beidseitig herabgezogene Mundwinkel.)

Das Gesicht des MB-Typs kann sehr verschieden gefärbt sein, von blaß-braun bis gelb-rot oder wächsern und bläulich. Auch andere Tönungen treten auf. Unter den Augen nahe der Nase findet man häufig graubraune Flecken. Das Gesicht erscheint geschrumpft, trocken, fleckig, voll mit Sommersprossen, Punkten, Leberflecken, Warzen, Muttermalen, Knoten oder Pigmentstörungen. Es kann Linien, Furchen, Falten, Rücken, Fältchen und Runzeln aufweisen. Es kann so viele Linien wie eine Straßenkarte aufweisen, was die Fähigkeiten selbst eines genialen Physiognomikers weit übersteigt. Eine leidende Seele hat sie dort eingegraben.

6.2.4 Das physische Innere

Die meisten Ausscheidungs- und Drüsenfunktionen sind langsam, wobei das Urinieren und Schwitzen noch am besten funktionieren. Der Darm ist lang, dünn und träge, die Nieren sind klein und immer wieder überanstrengt. Die Leber arbeitet unregelmäßig. Unter dem Einfluß des oben genannten Miasmas scheidet die Leber kränklich gelbgrünen Gallensaft aus, der den Zerstörungssinn (*7) vergiftet und reizt und verrückte und jähzornige Eigenschaften hervorruft. Die Blutgefäße sind gut entwickelt, die Arbeit des Herzens ist jedoch nur periodisch bis fehlerhaft.

Die Bänder sind sehr drahtig, kräftig und flexibel. Das Knochengerüst ist ebenfalls gut entwickelt. Die Knochen sind nicht groß, aber dicht, hart und elastisch, vorausgesetzt, die betreffende Person ist gesund. Diese beiden Systeme scheinen durch das Miasma weniger geschädigt, ja es kann sein, daß sie dadurch sogar verstärkt werden.

Die Nerven sind unterernährt und schlecht unter Kontrolle mit Ausnahme der Sehnerven. Viele MB-Menschen können im Dunkeln so gut wie eine Katze sehen. Die Atmung ist spasmisch, die Bauchspeicheldrüse träge, empfindlich und unzureichend für eine gute Umsetzung von Zucker, Fett und Stärke.

Das Miasma, so wie ROCINE es sieht, kann man nur als einen angeborenen, alles durchdringenden Einfluß sehen, der Krankheit hervorruft. Zur Zeit gibt es noch keine schulmedizinische Erklärung dafür. Am besten paßt dazu das Konzept des syphilitischen Miasmas aus der Homöopathie. Man kann es als eine schlechte, heimtückische Energie betrachten. Das chinesische medizinische Modell des "inneren bösartigen Einflusses" scheint ebenfalls zuzutreffen. (Mit esoterischen Augen gesehen dreht es sich um karmatische Altlasten aus früheren Leben, die mit Hilfe der Mißbildung, der Krankheiten und des abnormen Verhaltens in diesem Leben abgearbeitet werden; AdÜ.)

6.2.5 Die geistige Entwicklung

Das Gehirn des MB-Typs ist groß, kompakt und aktiv. Die Brücke ist ungewöhnlich groß. Sie verleiht diesen Menschen eine eiserne Statur. Sie sind drahtig, zäh, aktiv und energetisch. Ihre Bänder und Sehnen sind fest, hart und flexibel.

Das Urteilsvermögen der MB-Menschen ist sehr eigenartig. Es kann auf einem Gebiet genial und auf einem anderen völlig unzureichend sein. Natürlich können sie diejenigen Dinge am besten beurteilen, für die sie sich interessieren und die sie selbst beherrschen. Sie werden im folgenden noch ausführlich genannt. Auch ihr Gedächtnis ist recht eigenartig und periodisch ausgebildet. An böse Prinzipien, Gesetze und Kräfte können sie sich gut erinnern: an Beleidigungen, Verletzungen, Begräbnisse, Feuer, Hitze oder Lichtphänomene, Streit, Kämpfe, Krankheiten, Verbrechen, Tragödien, Skandale und andere häßliche Szenen und Vorkommnisse. Einige von ihnen sind wandelnde Landkarten oder Adreßbücher, plötzlich ist ihr Gedächtnis jedoch leer, um irgendwann in der Zukunft zurückzukehren.

Ihre geistigen Fähigkeiten machen sie argwöhnisch, mißtrauisch und wachsam. Sie sind tragikomisch, erst pessimistisch, dann urkomisch. Sie sind böswillig, stoisch, grausam, neurotisch und psychotisch. Sie können sezieren, präparieren und heilen. Sie können angriffslustig, kriminell, selbstmörderisch und gemeingefährlich sein. Es kann sein, daß sie saufen, rauchen oder Narkotika einnehmen. Sie haben keinen Respekt und sind rebellisch. Diese und viele andere Eigenschaften und Neigungen, die sie aufweisen, kommen und gehen. Die schlimmen Veranlagungen, müssen nicht immer auch zur Tat führen. ROCINE schreibt, daß sie sogar positive Ergebnisse zeitigen können, denn diese übelmeinenden Menschen sind oft die größten Reformer, Kritiker, Erneuerer oder Detektive, denn man braucht einen Verstand, der im Bösen zu Hause ist, wenn man gegen das Böse kämpfen will, eine hinterhältige Mentalität, wenn man Spion etc. werden will.

Die geistigen Schwächen werden hauptsächlich durch zu wenig Selbstkontrolle beeinflußt. Es herrscht ein Mangel an Gleichgewicht und Zusammenwirken der geistigen Fähigkeiten, was in Unregelmäßigkeit, Verwirrtheit, einseitiger Beurteilung, einem Mangel an geistiger Kontrolle, veränderlichen Neigungen usw. zum Ausdruck kommt. Viele seelische Qualitäten sucht man bei diesen Leuten vergebens, besonders das angeborene Wissen um Gut und Böse, Gerechtigkeit, ehrsames, nobles Verhalten und Integrität. Alle eher zarten, sentimentalen, platonischen, brüderlichen, (ehe)partnerschaftlichen und Liebesaspekte scheinen zu fehlen.

Unzählige geistige Schwächen tauchen bei dieser Konstitution auf. Ihre geistigen Neigungen, Körperfunktionen, ihre Gesundheit und ihre Gewohnheiten, Gedanken und Sehnsüchte sind aufgrund des genannten Miasmas ständig gestört und wandelbar.

Ihr Verstand arbeitet intensiv und aktiv, ist aber psychotischen Unterbrechungen ausgesetzt. Er ist häufig krankhaft auf sexuelle Themen fixiert. Diese spielen sich aber hauptsächlich im Kopf ab, weil diese Leute keine sinnlichen Menschen sind. Sie bilden sich ein, sie seien von feindlichen Wesen besessen, sie mißtrauen Gott, den Menschen, der Zukunft und sich selbst.

Ihre Willenskraft ist stark, aber auch sie steht nur periodisch zur Verfügung. Ihr Wille wird nicht immer von der Vernunft bestimmt, und man sollte ihn besser als Sehnsucht, Wunsch oder Entschlossenheit bezeichnen. Höher entwickelte Vertreter dieser Konstitution haben eine besser ausgeprägte Willenskraft.

6.2.6 Charakteristika und Besonderheiten
Ihre Veranlagung kann humorvoll mit einer tragikomischen Ader, mit parodistischem Einschlag und einem witzigen, geistreichen Intellekt sein. (Der Schauspieler Danny DeVito aus der Fernsehserie "Taxi" spielt einen perfekten MB-Typ in der Rolle des Louie DiPalmer. DeVito selbst ist ein gesunder und hochgradig entwickelter MB-Mensch.)

MB-Menschen haben eine krankhafte, mißtrauische und strafende Veranlagung und ein bissiges Naturell. Zuzeiten zeigen sie einsiedlerische oder asketische Neigungen oder eine wilde Natur. Sie sind böswillig, spitzbübisch und jähzornig. Sie kümmern sich nicht um die Umstände und die Bedenken anderer. Oft haben sie schlechte Gewohnheiten, düstere Stimmungen, unmenschliche Hobbys und teuflische, räuberische Neigungen. Sie sind unruhig, unberechenbar, kriminell, erotisch, zweideutig und kritisierend. Gelegentlich können sie auch erzieherisches Talent, reformerische Neigungen, gute Gewohnheiten, noble Taten, fleißige Vorhaben und menschliche Motive zeigen. Sie fangen sozusagen schon bei Geburt an, sich Gewohnheiten zuzulegen.

Sie weisen zahlreiche Eigenheiten auf, von denen einige hier genannt seien. Sie sind sehr empfindlich gegenüber Wetterumschwüngen, Feuchtigkeit, Kälte und Zugluft. Wenn sie krank sind, bleiben sie am liebsten allein. Gewicht zuzunehmen fällt ihnen schwer. Es scheint, als ob sie gegen Abend wacher und lebendiger sind und am Morgen verdrießlich und unangenehm. Sie haben unnatürliche Empfindungen und grundlose, eingebildete Ängste. Manchmal befällt sie die Vorstellung, sie würden mit dem Kopf nach oben in den Himmel wirbeln. Sie haben auch leichtsinnige Phasen. Vielleicht das einzige, das nicht periodisch ist, sind ihre Abneigungen, die intensiv und permanent zu sein scheinen.

Ihre Hauptfehler sind ihre geistigen und physischen Mißbildungen, ihre schwache Lebenskraft, ihr Mangel an Hoffnung, Vertrauen und Glaube. (Charakter und Neigungen scheinen insgesamt ein großes Handikap zu sein.)

6.2.7 Kulturelles Leben und Psyche
Ihre Kultiviertheit liegt im wesentlichen auf intellektuellem Gebiet.

Es mangelt ihnen an echter Diplomatie in Manieren, Sprache oder Handlungen. MB-Diplomatie ist strategisch und klug geplant und basiert auf Überredungsgabe und Scheinbeweisen. MB-Männer sind meist einfach, MB-Frauen meist anzüglich gekleidet. MB-Kriminelle sind schlampig gekleidet.

Sie weisen Ideale auf, die kommen und gehen, und neigen dazu, imaginäre Perfektions-Normen aufzustellen, die niemand erreichen kann. Einige ihrer Tugenden - wenn man sie als solche bezeichen darf - sind geniale Fähigkeiten und ein starkes geistiges Fassungsvermögen. Sie haben durchdringende Einsichten und ein starkes Denkvermögen. Sie können ritterlich und gewitzt sein. Sie besitzen viel Arbeitskraft, ein kreatives Vorstellungsvermögen und Redegewandtheit. Sie sind gewillt, die Arbeit zu tun, die andere vermeiden, Arbeiten, die häßlich, schmutzig oder gefährlich sind. Einem Fall, einer Arbeit oder einer Pflicht gegenüber, für die sie sich interessieren, können sie eine skalvische Hingabe entwickeln. Sie sind die Wächter, die uns erzählen, wann und wo auf der Welt das Üble am Werke ist.

Ihr Verhalten hängt immer von dem vorherrschenden Zustand ihres Verstandes ab, meist jedoch zeigen sie sorglose Umgangsformen und ebensolches Verhalten. Sie tolerieren nur ihre Sache und den von ihnen akzeptierten Meister.

MB-Menschen können hochgebildet sein. Viele von ihnen sind Genies auf verschiedenen Gebieten der Naturwissenschaft, der Philosophie, der Literatur, des Journalismus und anderer erzieherischer Bereiche. Ein gutes Beispiel ist der Elektroingenieur Charles P. STEINMETZ (siehe Abbildung 70).

In der Literatur verkörpern sie meistens die dunkle Seite des Lebens. Sie engagieren sich im Sensations-Journalismus, decken politische Skandale auf, Korruption, Fehler, Komplotte und trickreiches Verhalten. Sie sind ausgezeichnete Karikaturisten und Satiriker. Sie können die Hölle, den Teufel und die Verdammten sehr lebendig darstellen. Ihre düsteren literarischen Werke befassen sich mit Themen wie Gift, Betäubungsmittel, Boxen, Hypnose, Magie, Bakterizide, Quacksalberei, Sprengstoff, Krieg, Vorhersagen, Degeneriertheit, Monster, weiße Sklaverei und Verbrechen. Sie haben eine spitze Feder, unterstützt durch ein scharfes Hirn und eine böse Zunge. Einige von ihnen haben mehr positive literarische Neigungen und zählen zu unseren größten Schriftstellern.

MB-Menschen sind häufig katholisch oder werden irgendein Fanatiker oder bigotter Verfolger. Ihr Himmel ist eng und schmal, ihre Hölle aber geräumig, grausam und teuflisch.

6.2.8 Gesellschaftliches Leben und Liebesbeziehungen

Von all dem, was Sie bis hier gelesen haben, können Sie sich vorstellen, daß es nicht leicht ist, mit einem MB-Menschen zu leben, auch wenn er noch so gut zu einem passen sollte. Sie fühlen sich von P-C-Menschen angezogen, die ihren totalen Gegensatz darstellen. Als Freunde oder Geschäftspartner eignen sich H-, P-C- und H-C-Menschen am besten. H-Partner ergeben den besten Nachwuchs, Ca-P-C-Menschen eignen sich aber als Ehepartner besser. Der MB-Typ fühlt sich von seinem eigenen Typ abgestoßen. Auch Cl-, P-Ca-, UE-, Na- und Ca-Menschen kann er nicht leiden.

In Gesellschaft verhalten sich MB-Menschen eigenartig, exzentrisch und sogar pervers. Sie tun sich selten mit den Menschen zusammen, die ihnen das Beste antun würden. Sie sollten sich mit Heiligen verbrüdern und tun doch oft das genaue Gegenteil. Ihre Freundschaften sind vorübergehend und periodisch, wie auch ihre anderen Eigenschaften. MB-Menschen sind in Wirklichkeit weniger gesellig, als es äußerlich erscheint. Manchmal sind höhere Motive am Werk, in aller Regel sind sie aber direkt, unzeremoniell und geradeheraus. Wenn er Sie nicht mag, dann ist es wahrscheinlich, daß er Sie verleumdet. Die geistig höherstehenden, gebildeten Vertreter des MB-Typs zeigen bessere Qualitäten im Umgang mit ihren Mitmenschen.

Auch Liebe und Liebesverhältnisse sind vorübergehender Natur. Anfangs sieht es verzweifelt, überstürzt, begierig und stürmisch aus, bis der Partner gewonnen ist, dann aber schwindet alles. Liebe ist für die MB-Leute nichts anderes als Leidenschaft, Verführung, Erotik und Flirt. Sie ist häufig von Mißtrauen und Eifersucht begleitet.

6.2.9 Beruf

Der MB-Typ steht für fähige Menschen, die etwas zustande bringen. Sie sind Geistesarbeiter. Sie sehen zwar drahtig aus, sind für körperliche Arbeit aber nicht geboren. Sie können zwar leichte, aktive, körperliche Arbeit tun, Schwerarbeit aber ist nichts für sie. Sie sind unternehmungsfreudig und ehrgeizig, sollten aber eine Arbeit tun, die bereits fest liegt und bei der Erfolg zu erwarten ist. Sie verzweifeln nämlich, wenn sie auf zu große Schwierigkeiten, Mißerfolg oder Probleme stoßen. Sie haben einige Führungsqualitäten, sind bei den Untergebenen aber selten beliebt. Sie sind immer aktiv, und langsame Mitarbeiter sind bei ihnen niemals beliebt. Es folgen einige ihrer Berufe, Berufsfelder und Neigungen:

Agitator, allopathische Medizin, Autobahnpolizei, Chirurg, Detektiv, Direktor, Drogen und Gifte, Erfinder, Fanatiker, Fechtmeister, Finanzbeamter, Geheimagent, Handleser, Henker, Herausgeber, Interpretor, Intrigant, Karikaturist, Komödiant, Krimineller, Kriminologe, Magier, Medium, Militär, Müllmann, Musical, Politiker, Präparator, Privatpolizist, Rechtsanwalt, Redner, Reporter, Sänger, Satiriker, Schlittschuh- und Rollschuhlaufmeister, Schmuggler, Schwindler, Spediteur, Spion, Tragödien, Verfolger, Vermieter, Werbefachmann, Wissenschaftler, Zensor, Zuchthäusler, Zuginspektor. Sie sind auf vielen Gebieten Hersteller, z. B. von Diebstahlsicherungen, Scherzartikeln, Kosmetika, Desinfektionsmitteln, Drogen und Giften, Sprengmitteln, Insektiziden, Behinderten-Hilfsmitteln, alkoholischen Getränken, Filmen, Neuheiten, Zigaretten, Sportartikeln, Perücken etc. Denken Sie daran, daß Menschen des MB-Typs alles andere als gewöhnlich sind, gleichgültig, ob sie sich in der Legalität, im Grenzbereich oder auf kriminellem Boden bewegen!

6.2.10 Gesundheit und Ernährung

Die chemischen Elemente, welche im MB-Typ vorherrschen, sind Phosphor mit Kalium, Kalzium, Silizium und Fluor. Vom chemischen Standpunkt aus gesehen oder von ihren phrenologischen Eigenschaften her betrachtet, sollten die MB-Leute die Gewohnheiten, Beschwerden, Veranlagungen und Neigungen nicht haben, die sie tatsächlich aufweisen. Die Verbrechen, die sie begehen, können ihren phrenologischen Eigenschaften und ihrer Körperchemie nicht zugeschrieben werden. ROCINE meint, daß eine negative Energie, das Miasma, im MB-Körper am Werke ist. Wasserstoff, Natrium, Mangan, und Kohlenstoff sind nicht ausreichend vertreten. Der Phosphorverbrauch kann zeitweilig enorm sein, weil der Phosphor durch ihr Temperament, ihre Angriffslust, ihre Sensationsgier und ihren Leichtsinn rasch aufgebraucht wird.

Die Körperfunktionen variieren. Die Atmung ist normal, aber krampfartig. Die Verdauung ist schwach und die Ausscheidungsfunktionen sind generell langsam. Ihr Schweiß riecht nach Kraut oder Schwefel. Ihr Sexsystem ist schwach, aber krankhaft. Sie haben krankhafte Sexphantasien. Die Körperfunktionen werden meist von ihren Gewohnheiten, ihrem Temperament, ihrem Haß, ihrer Hetze, ihren Sorgen und dem ihnen angeborenen Miasma negativ beeinflußt. Weil sie obendrein auch nur wenig Lebenskraft besitzen, werden sie nicht alt.

MB-Menschen können im Dunklen so gut wie Katzen sehen. Sie haben mit ihren Augen jedoch gelegentlich Probleme wie schmerzende, triefende oder weinende Augen, oder sie sehen Lichter und Punkte. Ihr Sinn für Tasten, Druck und Temperatur ist sehr scharf. Ihr Gehörsinn variiert zeitlich. Einige sind taub, andere haben ein geradezu erstaunliches Gehör. Auch der Geruchssinn ist innerhalb dieser Konstitution unterschiedlich ausgebildet. Der Geschmackssinn ist ziemlich scharf. Bitteren, sauren und salzigen Geschmack können sie besser erkennen als süßen.

MB-Menschen haben einen großen Appetit, der so widersprüchlich ist, wie ihre anderen Eigenschaften. Einen Tag können sie unersättlich sein und den anderen Tag hungern. Wenn sie essen, dann essen sie oft das Falsche. Sie müssen Mägen aus Schuhleder besitzen, denn sie lieben Stimulanzien, Kaffee, Tee, Salz, Eier, Bratensoßen, Fleisch, Highballs und andere alkoholische Getränke, Tonic, Senf, Salzfleisch, Narkotika, Drogen usw. Sie essen zu schnell. Sie haben großen Appetit, bleiben aber schlacksig und hager.

Die Vertreter der MB-Konstitution leiden unter vielen Beschwerden und Krankheiten. Keine andere Konstitution kennt so ungewöhnliche Krankheiten. Einige ihrer Krankheiten und ihres krankhaften Verhaltens werden hier genannt:

Anomalien, Fehlerhaftigkeiten, Verformungen, Warzen und Muttermale, Fissuren, Fehlgeburten, Wucherungen, Verklebungen von Organen und Muskeln, krankhafte Gewebsveränderungen, Atrophie (Schwund von Organen und Geweben), Auszehrung, Verengungen, Stockungen, Ektropium (Umstülpung einer Schleimhaut), Imperforation, Lähmungen, unfreiwillige Ausscheidung, Lahmheit, Zuckungen, Krämpfe, Spasmen, toxische Zustände, Selbstvergiftung, Arthritis, Gicht, Verknöcherung, Knochentumor, Wirbelsäulenleiden, Verdauungsprobleme, Gallenleiden, Drüsenkrankheiten, Nieren- und Blasenleiden, Magenleiden, Magengeschwüre, Lungenentzündung, Brustdrüsenentzündung, Eierstockentzündung, Geschlechtskrankheiten, Blutarmut, Hämorrhoiden, Juckreiz, Katharr, Fieber, Kopfschmerzen, Herzversagen, periodisch auftretende Leiden, Sehprobleme, Neuralgie, neurotische Beschwerden, Alkoholismus, Abhängigkeit von Betäubungsmitteln (z. B. Morphium), Depressionen, Verrücktheiten, Kriminalität, Raserei, Hysterie, Hypochondrie, Mordlüsternheit, Sexualkriminalität, krankhaftes Stehlen, andere Psychosen, Pyromanie, die Manie, sich herumzutreiben, übertriebenes Geschlechtsverlangen, Selbstmord. Die Hauptursachen ihrer angeborenen Schwächen scheinen ein bösartiges Miasma, ein übermäßiger Zerstörungssinn (*7) und eine schwache Vitalität zu sein. Ein überaktives Gehirn mag ein weiterer Grund sein. Ohne das Miasma gäbe es keinen plausiblen Grund für die Beschwerden dieser Konstitution.

Neutralisieren oder Eliminieren des Miasmas (der angeborenen negativen Energie) erscheit daher die effektivste Methode zur Vorbeugung oder Heilung. ROCINE meint, daß es mehrere Generationen braucht, bis der MB-Typ vollständig verändert ist. Es gibt jedoch einige unmittelbar-praktische Methoden, die der MB-Typ als hilfreich empfinden wird. Er sollte warme Bäder nehmen, auf die eine kräftige Massage oder andere Körperarbeit folgt, besonders wenn er krank und leidend ist. Er sollte kalte Bäder vermeiden und viel Ruhe erhalten. Heiße Packungen und Druckanwendungen auf die betroffenen Teile sind hilfreich, desgleichen Umschläge auf geschwollene Körperteile mit Pfirsichblättern und Weizenkleie oder mit Hopfen.

MB-Menschen brauchen eine Nahrung, welche die Lebenskraft aufbaut, eine Nahrung reich an Vitaminen, leicht verdaulichen phosphorhaltigen Speisen, natriumreiche Lebensmittel, Lezitin-Körnchen oder Sojaprodukte, frische, alkalische Fruchtsäfte und Fleischsaft. Im Grunde genommen müssen sie all diejenigen Lebensmittel meiden, nach denen sie gewöhnlich verlangen. Lebensmittel, die sie am meisten unterstützen, sind die folgenden: Johannisbeeren und der Saft und Wein daraus, Fisch und Fischbrühe und Saft aus wilden Kirschen und Weintrauben.

Folgende Teesorten sind gut für sie: Hopfen, Malve, Sarsparilla, Sassafras und Teebeere (Wintergrün). Sie brauchen eine großzügig bemessene Menge an natriumhaltigen Speisen, stilles, weiches, reines Wasser, warme Speisen und Brühen, welche die Ausscheidung unterstützen. Sie sollten häufiger kleine Mahlzeiten zu sich nehmen und alle Speisen sehr gut einspeicheln und kauen, bis sie ein dünner Brei sind. Die Speisen sollten roh oder leicht gedämpft sein, so daß möglichst wenig Vitamine verlorengehen. Leichte Arbeit an der frischen Luft wie zum Beispiel Gartenarbeit oder Blumenzucht wird ihnen helfen. Ihre Nerven, Gehirn und Zunge brauchen ganz besonders viel Ruhe.

Obwohl diese Leute bemerkenswert drahtig sind, bleiben ihre Lebensspanne und ihre Gesundheit ungewiß, weil das Miasma (die negative Energie) jederzeit wieder aufflammen kann. Viele von ihnen sterben schon als Kinder oder Jugendliche, andere im Erwachsenenalter oder als alte Leute. Man kann im Grunde keine Angaben über die Langlebigkeit der MB-Konstitution machen.

Angehörige dieser Konstitution sind anfällig für Selbstmord, besonders in Zeiten der Armut, des Leidens, des Unglücks, der Enttäuschung und der Verzweiflung. Sie haben ein düsteres Gemüt, und es mangelt ihnen an Hoffnung, Vertrauen und Glaube. Sie sehen dann nichts als Schwierigkeiten, Versagen und Dunkelheit.

6.3 Die Pargene Konstitution (PG-Typ, Nr. 20)

6.3.1 Kurzcharakteristik

Dies ist wie die vorhergehende eine weitere Konstitution, die auf einer krankhaften Erbanlage gründet. Hier geht es jedoch weniger um eine Mißbildung der Form des Körpers, sondern in erster Linie um innere Vergiftungen und um eine Veranlagung zur Eiterbildung mit all den unten geschilderten Folgen. ROCINE nennt diese Konstitution "pargenisch", was so viel wie "falsche Geburt" bedeutet. Als Leitworte merken wir uns: "primitiv - egozentrisch".

Der PG-Typ erscheint ungehobelt, verschwollen, ziemlich grob, fleischig und fett. Zeitweilig kann er kräftig und gesund aussehen, es fehlt ihm aber an körperlicher und geistiger Ausdauer. Dem Studierenden der menschlichen Natur erscheint er primitiv, rauh, schmutzig und grob. Das fällt vor allem auf, wenn man seinen unmöglichen Gang, seine schlechten Manieren, sein schäbiges Äußeres, seine unverschämte Einstellung, seine schamlosen Reden und seine geldgierige Art betrachtet.

Der Schluß, daß diese Menschen zu Krankheit verdammt seien, kann aus dem schlechten Erbgut nicht immer gezogen werden. Der Makel im Erbgut kann für eine oder mehrere Generationen im Verborgenen schlummern. Zeitweilig stellt die Natur zur Ausleitung der Unreinheiten besondere Kanäle zur Verfügung: Ausdünstungen, offene Ausschläge, Eiterpickel etc. Ein andermal sammelt die Natur die Gifte und kapselt sie ein und lagert sie in einem periferen Körperteil ab.

Geistig betrachtet stellt sich natürlich immer die Frage, ob die Seele selbst "befleckt" ist. Diese Frage läßt sich jedoch nicht beantworten. Vertreter dieser Konstitution, die nicht gesund sind, neigen jedoch für gewöhnlich zu schlechten und kriminellen Taten. Der Geburtsmakel der PG-Menschen scheint die Stimme der Liebe zum Verstummen zu bringen, ebenso wie Sympathie, Ehre, Tugend, Hoffnung, Freundschaft, Ehrlichkeit und andere noble Eigenschaften, die wir als positive Seelenqualitäten ansehen.

Bei diesem Typ handelt es sich im wesentlichen um eine Erbanlage, die den gesamten Menschen mit Eiter, Fett und Kalziumphosphat an-

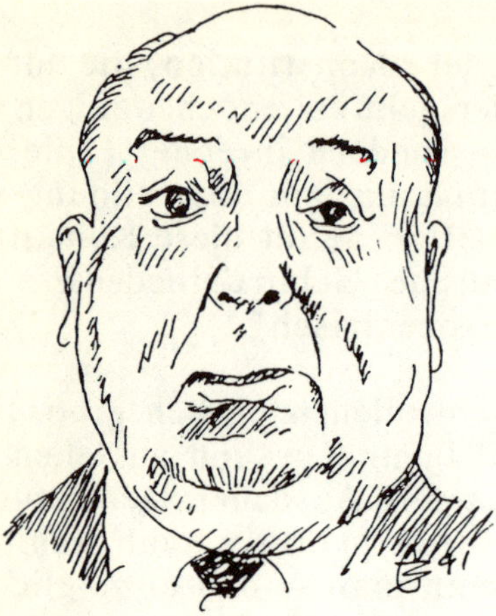

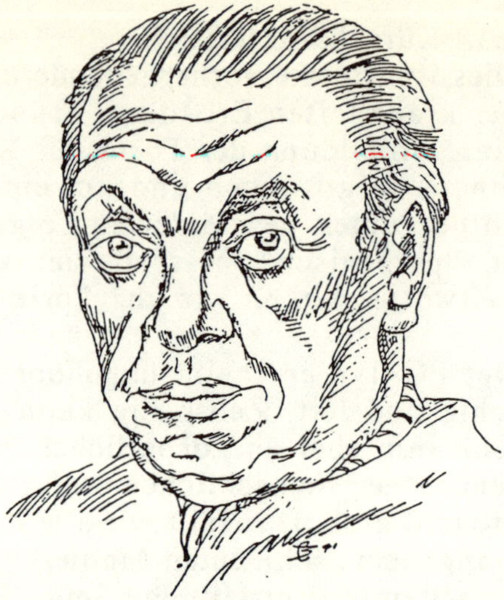

Abb. 71 - 72: Beispiele für die pargene Konstitution

Alfred HITCHCOCK
Meister der Spannung,
Schriftsteller und Regisseur

Diego RIVERA
grotesker, exzentrischer
Frauenheld, kreativer Künstler

reichert. (Der Eiter steht im Zusammenhang mit den im Körper stattfindenden Entgiftungsprozessen.) Man kann diese Menschen an ihrer kupferfarbenen Haut, an dem hohlen Ton ihrer Stimme, an den zerbrechlichen oder krummen Knochen, an Magengeschwüren, Pikkeln und Mitessern, an ihrem trampelnden, schweren Gang, ihren starren Launen, ihren körnigen Augenlidern, ihrem aufgeschwemmten Äußeren, ihrer Kurzatmigkeit und vielen anderen Eigenschaften, die weiter unten noch genannt werden, erkennen.

Die PG-Menschen können nicht aus Büchern lernen. Sie lernen aus Argumenten und Widersprüchen. Sie denken sich ihr eigenes Wissen selbst aus, und sie sind darin so gut wie ein Rechtsanwalt, wenn ihr Gehirn nur erst einmal zu arbeiten angefangen hat. Sie geben sich keine Mühe, anderen Menschen zu gefallen, und sie gewinnen nur wenige Freunde. Sie handeln nach ihrer eigenen Bequemlichkeit, ohne Rücksicht auf andere Menschen und Umstände. Sie sind eingebildet und meinen, sie seien sich selbst Gesetz.

Sie gewinnen Freunde, wenn sie deren geistige Fähigkeiten bewundern. Es ist etwas Geheimnisvolles um sie, denn sie sind schweigsam und verschlossen. Es gibt nur wenige, die das Innenleben dieser Menschen kennen. Ihr Verstand arbeitet langsam, schwerfällig und stur, und ihre Gedanken sind auf der negativen Seite des Lebens angesiedelt. Einige von ihnen weisen überragende geistige Fähigkeiten auf, diese entfalten sich jedoch nur sehr langsam. Ihre Bereitschaft zu lernen ist nicht groß, aber sie haben eine Gabe, Ideen und Pläne rasch in Bargeld zu verwandeln. Sie weisen viele merkwürdige und tragische Eigenheiten auf, die weiter unten offengelegt werden, wenn wir diese Konstitution im Detail untersuchen.

6.3.2 Identifikationsfaktoren

1. Temperament-Kombinationen: vital-pathogen, mobil-vital, vital-mobil
2. Größe: mobil-vital: 180 cm, vital-mobil 165 cm,
   Gewicht: mobil-vital: 90 kg und mehr, vital-mobil: 75 kg
3. Formtypen: Kopf: mobil-vital: andromorph, vital-mobil: harmonisch, Körper: mobil-vital: harmonisch, vital-mobil: gynemorph
4. Haarfarbe: viele dunkle, Zwischentypen und helle
5. Kopf-Profile: meistens analytisch, viele konzeptionell, einige faktisch
6. Hände: Der Handrücken ist oft heiß, gefleckt, sommersprossig, schuppig und trocken. Insgesamt sind sie groß, breit, quadratisch und geschwollen. Sie sind auch oft mißgeformt oder gebogen. Die Finger sind steif, unförmig und ungeschickt. Die Nägel sind oft aufgesprungen, weit, gebogen, brüchig mit entzündetem Nagelbett. Die Handfläche ist voll von tiefen Linien, besonders der problematischen.
7. Geschlechterverhältnis: 65% Frauen, 35% Männer

6.3.3 Das physische Äußere

Die PG-Typen sind gewichtig gebaut; sie sind übermäßig schwer, unbeholfen und unproportioniert. Aufgrund verschiedener Temperament-Kombinationen treten unterschiedliche Varianten dieses Typs auf. Die vital-mobile Variante ist kürzer und runder gebaut, mit gynemorphem Körper und deshalb eher gutmütig, lebendig, offen und gesellig. Die mobil-vitale Variante ist größer, breiter, unbeholfener, zynisch, pessimistisch, reserviert und gemein. Sie ist zwar andromorph gebaut, infolge von Fett und Fleisch erscheint sie homomorph oder wie ein Mitteltyp zwischen männlich und weiblich.

Der Charakterologe wird das Gesicht des PG-Typs als nachgiebig empfinden; Übermaß ist ihm ins Gesicht geschrieben. Es kann sogar gemein, aggressiv und barbarisch aussehen. Das Haar ist widerspenstig, zottig, grob, buschig, fett und schmutzig. Die Haarfarbe variiert von hellbraun bis schwarz. Die Augenbrauen passen dazu; sie sind ebenfalls zottig, grob und unregelmäßig, was einen primitiven Eindruck macht.

Die Augenwimpern sind entweder stummelig oder fehlen ganz. Die Augenlider sind dick, geschwollen, körnig und klebrig. Nach dem Schlafen lassen sie sich nur schwer wieder öffnen. Die Augen sind lang und gerade und schräg zur Nase hin verlaufend. Aufgrund des fleischigen Gesichtes erscheinen sie klein und eingesunken. Die Augenfarbe variiert, häufig jedoch findet sich ein Grünstich. Die Augen können graugrün, stahlgrau mit Grünstich, dunkel und grün, himmelblau mit Grünstich sowie haselnußfarben, braun oder schwarz sein. Sie sehen immer feurig, zornig, ernst, verschlossen und wäßrig aus.

Die Ohren sind unförmig, unregelmäßig oder mißgebildet, wie z. B. groß, dick und wabbelig. Sie sehen brutal aus. Die Nase ist groß, dick und unförmig. Bei der vital-mobilen Variante ist sie etwas besser geformt. Die Nasenspitze ist häufig rot und glänzend.

Der Mund wirkt meistens pessimistisch (die Mundwinkel sind nach unten gezogen). Die Unterlippe ist dick und geschwollen, hängend oder vorstehend. In einigen Fällen sieht sie zusammengeschrumpft und bläulich aus. Die Oberlippe ist scharf gezeichnet und fest. Mit den herabgezogenen Mundwinkeln entsteht der Eindruck einer Bulldogge. Bei der vital-mobilen Variante ist die Oberlippe eher normal.

Das Kinn ist schwer und breit; oberhalb und unterhalb findet sich reichlich Fettgewebe. Ein Doppelkinn ist häufig. Das gesamte Gesicht und die Wangen sind plump, schwer, aufgedunsen und breit. Da diese Menschen sehr schwermütig und ernst sind, bilden sich tiefe Runzeln, Falten und Furchen im Gesicht. Überall siedeln sich kleine

Fältchen an, weshalb diese Leute abgearbeitet aussehen. Das Gesicht ist oft rot und dunkelblau angelaufen mit einem kupferfarbenen Grundton und einer fettigen, öligen Politur. Die Haut zeigt viele Farbnuancen, sie wechselt ihren Farbton von Stelle zu Stelle.

6.3.4 Das physische Innere

Die PG-Menschen haben einen schwachen Knochenbau. Die Knochen sind nicht flexibel genug, unregelmäßig und brüchig und können Osteoporose (Knochenerweichung) und anderen zerstörerischen Prozessen ausgesetzt sein. Aufgrund eines Mangels an Fluor brechen sie gelegentlich wie Gipskartonplatten. Fluor schützt die Knochen. Der Kreislauf ist langsam und unregelmäßig. Das Herz ist groß, aber alle mechanischen Prozesse, wie die aurikulären und ventrikulären Kontraktionen, die Herzpausen und Herzschläge, die Herzklappenbewegungen etc., sind langsam und unregelmäßig (schubweise). Es sieht so aus, als ob entweder das Blut nicht die richtige Salzmischung erhält oder daß die Herzmechanik unter der schlechten Erbmasse, unter Hitze und Säure leidet. Die Arterien sind verhältnismäßig wirkungsvoller als die Venen. Diese Menschen leiden unter geplatzen Venen an Gesicht und Beinen und unter anderen venösen Gebrechen.

Drüsen, Darm, Nieren, Milz und Magen sind alle groß, werden jedoch durch Überanstrengung, Fett, Fettsäuren und das schlechte Erbgut träge und schwach. Das Aufnahmesystem, die Leber und die Bauchspeicheldrüse arbeiten noch am besten, sind jedoch auch Wucherungen und Störungen ausgesetzt. Die gesamte Atmung, incl. der Lungen, ist gut entwickelt, leidet aber unter Schleim und Trägheit. Diese Leute sind deshalb flach- und kurzatmig sowie asthmatisch.

6.3.5 Die geistige Entwicklung

Das Gehirn ist zwar normal groß, arbeitet aber langsam. Wenn es erst einmal erregt ist, dann kann es recht dynamisch werden. Der Impuls vom Kleinhirn ist schwach, weshalb sie langsam und schwerfällig sind.

Die geistigen Fähigkeiten, Geschlechtsliebe (*1) und Zerstörungssinn (*7) beeinflussen sie am meisten. Dies scheinen die Grundeigenschaften zu sein, die ihre Neigungen dominieren, obwohl sie auch andere starke Fähigkeiten aufweisen. Demut (*18), Gattenliebe (*A),

Hoffnung (*16), Anmut (*D) und Emsigkeit (*5) gehören zu ihren schwächeren Fähigkeiten.

Die PG-Menschen sind ausgezeichnete Fachleute in folgenden Bereichen: Tiere, Diagnose, Gifte, Fleisch, Wein, Alkoholika, Wetter, Navigation, Polizei und Kriminalistik, Monopole und Treuhandeigentum, Programme, öffentliche Gelder, Versorgungssysteme etc. Sie haben einen Einblick ins Böse und in schlechte Bedingungen. Sie lernen und handeln langsam, haben jedoch einen kraftvollen Gedankenapparat.

Ihr Gedächtnis ist jedoch trügerisch. Sie vergessen Daten, Versprechen, Verabredungen und allgemeine Ereignisse. Sie haben kein Gedächtnis für Buchwissen, für Details, Hausnummern, statistische Daten aller Art, Regeln, Methoden oder Systeme. Sie können sich jedoch ausgezeichnet an Böses, Falsches, Ungerechtes, Mißbrauch, Verletzungen, Unfälle, Fehlschläge, Gefahren, Drohungen, Skandale, Krankheiten und Symptome erinnern.

Ihre geistige Grundtendenz ist freiheitlich, so lange, als diese Haltung ihnen die Freiheit gibt, ihre niederen Bedürfnisse ausführlich zu befriedigen. Sie glauben an die freie Liebe und sind in ihrem Sexleben unmoralisch (gemessen an den üblichen Regeln). Sie können auf viele Art und Weise dem Alkohol, der Völlerei oder der Ausschweifung verfallen. Ihre Haltung ist zynisch, zerstörerisch, verschwörerisch und sexuell pervertiert. Sie sind abergläubisch und ängstlich, haben zahlreiche Befürchtungen und Illusionen, ja sogar Halluzinationen. Sie haben einen übermäßigen Appetit auf Essen, Trinken und Alkohol. Liebe ist für sie Wollust - all die erhabenen Aspekte davon ignorieren sie. Ihr Verstand ist zwar in vieler Hinsicht langsam, unempfänglich und schwerfällig, auf manchen Gebieten aber stark. Sie können sehr erfinderisch sein.

Die Willenskraft dieser Menschen ist sehr stark und zwar auf eine kopfige, perverse, despotische Art. Sie fechten das Recht anderer an, um ihre eigenen Handlungen durchzusetzen; sie begegnen Kraft wieder mit Kraft.

6.3.6 Charakteristika und Besonderheiten

Die PG-Konstitution kann düster, pessimistisch, schlampig, zynisch und mit niederen Begierden behaftet sein. Sie benehmen sich gemein, aggressiv und gnadenlos, verbunden mit einem Hang zum Mißbrauch. Sie sind schweigsam und verschlossen, um ihre nachteiligen Neigungen zu verbergen. (Dabei sollte man daran denken, daß Neigungen und Veranlagungen viele Jahre lang oder für ein ganzes Leben schlummernd liegen oder unter Kontrolle sein können.)

PG-Menschen sind ganz besondere Leute. Zuzeiten sind sie träumerisch, heben quasi ab und zweifeln an ihren eigenen Sinnen. Einige ihrer Wahnvorstellungen verlassen sie nicht mehr. Während der träumerischen Abschnitte sitzen sie stundenlang da und starren ins Leere. Wenn sie sich auf eine Unterhaltung einlassen, dann dauert es eine Weile, bis sich ihr schwerfälliges Gehirn einschaltet. Im Verlauf der Unterhaltung geht es ihnen dann besser. Sie neigen aber dazu, von einem Thema zum anderen abzuschweifen.

Die Wünsche dieser Menschen drehen sich hauptsächlich um Geld, Sinnlichkeit und Besitz. Sie versuchen, ihre Wünsche zu verbergen, diese aber sind von Natur aus stark und impulsiv. Sie haben so viele Abneigungen, daß hier nur einige wenige genannt werden können. Sie mögen keine mühsame, im Sitzen durchzuführende Arbeit, keine Regeln, Vorschriften und Routine. Sie hassen jede Autorität oder autoritäre Person, die sie disziplinieren oder mit Details belasten könnte. Sie haben oft etwas dagegen, daß man sie anfaßt oder daß andere in ihren Angelegenheiten herumschnüffeln. Lesen und Studieren gehören nicht zu ihren Vorlieben. Manchmal kommt es ihnen vor, als ob die Worte vor ihren Augen verschwimmen oder sich bewegen. Sie verabscheuen auch ihre eigenen düsteren, trüben Stimmungen, ihre Horrorvisionen, Träume, Ängste und Vorahnungen. Sie mögen keine Menschen, die so sind wie sie.

Da das Leben der PG-Menschen in Wellen verläuft, gibt es keine Gewohnheiten, wie sie sich zum Beispiel beim Kalzium- oder Kalzium-Phosphor-Kohlenstoff-Typ finden. Sie haben einen ungeordneten Verstand und Neigungen, die zu ungeordneten, wechselhaften Gewohnheiten führen. Es kann zum Beispiel sein, daß sie aufräumen und für ein paar Tage Sauberkeit predigen und dann wieder in ihre schlampigen Muster abgleiten. Es kann sein, daß sie moralische und nüchterne Gewohnheiten kultivieren, nur um dann wieder unmoralisch und maßlos zu sein. Sie haben unregelmäßige, schlechte

Angewohnheiten und geben sich unordentlich, sexuell-anzüglich und sind leicht beleidigt.

An dieser Stelle zählen wir gewöhnlich die Fehler der jeweiligen Konstitution auf. Inzwischen werden Sie sich vielleicht fragen, ob die Vertreter dieser Konstitution irgendwelche Tugenden haben, die sie noch retten könnten. Sie lieben Geheimnisse, versteckte Verschwörungen und geheime Taten. Sie sind exzentrisch, stur, unnachgiebig und gnadenlos. Sie weisen viele schmutzige Fehler auf, die mit Lüsternheit, Obszönitäten, Unmäßigkeit und Perversionen zu tu haben. Sie intrigieren für ihren eigenen Profit und ihr Vergnügen und wenden dabei hinterhältige Techniken, Schiebung, Manipulation etc. an.

Sie sind ungeschickte Athleten und vermeiden deshalb den Sport. Sie lieben lustige Vergnügen, anzügliche Komödien, Theaterspiel, Sensations- oder Liebesszenen etc.

6.3.7 Kulturelles Leben und Psyche

Selbst gebildete Menschen dieses Typs neigen nicht dazu, Kultiviertheit oder Feinsinnigkeit an den Tag zu legen - dagegen spricht schon ihre äußere Erscheinung. Sie sehen immer unvorteilhaft aus. Das beste Bild geben sie ab, wenn sie einfach gekleidet sind, wenn die Kleidung reichlich geschnitten und in gedämpften, warmen Farben gehalten ist. Enge Kleidung läßt sie primitiv erscheinen wie Gorillas. Ihre Natur ist zu ernst, als daß sie leuchtende Farben und leichte Stoffe tragen könnten.

Ihr diplomatisches Geschick zeigt sich, wenn sie Pläne schmieden, Intrigen ausarbeiten, Entwürfe machen oder Verschwörungen anzetteln; Diplomatie und Kultur fehlen aber im Umgang mit anderen Menschen, ihrem Benehmen, ihrer Einstellung oder ihrer Persönlichkeit - sie sind dafür viel zu ungehobelt. Sie sind kühn, gemein, steif, mysteriös und aggressiv. Sie können plump-vertraulich sein und unverschämt mit sexuellen Andeutungen und Frechheiten.

Die Religiosität der PG-Menschen gründet sich hauptsächlich auf Angst. Die Männer gehen überhaupt nicht in die Kirche. Die Frauen schlafen während des Gottesdienstes ein. (Vielleicht schlafen sie gerne in einer frommen Atmosphäre, oder es beruhigt ihr Gewissen und ihre Ängste.) Sie fürchten sich vor der Hölle und dem Teufel und dem Zorn Gottes. Ihre Spenden könnte man als Schweigegeld oder Bestechung bezeichnen.

Ihre Freizeit widmen sie fast ganz dem Vergnügen. Sie lieben es auch, praktische Philosophie zu studieren oder sich Mittel und Wege auszudenken, wie man andere Menschen manipuliert. Sie haben Hobbys, die ihrem Charakter entsprechen. Sie sammeln allerlei Abfall und Gegenstände vom Sperrmüll und horten sie auf dem Dachboden und im Keller. Sie sammeln Kräuter, Heilmittel, medizinische Bücher und Wundermittel, die alles heilen sollen. Dies alles verbergen sie in einer "Medizinkiste". Sie lieben alle möglichen geheimen Plätze, Verstecke, unterirdische Gänge und Zufluchtstätten, wo sie sich und ihre Wertsachen verstecken können. Sie sammeln Pornographie in jeder möglichen Form: Text, Zeichnungen, Gemälde, Photos, Videos und Gegenstände. Sie erfinden gerne Fallen, Schlösser, Fallstricke, Lockvögel und Köder etc., um Tiere und Menschen gleichermaßen einzufangen. Sie weisen viele kriminelle Hobbys auf. Sie reisen gerne, sowohl beruflich als auch zum Vergnügen oder für die Gesundheit.

Einige PG-Menschen sind sehr philosophisch veranlagt und weise im Umgang mit den Problemen des täglichen Lebens, woraus sie finanziellen Nutzen ziehen können. Aus klassischer Literatur machen sie sich nur selten etwas. Sie lernen auf ihre ganz eigene Art und Weise und denken sich ihr eigenes Wissen aus. Sie lernen durch Argumentieren und Streiten. Ihre Sprache ist individuell und originell ungeachtet ihrer Ausbildung. Moderne Sprachen lernen sie in der Regel nicht gerne.

6.3.8 Gesellschaftliches Leben und Liebesbeziehungen

Es gibt keine bestimmte Konstitution, die der PG-Typ besonders anziehend finden würde. Den Si-Typ toleriert er noch am besten, eine Konstitution, die mit ihrer schnellen, hoffnungsvollen, sonnigen und unbeschwerten Natur in direktem Gegensatz zu ihm steht. Die Si-Menschen sind für die pargene Konstitution deshalb die besten Partner und Freunde. Heiraten sollten sie am besten Menschen ihres eigenen Typs, an zweiter Stelle kommt der Siliziumtyp. Im gesellschaftlichen Umgang kommen sie mit Phosphor-Kohlenstoff-Menschen und mit Kalium-Menschen zurecht. Dies liegt vor allem daran, daß diese beiden Typen so tolerant sind und nicht daran, daß der PG-Typ positiv dazu beitragen würde. Im Geschäftsleben sollten sie am besten ohne Partner auskommen. Menschen des Mißbildungstyps, des Chlortyps, des Kalziumtyps und des Phosphor-Kalziumtyps finden sie abstoßend.

Den PG-Menschen liegt generell nicht viel an Partnerschaft. Sie sind viel zu reserviert, wortkarg, egoistisch, zurückgezogen, sonderlich und ungesellig. Sexuelle Beziehungen sagen ihnen schon eher zu, wenn sie einen Seelenpartner finden können. Wenn es um eine langfristige Partnerschaft, wie z. B. die Ehe geht, sind sie ganz besonders vorsichtig. Sie stecken selten viel Mühe in Freundschaften, es sei denn, sie hätten niedere Motive dafür. Sie neigen eher dazu, ihre sogenannten Freunde zu mißbrauchen und dann zu verstoßen. Die vital-mobile Variante ist freundlicher. Insgesamt betrachtet wird ihr gesellschaftlicher Umgang vor allem von sexuellen, finanziellen und genüßlichen Motiven gesteuert.

Liebesbeziehungen der PG-Leute hat meist etwas mit Verführung, Hypnose, Frivolität und freier Liebe zu tun. Viele Frauen dieses Typs sind Abenteurerinnen, die Männer verführen und verlassen. Die Liebe dieser Menschen ist oft sehr impulsiv. Sie können zum Beispiel mit jemandem durchbrennen und ihn kurz darauf sitzen lassen. Einige Frauen dieses Typs verlassen ihre Kinder, um sich ihren fleischlichen Genüssen, sexueller Freiheit, Essen und Trinken und Geldmachen widmen zu können, statt in Heim und Hof "versklavt" zu werden (wie sie es sehen).

6.3.9 Beruf

Die Fähigkeiten der PG-Menschen sind originell und nützlich, entfalten sich aber langsam. Sie sind gut im Geldverdienen und gewöhnlich auf einem nützlichen oder kriminellen Gebiet erfolgreich. Sie sind nur selten arm. Sie sind ehrgeizig und unternehmungslustig. Sie haben viel Energie, aber wenig Ausdauer. Sie sind für harte Arbeit offensichtlich nicht geboren. Ihre Neigungen, Fähigkeiten, ihr Genie und ihr ungewöhnliches Aussehen schließen sie von Tausenden von Berufen des Handwerks, des Handels, der Kunst und der Wissenschaft aus, befähigen sie aber für Berufe, die außerhalb des allgemein Üblichen liegen. Ihre Fähigkeiten sind hauptsächlich spekulativ, führend, militärisch, politisch, finanziell, experimentell, spezialisiert, regierend und kriminell. Es folgen einige typische Berufe und Bereiche:

Anarchist, Arzt für Geschlechtskrankheiten, Bademeister, Bandenführer, Börsenmakler, Braumeister, Bürgermeister, Detektiv, Dekan, Eisenbahnschaffner, Erfinder, Exporteur, Filmregisseur, Finanzminister, Fischhändler, Fleischbeschauer, Frauenarzt, Funktionär der Erweckungsbewegung, Gerichtsmediziner, Gouverneur, Gründer, Hersteller, höherer Heeresverwaltungsbeamter, Holzhändler, Homöopathischer Arzt, Immobilienmakler, Kapitän, Kaufmann, Kirchendiener, Kontraktor, Lebensmitteleinkäufer, Lebensmittelgroßhändler, Militärjurist, Papierhändler, Pelzhändler, Politiker, Polizeichef, Präsident von Unternehmen, Reeder, Restaurantkettenchef, Schiffs-Steward, Sekretär(in), Spediteur, Spekulant, Superintendent, Versicherer, Verteidigungsminister, Veterinär, Viehhändler, Viehzüchter, Weinhändler, Wirtschaftsjurist.

Folgende Tätigkeiten sind für die PG-Menschen ungünstig: Schwerarbeit, Arbeiten, die Schnelligkeit erfordern oder solche, die nachahmender, künstlerischer, wissenschaftlicher, hochtechnischer Art sind, oder solche, die mit Textilien, Handel und Handwerk, Erziehung, Literatur und Jugendlichen zu tun haben sowie die meisten Ordensberufe.

6.3.10 Gesundheit und Ernährung

Die PG-Konstitution basiert auf Kalzium und Kohlenstoff (Kalziumphosphat, Kohlenwasserstoffe und Kohlenhydrate), deren Wirkungsweise vom schlechten Erbgut dieses Typs beeinflußt wird. Dabei spielt vor allem auch das Zusammenwirken der Eigenschaften Geschlechtsliebe (*1) und Zerstörungssinn (*7) sowie die unberechenbar auftretende Heißblütigkeit eine Rolle. Sie weisen auch extrem viel Fett auf - organisch und funktionell - was auf eine viel zu fettreiche Ernährung und vor allem auch darauf zurückgeht, daß sie hauptsachlich auf dem Niveau von sinnlichen und sexuellen Energien leben.

Dieses Fett in den Menschen des pargenen Typs unterscheidet sich in Natur und Einfluß etwas von demjenigen in Menschen anderer Konstitutionen. Es ist hier kein kontrollierender Faktor. Das schlechte Erbgut hat passiv und aktiv alles im Griff. Es stachelt die beiden genannten führenden Eigenschaften zu intensiver, ja manischer Tätigkeit und verdummt die höheren Seelenqualitäten: Sympathie, Gewissenhaftigkeit, Würde, Ehrlichkeit, Fröhlichkeit und andere noble Tugenden.

Dieser Konstitution mangelt es an Fluor. Aus den Knochen wird so lange Fluor ausgeschieden, bis diese so brüchig wie Gipskartonplatten sind. Das gleiche geschieht mit einer Reihe anderer Bestandteile anorganischer Salze wie Chlor, Schwefel, Silizium, Natrium und Kalium, die alle im Blut und im Gewebe benötigt werden.

Die Körperfunktionen Verdauung und Nährstoffversorgung sind gut. Die Verdauung ist etwas durch Fettsäuren, Fettablagerungen entlang des Verdauungstraktes und durch innere Wucherungen gestört. Die Versorgung mit Nährstoffen ist generell gut, der Aufbau von festem Gewebe wird durch die Erbanlage jedoch gestört. Die Atmung ist kurz und beschwerlich. Sie geschieht oft schwerfällig und asthmatisch durch den Mund. Die Ausscheidung ist fehlerhaft und anormal. Es kann sein, daß der Körper versucht, die Unreinheiten der schlechten Erbanlage über offene Ausschläge auszuleiten, weshalb diese nicht vorzeitig zum Abheilen gezwungen werden sollten (etwa durch Cortison!). Ihr Stoffwechsel funktioniert im großen und ganzen gut mit Ausnahme der Knochenbildung. In den Knochen und anderen festen Strukturen fehlt es an Fluor.

Schweißabgabe und andere Ausscheidungen sind immer sehr heftige Prozesse bei Menschen dieses Typs. Die Haut ist eigentlich ständig damit beschäftigt, Unreinheiten auszuleiten. Ihr Puls ist hoch bis fiebrig. Ihr Geschlechtstrieb zeichnet sich durch enorme Impulse und Leidenschaftlichkeit aus, ihre Erbanlage und die Fettsäuren machen sie jedoch häufig impotent bis steril.

Von Geburt an können sie gut sehen, dies läßt im Laufe des Lebens mit abnehmender Gesundheit jedoch nach. Ihr Tastsinn ist mäßig gut. Ihr Gehörsinn ist unzuverlässig und seltsam. Sie hören die Geräusche von Tieren, Vögeln, Wind, Wasser und übernatürlichen Wesen besser als menschliche Stimmen. Geschmacks- und Geruchssinn sind gleichermaßen schwach. Ihr Appetit ist jedoch enorm. Sie essen mehr, als sie verdauen können, und doch ist ihr Geschmack nicht sehr fein. Sie können ihren Appetit einfach nicht beherrschen. Die schlechte Erbanlage wirkt sich am besten aus, wenn viel Fett im Körper zugegen ist, und die Menschen dieses Typs tragen dem Rechnung. Sie lieben Schweinernes, fettes Fleisch und fette Gerichte, Stärke, Süßigkeiten, Rotwein, Gewürze, Suppen und eißkalte Getränke. Sie sind auch auf Hochprozentiges und andere alkoholische Getränke aus. Genau diese Speisen, die sie am liebsten mögen, sollten sie meiden!

Ihr tragisches Naturell, ihre ernste Veranlagung, ihr sorgenvoller Kopf und ihre furchtbaren Leidenschaften verlangen eine Menge Schlaf - dieser aber bringt Träume und Alpträume mit sich, die ebenfalls stören und verwirren.

Die Krankheiten der PG-Konstitution haben immer mit Verwesung und dementsprechend mit unerwünschten Gerüchen zu tun. Sie erzeugen Eiter, Blutstau in den entsprechenden Organen oder Körperteilen, körperlichen und geistigen Verfall und Geschwüre. In der Regel werden die Schleimhäute und andere Membranen, Knochen, Nägel, die Haut, die Leber, das Sexzentrum im Gehirn, die Geschlechtsorgane und die Drüsen davon betroffen, die mit innerer Reinigung zu tun haben. Einige der üblichen Krankheiten dieser Konstitution werden im folgenden genannt:

Hautauschlag, Furunkel, Pickel und Mitesser, Warzen, stinkender Schweiß, Ichthyosis (Schuppenhaut), Leberleiden, Fettleber, Lebervergrößerung, Krankheiten des Lymphsystems, Tuberkulose der Halslymphknoten, Nebenhöhlenvereiterung, Impfschäden, Venenleiden, Tumore, Geschwüre, Knochenkrankheiten und -Wucherungen, Knochenhautentzündung, Krebs, Lepra, Asthma, Atrophie (Auszehrung), Verfallserscheinungen, Blindheit, andere Augenkrankheiten, Bronchitits, Husten, pfeifende Atemgeräusche, Halsbeschwerden, Schwellungen, Stauungen, Hitze- und Kältegefühle, Epilepsie, Fußleiden, Wundbrand, Mastoiditis, Membranleiden, Menstruationsbeschwerden, Eierstockbeschwerden, Impotenz, Nagelkrankheiten;
Übererregbarkeit, Manie, Stumpfsinn, Neurosen, psychopathische Krankheiten, Satyriasis und Nymphomanie (krankhaft gesteigerter männlicher und weiblicher Geschlechtstrieb), Alkoholismus, Kriminalität, Mord, Selbstmord.

Die Ursachen der Krankheiten der PG-Menschen sind die schlechte

Erbanlage, Eiter, Trägheit, Völlerei, Sinnlichkeit, Fett, Fettsäuren, Mangel an vielen anorganischen Salzen in Blut und Gewebe, langsame Oxidation und Verbrennung. Die Erbanlage ist der Hauptgrund. Wenn wir diese Menschen heilen wollen, so müssen wir die negativen Einflüsse der Erbanlage verbannen. Es ist allerdings zweifelhaft, ob dies wirklich gelingen kann. Diese Leute unterstützen ihn noch, sie sind stur und benehmen sich störrisch wie ein Esel bezüglich ihres Appetits, ihrer Neigungen und Gewohnheiten.

Der PG-Typ sollte mit einer Fastenkur mit Gemüse- oder Fruchtsäften beginnen, besonders dann, wenn er dick und fett ist. Er sollte stets Nahrung zu sich nehmen, die reich an Fluor, Chlor, Schwefel, Kalium, Natrium und Silizium ist. Er sollte kühlende, lindernde Kräutertees trinken und all die Speisen und Getränke weglassen, zu denen er sich normalerweise hingezogen fühlt, wie zum Beispiel: Gewürze, Stimulanzien, Fett, Stärke, Süßes etc.

Die PG-Menschen benötigen ein warmes, feuchtes Klima hoch über dem Meeresspiegel, aber nah am Meer. Sie sollten heiße Bäder, Schwefelbäder, Bäder mit Kiefernöl, Salz oder Kräutern und Luftbäder nehmen - ob sie diese mögen oder nicht. Kaltwasseranwendungen nach dem Bad würden ihnen gut tun und ihre Haut beruhigen. Auch aus tiefer und schwedischer Massage sowie aus medizinischer Hautpflege könnten sie Nutzen ziehen.

Sie brauchen Atemübungen, Reiten, leichte Gartenarbeit, Rudern, Rasentennis etc. Bewegung wird ihnen gut tun so lange sie sich nicht zu sehr dabei erhitzen. Sogar heiße Bäder sollten niemals lange dauern und von kalten Anwendungen gefolgt sein.

Offene Hautausschläge sollten nicht medikamentös verheilt werden, weil sonst die Entgiftung gestoppt wird und das Gift im Körper bleibt. Wenn wir die Ausschläge heilen, töten wir möglicherweise den Patienten!

PG-Leute neigen dazu, Selbstmord zu begehen, wenn die Symptome ihrer erblich bedingten Krankheiten zunehmen. Ihr Leiden wird dann unerträglich. Sie behalten ihr Leiden und ihre Lage so für sich und ihre Taten werden so mysteriös, daß niemand weiß, was da vor sich geht, bis alles vorüber ist.

7 ANHANG

7.1 Die menschlichen Eigenschaften auf der Grundlage der Phrenologie (Schädelkunde)

Die verbindenden Eigenschaften

(*1) GESCHLECHTSLIEBE (amativeness). Sie ist für die sexuellen/reproduktiven Impulse und die vielen Funktionen des sexuellen Systems zuständig. Sie steht für Potenz, sexuelle Leidenschaft und das Begehren des anderen Geschlechts, männliche und weibliche Charakteristika, sexuelle Anziehungskraft und Liebes-Zauber, Lebhaftigkeit, sinnliche Reize und Erregung. Diese Eigenschaft lebt hauptsächlich in den Gefühlen und ist von spontaner Natur. Sie ist nicht immer von Vorteil, es sei denn, sie wird durch Willenskraft kontrolliert.

(*2) ELTERNLIEBE (philoprogenitiveness, parental love). Sie gibt und fördert die Fähigkeit, Eltern zu sein und all das zu pflegen, großzuziehen, zu streicheln und zu lieben, was schwach, krank, kümmerlich, klein, zart, hilflos oder gebrechlich ist. Diese Eigenschaft ist sehr kindbewußt und erschafft den Willen, Mutter oder Vater zu werden. Sie ruft eine Vorliebe für Haustiere, Babys, häusliches Leben, Stammbäume und Familienereignisse hervor.

(*A) GATTENLIEBE (conjugality). Sie ruft blinde und berauschende Zärtlichkeit und Liebe hervor. Sie sucht die Vereinigung durch Heirat und erzeugt ein Festklammern an einer speziellen Person. Sie kreiert Sentimentalität, Hingabe, Leichtgläubigkeit und Selbstaufopferung um der Liebe willen.

(*3) FREUNDSCHAFT (adhesiveness). Sie führt uns zur Geschwisterliebe, Brüderlichkeit, Verbrüderung, nachbarschaftlichen Beziehungen, Kameradschaft, Hilfsbereitschaft, Liebenswürdigkeit und Freundlichkeit. Diese Eigenschaft gibt uns eine tolerante Einstellung gegenüber allen Menschen; sie ist frei von Vorurteilen gegenüber jedweder Gruppe.

Die grundlegenden Eigenschaften

(*4) HEIMATLIEBE (inhabitiveness). Sie verleitet uns dazu, uns an einem Platz niederzulassen und dort Wurzeln zu schlagen, eine Art

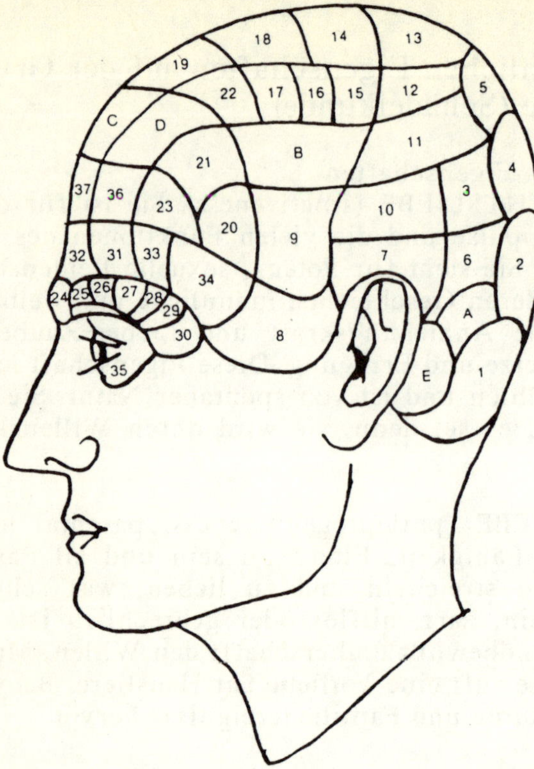

Abb. 73: Lage der phrenologischen (schädelkundlichen) "Organe"
Es gibt auf einem lebenden Schädel keine genauen Grenzen - die einzelnen "Organe" sind in die Form des Kopfes hineinmodelliert.
(*1) Geschlechtsliebe, (*2) Elternliebe, (*3) Freundschaft, (*4) Heimatliebe, (*5) Emsigkeit, (*6) Kampfsinn, (*7) Zerstörungssinn, (*8a) Eßlust, (*8b) Trinklust, (*9) Erwerbssinn, (*10) Verschwiegenheit, (*11) Vorsicht, (*12) Ehrgeiz, (*13) Selbstachtung, (*14) Festigkeit, (*15) Gewissenhaftigkeit, (*16) Hoffnung, (*17) Gläubigkeit, (*18) Demut, (*19) Gutmütigkeit, (*20) Bausinn, (*21) Idealitätssinn, (*22) Nachahmungssinn, (*23) Frohsinn, (*24) Beobachtungssinn, (*25) Formsinn, (*26) Maßsinn, (*27) Wägesinn, (*28) Farbensinn, (*29) Ordnungssinn, (*30) Zahlensinn, (*31) Ortssinn, (*32) Erinnerungssinn, (*33) Zeitsinn, (*34) Tonsinn, (*35) Sprachsinn, (*36) Kausalitätssinn, (*37) Vergleichssinn, (*A) Gattenliebe, (*B) Erhabenheitssinn, (*C) Charaktersinn, (*D) Anmut, (*E) Gesundheitssinn

Heim zu schaffen und eine tiefgreifende Anhänglichkeit zu ihm zu entwickeln. Sie erzeugt eine Sehnsucht nach einem Zuhause, den Nachbarn, dem Vaterland. Sie wünscht ein häusliches Leben, hausgemachte Artikel und Nahrung und häuslichen Komfort, und sei er auch noch so bescheiden.

(*E) GESUNDHEITSSINN (vitativeness). Er läßt uns auf unsere Gesundheit und unser Leben aufpassen. Er ist an allem interessiert, was die Gesundheit fördert, wie zum Beispiel hygienische und reinigende Maßnahmen, Stärkungsmittel, Kräuter, Hausmittel, Massagen usw. Er ist eine der Eigenschaften, die uns einen Sinn von früheren und zukünftigen Existenzen vermitteln.

(*8a) ESSLUST (alimentiveness). Sie ruft das Hungergefühl hervor. Sie hat viel mit ordentlich ablaufenden Verdauungsprozessen und richtiger Ernährung zu tun. Sie sagt uns, was wir essen und was wir nicht essen sollten. Sie führt uns dazu, uns und alle um uns herum einschließlich unserer Lieben, unserer Kinder, unserer Haustiere und Planzen zu nähren.

(*8b) TRINKLUST (bibativeness). Sie befähigt uns dazu, in unseren Körper Feuchtigkeit aufzunehmen, dort zu behalten und zu benutzen. Sie kontrolliert alle wäßrigen Funktionen im Körper wie Absonderung und Aufnahme, feste und flüssige Ausscheidung. Sie befähigt auch den Geruchssinn, Gerüche zu entdecken und zu beurteilen, ob sie duftend, aromatisch, muffig, ranzig, abgestanden, metallisch, verunreinigt etc. sind. Sie verleiht uns einen Wasch- und Bade-Instinkt. Sie läßt uns Wasser, Brühen, Säfte und alle anderen Arten von Flüssigkeiten lieben. Sie weckt unser Interesse am Studium der Flüssigkeiten, an Hydrotherapie, Heilwasser, Chemie, Pharmazie, Ozeanographie, Drainage, Braukunst etc.

(*9) ERWERBSSINN (acquisitiveness). Er unterstützt den Lebensunterhalt, die Versorgung, Geld, Edelmetalle, Besitz, Gewinn, einträgliche Geschäfte und die Anhäufung von Reichtümern. Er ist an sich selbst interessiert und auf Geld aus. Er liefert und verwaltet alle Mittel. Er kann Finanzen und Wert sehr gut einschätzen.

(*10) VERSCHWIEGENHEIT (secretiveness). Sie ist für Zurückhaltung, Beobachten, Zuhören und Schweigen, für Verbergen, Unterdrücken, Verhindern, Reservieren, Beschützen, Absichern und Beruhigen. Sie befähigt zu Beherrschung und Selbstkontrolle, Stillschweigen und Privatsphäre und dazu, außerhalb der Sichtweite von anderen zu planen und zu intrigieren und anderen Geheimnisse zu entlocken, um sie für die eigenen Strategien zu nutzen.

(*11) VORSICHT (cautiousness). Dies ist die "Sicherheits"-Eigenschaft. Sie glaubt so stark an Sicherheit, daß sie - wenn es eine starke Fähigkeit ist - zu Zögerlichkeit, Zweifeln und Unentschiedenheit führt. Sie läßt uns das Endresultat jeder Handlung sorgfältig überdenken. Sie möchte Unglück, Verletzung, Gefahr und unvorhergesehene Fallen vermeiden. Sie lebt in der Zukunft und macht uns ernst und ängstlich.

Die handelnden Eigenschaften

(*5) EMSIGKEIT (continuity). Sie treibt die Gefühle zu zusammenwirkenden, folgerichtigen Handlungen an, die wie eine Kette ineinandergreifen. Sie läßt alle unsere Geistes- und Gefühlszustände länger andauern. Sie verlängert unsere Wünsche, läßt die Liebe nicht vergehen, hält Freundschaft konstant und erzeugt eine geduldige Art. Sie kreiert Gleichförmigkeit, Folgerichtigkeit und Unveränderlichkeit. Wenn ein Wunsch, ein Gefühl, Liebe, Abscheu etc. erst einmal aufgetreten sind, dann dauern sie ohne Abschwächung an, wenn diese Eigenschaft stark vertreten ist.

(*6) KAMPFSINN (combativeness). Er erwartet Probleme und hält nach ihnen Ausschau. Er ist wie der räuberische Tiger oder der aufmerksame Wachhund. Er ist ein Messer, das man für Gutes und für Böses gleichermaßen verwenden kann. Er kreiert den Attentäter oder den Scharfrichter, den Polizisten, den Wächter oder den Soldaten. Er verleiht besondere körperliche Beweglichkeit und geschmeidige Stärke wie bei einem Tiger. Er erzeugt einen Sinn für Wachsamkeit und Bestrafung. Häufig ruft er bei denen, die ihn stark vertreten haben, auch ein primitives oder tierisches Wesen hervor.

(*7) ZERSTÖRUNGSSINN (destructiveness). Es ist die willentliche Quelle für Handlungen, Gewalt, Energie und Führungskraft und verleiht uns Kampfgeist - sei es mit der Faust, der Zunge, der Feder oder bei Rechtsstreitigkeiten. Was er will, das will er, und was er nicht will, das will er nicht. Er nimmt nur wenig Rücksicht auf kindische Beschwerden oder delikate Sensibilität. Er kennt nur den Sieg ohne Rücksicht auf die Konsequenzen. Er verleiht uns ein Gefühl der Unfehlbarkeit und Macht in allem, was wir tun. Solche Menschen haben fast immer einen starken Arm und einen harten Griff.

(*14) FESTIGKEIT (firmness). Sie ist unbeweglich, komme, was wolle. Sie steht fest, sicher, unbeugsam und beständig gegen Wogen der Leidenschaft, Vernunft, Tränen, Argumente und körperlichen Angriff. Für Menschen mit einer stark ausgeprägten Festigkeit sind Aufgaben niemals zu schwer, Lehren niemals zu streng und Philosophien niemals zu asketisch. Sie agiert passiv und ohne Aufsehen. Sie betritt in Ruhe die Höhle des Drachens und kommt genauso wieder heraus; ihre Entschlossenheit bleibt intakt.

Die erhebenden Eigenschaften
(*12) EHRGEIZ (approbativeness). Er will berühmt und bedeutend werden. Er ist selbstbewußt und kann sich Titel zulegen. Er verleiht einen Sinn dafür, was populär ist und versucht das zu tun, was andere tun oder sie zu übertreffen. Er brüstet sich seines Wissens, wenn er keines besitzt; er begeht ein Plagiat und schwört, selbst der Autor zu sein; es kommt ihm nur darauf an, berühmt zu sein. Er macht uns affektiert, gekünstelt und selbstüberheblich.

(*13) SELBSTACHTUNG (self-esteem). Sie dreht sich mehr oder weniger um sich selbst als Objekt. Sie qualifiziert uns für Selbstbeherrschung, Selbständigkeit und eine Führungsrolle. Sie gibt uns einen Sinn von Großmut und natürlichem Stolz. Sie ist großmütig und edel, unabhängig von Geld, Titeln, Wissen, Stellung oder Rang. Sie ist weder prahlerisch noch eingebildet, aber zufrieden und ruht in der Beherrschung des eigenen Selbst. Sie führt andere, ohne sie zu dominieren.

(*B) ERHABENHEITSSINN (sublimity). Sie bewundert Großartigkeit, Pracht und Glanz und jede Art von Zurschaustellung. Sie begeistert sich für eine üppige Natur, den weiten Himmel, das sternenbesäte Firmament und den Reichtum des Kosmos. Sie genießt auch Pomp, Luxus, die Herrlichkeit der Pyramiden, den Glanz des alten Rom, einen rasenden Sturm und die Macht der Ozeanwellen. Sie verleiht uns die Neigung, alles was wir tun, als großartig zu betrachten und Kleingeister zu verabscheuen. (In der alten Literatur: STOLZ.)

(*21) IDEALITÄTSSINN (ideality). Er hat einen Sinn für äußere Schönheit, die Gesellschaft, das Königtum, Luxus, Mode und Kultur. Er macht den Menschen eitel, pingelig, voller Flausen, aristokratisch, reizbar, empfindlich, kleinlich und launenhaft. Er läßt uns überlegen und übersensitiv fühlen. Wir verabscheuen Fehler, Armut, Dreckarbeiten, Mißgestaltungen und Kritik. Wir hätten gerne eine perfekte Welt mit Sauberkeit, Reinheit und Glückseligkeit und nichts darin zu tun.

Die transzendentalen Eigenschaften
(*15) GEWISSENHAFTIGKEIT (conscientiousness). Sie läßt uns die Wahrheit um ihrer selbst lieben. Diese Eigenschaft ist zuständig für alle Arten von Gesetzen. Sie beurteilt Sünden, Überschreitungen, Straftaten, Beweggründe und das Böse, und sie bringt Gerechtigkeit in Übereinstimmung mit dem Gesetz. Sie versucht immer innerhalb des Gesetzes und seines eigenen Moralkodex zu leben.

(*16) HOFFNUNG (hope). Sie ist die Quelle der Erwartung, daß alles glücklich anfangen und enden wird. Wo Vertrauen und Hoffnung herrschen, dort findet sich Freude. Freude ist gewissermaßen ein Maßstab für die Stärke der Eigenschaft Hoffnung. Wir harren aus, wir erwarten, wir sind enthusiastisch, lebendig und zufrieden. Im Rahmen dieser Eigenschaft fühlen wir Dankbarkeit für das, was wir empfangen, und wir sind genauso zufrieden, wenn wir nichts empfangen. Hoffnung verspricht eine glänzende Zukunft, angefüllt mit all den guten Dingen des Lebens.

(*17) GLÄUBIGKEIT (spirituality). Sie erzeugt das Gefühl für Anbetung. Sie spielt eine große Rolle bei Verehrung, Hingabe und Prinzipien. Sie hat einen Sinn dafür, was hochstehend, edel, weise, heilig und göttlich ist. Sie führt uns zu Religion, Ehrfurcht, moralischer Rechtschaffenheit, ehrlichen Absichten und guten Taten. Sie hat nie mit Atheismus zu tun.

(*18) DEMUT (veneration). Sie lebt in der Vergangenheit, der Tradition, den Sitten und Gebräuchen, der Rückschau, der Zurückgezogenheit, der Reglementierung, der Vetternwirtschaft, alter Lehren und allem anderen, was antik, archaisch und verborgen ist. Ebenso lehnt sie alles ab, was modern, neu, progressiv oder reformerisch ist. Diese Eigenschaft beschützt, bewacht und erhält die Vergangenheit.

(*19) GUTMÜTIGKEIT (benevolence). Sie ist die Eigenschaft, die dazu führt, anderen zu dienen. Sie dient anderen mit Blick auf deren Wohlergehen und ist bereit, dabei das eigene Leben oder die eigenen Interessen aufzuopfern. Sie versucht, jede Art von Verzweiflung, Leiden, Unannehmlichkeiten, Härten, Schmerzen oder Verdammnis zu lindern. Sie kann uns auch dazu verleiten, uns zu sehr an Unverdientes anzupassen und uns zu schnell auf eine Partnerschaft einzulassen, die sich gegen unsere ureigensten Interessen richtet.

Die wahrnehmenden Eigenschaften
(*24) BEOBACHTUNGSSINN (individuality). Sie entdeckt Gegenstände und befähigt den Verstand, über Dinge nachzudenken, sie zu studieren und sie sich vorzustellen. Sie macht uns Gegenstände bewußt, die sich innerhalb unseres Gesichtsfeldes befinden. Sie vermittelt ein Objektbewußtsein und eine Objektwahrnehmung.

(*25) FORMSINN (form). Er bemerkt Form und Umriß von Gegenständen. Er kann Gegenstände aufgrund ihrer Form identifizieren und später wiedererkennen. Er merkt sich die Konturen, Charakteristika, Verformungen, Zeichen, die Linienführung, Flecken und Abwandlungen etc. von Gegenständen. Er befähigt uns auch, Gegenstände, wie z. B. das Alphabet, Bilder, Gebäude, Hüte und alle vom Menschen geschaffenen Objekte, zu formen. Auch die Bewegung von Gegenständen wird von dieser Eigenschaft erfaßt.

(*26) MASS-SINN (size). Er befaßt sich mit dem Winkel, der Dehnbarkeit, der Projektion, dem Durchmesser, der Paßform, der Entfernung, der Leistungsfähigkeit, des Maßes, des Ausmaßes der Krümmung, der Ausdehnung, der Masse, der Qualität und der Größe aller Dinge. Er mißt, glättet, beurteilt und schätzt alles, was Raum einnimmt.

(*27) WÄGESINN (weight). Er vermittelt die Wahrnehmung der Gesetze der Schwerkraft und des Gleichgewichtes. Er ermöglicht natürlich-graziöse Bewegungen. Temperatur-Wahrnehmung und ein Sinn für Temperaturen kann auch mit dieser Eigenschaft zusammenhängen.

(*28) FARBENSINN (color). Er wird von der Farbskala angeregt. Er hat ein Auge für Farben und Farbwerte. Er kümmert sich um Farbvarianten, Feinheiten, Schattierungen, Färbemittel, die Lichtbrechung, Farbpigmente, Glanz, Schimmer, Farbtöne, Farben, Tinten etc.

(*29) ORDNUNGSSINN (order). Er ist verantwortlich für eine systematische Anordnung. Er vermittelt einen Sinn für ordnungsgemäße Kombinationen und Arrangements, eine Neigung zur Standardisierung und einen Sinn für Abfolge. Er führt uns zu einem gewohnheitsmäßigen Handeln, denn er bevorzugt Gleichförmigkeit und Effizienz.

(*30) ZAHLENSINN (calculation). Er ist unser Buchhalter und Mathematiker. Diese Eigenschaft lernt, erinnert und versteht Zahlen, Daten, Geburtstage, historische Daten, Fahrpläne, Konten und Ziffern, Häusernummern, Summen und Vielfältigkeit.

(*31) ORTSSINN (locality). Er hat einen Sinn für Lage. Er weiß, wo alles ist. Er erinnert sich an Örtlichkeiten, Lagebedingungen, Richtungen, Endstationen, Grenzen und weiß sich zu orientieren. Er befähigt uns, unseren Weg leicht zu finden und zu wissen, wo wir Gegenstände gelassen haben. Er gibt Sinn und Erinnerungsvermögen für Örtlichkeiten sowie geographisches Lagewissen.

Die ausdrückenden Eigenschaften
(*32) ERINNERUNGSSINN (eventuality). Er nimmt Handlungen, Vorhandensein und Seinszustände wahr und erinnert sich an sie. Wenn etwas auf jede nur mögliche Weise passiert, vorkommt, verstreicht, sich wiederholt, stattfindet, sich bewegt oder verändert, dann registriert diese Eigenschaft den Vorgang. Er bewertet den Vorgang überhaupt nicht - er ist ganz einfach Zeuge. Er bemerkt Ursache und Wirkung.

(*33) ZEITSINN (time). Hier finden wir unseren Chronologen und unsere innere Uhr. Diese Eigenschaft beurteilt das Verstreichen der Zeit, mißt und berechnet die Zeit, hält sich an die Zeit, schätzt die Zeit, erinnert sich an Zeit, Daten und Zeitpläne. Er gibt uns eine Erinnerung für Reihenfolgen, Abfolgen und zeitliche Perioden.

(*34) TONSINN (tune). Er hört, beurteilt, imitiert und reproduziert Geräusche und Töne. Er versteht Harmonie, Resonanz, Dissonanz,

Tonleitern, Melodien und Widerhall. Er ist sich bewußt, wie sich Stimmen, Gesänge, Vögel, Tiere, Maschinen, Regen und Wind, Uhren, Züge, Gezeiten und alle anderen Dinge, die Vibrationen erzeugen, anhören, seien sie nun belebt oder nicht.

(*35) SPRACHSINN (language). Er ist das Zentrum für Sprache und Namen. Er lernt und erinnert sich und schafft und benutzt Namen und Begriffe. Er prägt neue Worte, Namen, Begriffe und Titel. Er verleiht das Talent, Unterhaltungen führen zu können, befähigt zum Sprechen, zum Vortragen, zum Dialog und zu rhetorischer, verbaler Beredsamkeit. Wenn wir ihn nicht mit unserem Verstand zügeln, werden wir zu Klatschtanten.

Die sich beziehenden Eigenschaften
(*C) CHARAKTERSINN (human nature). Er ermöglicht es uns, Charaktereigenschaften und Motive zu erkennen und zu interpretieren, sich der Absichten bewußt zu sein, Veranlagungen zu verstehen, Gefahr zu erkennen, Eigenheiten interpretieren und Gefühle zu entdecken. Er ist intuitiver Natur und läßt uns auf Stimme, Aussehen, Körperhaltung, Ausdrucksweise, Eigenheiten, Hand-, Finger- und Nagelformen sowie auf Gewohnheiten und Handlungsweisen von Menschen achten (Menschenkenntnis).

(*D) ANMUT (agreeableness, suavity). Sie macht uns gegenüber allen Menschen gleichermaßen höflich, gefallsüchtig, angenehm in unseren Bewegungen, liebenswürdig in unserer Haltung und gefällig in den Manieren, selbst unter schwierigen Umständen. Sie bereichert das Leben mit Charme, Grazie, Freundlichkeit, Höflichkeit, Gewandtheit und kultivierten Manieren.

(*20) BAUSINN (constructiveness). Er beherrscht das Bauwesen. Er befähigt uns, Teile zu einem komplizierten, arbeitsfähigen Ganzen zusammenzufügen, zu kombinieren, zu verstreben, zu verknüpfen. Er ist bei Mechanikern, Konstrukteuren, Ingenieuren und Herstellern stark vertreten. Er konstruiert auch Ideen und befähigt Schriftsteller, ihr Rohmaterial zu einer Geschichte zu verweben. Er interessiert sich für die Struktur aller Dinge - sei es nun ein Atom, eine Brücke, eine Stadt oder das Universum.

(*22) NACHAHMUNGSSINN (imitation). Er ermöglicht es uns, zu

kopieren, zu fälschen, vorzutäuschen, nachzuäffen, zu imitieren, zu reproduzieren und sich für jemand anderen auszugeben. In der Schauspielkunst spielt er eine sehr große Rolle. Er befähigt uns, andere zu karikieren und Ereignisse, Erfahrungen, Eindrücke, Konzeptionen, Haltungen, Stimmen und Ausdrucksformen zu kopieren.

(*23) FROHSINN (mirthfulness, wit). Er gibt uns einen Sinn für das Sinnlose, Absurde. Er findet und genießt Humoröses, Komisches, Ätzendes, Ironisches oder Sarkastisches, es geht dabei jedoch meistens um geistreichen Humor, der aus dem Wunsch erwächst, zu gefallen und zu unterhalten.

(*36) KAUSALITÄTSSINN (causality). Er studiert die Motive für Handlungen, gibt Gründe für unsere Meinungen an, sucht nach rationalen Ursachen für alle Dinge. Er versucht das "Warum" aller Dinge zu bestimmen. Er forscht nach Quellen, dem Ursprung, den Elementen, Prinzipien, Beweisen, Argumenten, Gründen und Nachweisen.

(*37) VERGLEICHSSINN (comparision). Er gibt uns einen Sinn für Relativität, Symbolismus, Analogien, Unterschiede und Ähnlichkeiten. Er ist wichtig für alle Arten von Analysen und Klassifikationen. Er lehrt figürlich, denkt induktiv, erkennt Wahrheiten durch Vergleich, spricht in Metaphern und ordnet Dinge in Gruppen an.

7.2 Lebensmittel als Mineralstoffquellen

KALIUM
Beste Kaliumquellen: Kartoffelschalen und Kartoffelschalen-Kochwasser, die meisten bitteren Grünblattsalate und Kräuter (Kerbel, Chicoree, Kresse, Dill, Löwenzahn etc.), Bananen, schwarze Oliven, Meeresgemüse (Algen, z.B. Dulse, Kelp).

andere: Anis, ungeschälter Apfel, Apfelessig, Aprikose, getrocknete Birne, Blattsalat, Blaubeere, Bohne, Brokkoli, Cashewkern, Dattel, geschlagenes Eiweiß, Endiviensalat, Eßkastanie, Feige, Fisch, Grünkohl, Gurke, Karotte, schwarze Kirsche, getrocknete Limabohne, Linse, Mandel, sonnengetrocknete Olive, Pastinake, Pecannuß, Pfefferminze, Pfirsich, Pflaume, Reiskleie, Petersilie, Rosenkohl, Rosine, Rote Beete, Rote Beete Blätter, weiße Rübe, Salbei, Sesamsamen, Sojabohne, Sojamilch, Sonnenblumenkerne, Spinat, Tomate, Walnuß, Wasserkresse, Weißkohl, Weizenkeim und -kleie, Ziegenrohmilch.

NATRIUM
Beste Natriumquellen: Sellerie, Gurke, Meeresgemüse (Algen), schwarze Missionsfeige, Ziegenrohmilch.

andere: Aprikose, Apfel, Dattel, rohes Eigelb, Erbse, Erdbeere, Feige, Fisch, Gerste, Grünkohl, Irisches Moos, Kalbsbrühe, Karotte, Käse, Kichererbse, Kokosnuß, Linse, Löwenzahn, Mandel, Meerrettich, Okra, Olive, Paprika, Petersilie, Plaume, Rohmilch, Rosine, Rote Beete, Rotkohl, weiße Rübe, Senfkraut, Sesamsamen, Sonnenblumenkerne, Spargel, Spinat, Steckrübe.

MAGNESIUM
Beste Magnesiumquellen: gelbe Lebensmittel wie Maismehl, Mais, Grapefruit und andere Zitrusfrüchte und Eigelb; die meisten Nüsse, besonders die Walnuß und Vollkornprodukte.

andere: Avocado, Apfel, Aprikose, Banane, Beinwell-Blätter, Birne, Bohne, Cashewkerne, Dattel, Dulse, Endiviensalat, Erdnuß, Feige, Gelatine, Gerste, Haferflocken, junge Hähnchen, Hickorynuß, Hirse, Honig, Kalbsbrühe, Kohl, Kokosnuß, Lammschulter, Linse, Mandel, Minze, Okra, Orange, grüne Paprikaschote, Paranuß, Pekannuß, Petersilie, Pistazie, Pfirsich, Pflaume, brauner Reis, Roggen, Rote Beete Blätter, Rübenblätter, Sauerampfer, Sojabohne, Sojamilch, Sonnenblumenkerne, Spinat, Tofu, Trauben, Wasserkresse, Weißfisch, Weizen, Ziegenrohmilchkäse und -Molke, Ziegenrohmilch, Zwiebelstengel.

PHOSPHOR
Beste Phosphorquellen: Mandel, Reis und Weizenkleie, Kürbis und Squash, alle Arten von Fisch und Fischrogen, rohes Eigelb, Sonnenblumenkern, Sojabohne und Lezithingranulat.

andere: Bohne, Cashewkerne, Dulse, rohes Eigelb, Fleisch, Gerste, Haferflocken, Hirse, Mandel, Kalbsbrühe, Kardamom, Karotte, Käse, Kelp, Knochenbrühe, Kohl, Kürbiskern, Kuhrohmilch, Linsen, Mais, Naturreis, Olive, Pekannuß, Reiskleie, Roggen, Sesamsamen, Walnuß, Weizenvollkorn, Ziegenbutter, Ziegenrohmilch.

KALZIUM
Beste Kalziumquellen: Weizenkleie, Sesamsamen, rohe Ziegen- und Kuhmilch, Kohl, Zitronen und Limonen, Grünkohl, Knochenmehlpräparate.

andere: Avocado, Birne, Blumenkohl, Bohne, Brokkoli, Buchweizen, Dulse, rohes Eigelb, getrocknete Erbse, Feigen, Fisch, Gelatine, Gerste, Grünzeug, Gurke, Haferflocken, Hirse, Irisches Moos, Johannisbeere, Kalbsbrühe, Karotte, Kelp, Kleie, Kohl, Kohlrabi, Kokosnuß, Limone, Linse, Löwenzahn, Maismehl, Mandel, Melasse, Paranuß, Petersilie, Pfirsich, Pflaume, Reis, Roggen, Rohmilchkäse, Rosenkohl, Rote Beete Blätter, Sesamsamen, Sojamilch, Spargel, Stachelbeere, Walnuß, Wasserkresse, Weizenvollkorn, Zitrone, Zwiebel.

JOD
Beste Jodquellen: Meeresgemüse (Algen) wie Kelp & Dulse, Fisch, Rogen.

andere: Ananas, Artischoke, Aubergine, Auster, Bohne, Blaubeere, Blattsalat, Erdnuß, Gurke, Haferflocken, Hummer u.ä., Kardamom, Karotte, irische Süßkartoffel, Kerbel, Kokosnuß, Loganbeere, Okra, grüne Paprikaschote, Rosenkohl, weiße Rübe, Rübenblätter, Schnittlauch, Schwarzwurzel, Senfkraut, Spargel, Spinat, Steckrübe, Tofu,

Tomate, grüne Traube, Wasserkresse, Wassermelone, Ziegenrohmilchmolke, Zwiebel, Zucchini, Squash.

EISEN
Beste Eisenquellen: Roher Rote Beetesaft, die grünen Oberteile von Gemüse, ungeschwefelte Trockenfrüchte, schwarze Kirsche, Brombeere, mageres Fleisch, flüssiges Chlorophyll (Präparat).

andere: Aprikose, Banane, rote Bohne, Cashewkerne, Dattel, Dulse, rohes Eigelb, Erdbeere, Fenchel, Feige, Grünkohl, Hirse, Irisches Moos, Johannisbeere, Kelp, Küchenkräuter, Linse, Limabohne, Löwenzahnblätter und -Wurzeln, Mandel, Melasse, Mungbohne, rote Paprikaschote, Petersilie, Pintobohne, Reiskleie, Rettich, Roggen, Rosine, Rote Beete Blätter, Sauerampfer, Schwarzwurzel, Senfkraut, Sesamsamen, Sojabohne, Sonnenblumenkerne, Spinat, Sprossen, schwarze Walnuß, Wasserkresse, Weizenkeime, Weizenkleie, Ziegenrohmilch.

CHLOR
Beste Chlorquellen: Fisch, Ziegenrohmilch und Ziegenrohmilchprodukte.

andere: Ananas, Aubergine, Avocado, Banane, Birne, Blumenkohl, Bohne, Brombeere, Dattel, Endiviensalat, Erdbeere, Feige, mageres Fleisch, Geflügel, Grünkohl, Guave, Gurke, Haferflocke, Himbeere, Karotte, Kartoffel mit Schale, Kelp, roher Kohl, Kohlrabi, Kokosnuß, Kopfsalat, Kuhrohmilch, Lauch, Linse, Löwenzahn, Mango, roher Meerrettich, Pastinake, Pfirsich, Rettich, Roquefort Käse, Rosenkohl, Rote Beete, weiße Rübe, Sauerampfer, Sauerkraut, Schafsrohmilch, Schnittlauch, Schinken, Schwarzwurzel, Sellerie, Sonnenblumenkerne, Spargel, Spinat, Steckrübe, Süßkartoffel, Tomate, Topinambur, Wasserkresse, Wassermelone, Zwiebeln.

SCHWEFEL
Beste Schwefelquellen: die Kohlfamilie (incl. Grünkohl), Feige, Wasserkresse, Kokosnuß, Spinat und Mandel.

andere: Apfel, Artischoke, Avocado, Birne, Chicoree, Dill, Eßkastanie, Feige, Gurke, Haferflocke, Johannisbeere, Karotte, Kartoffel, Kerbel, Kirsche, Kokosnuß, Kopfsalat, Lauch, Limabohne, Mais, Majoran, Mandel, Meerrettich, Okra, Paranuß, Pastinake, Pfirsich, Rettich, Rüben und Rübenblätter, Sauerampfer, Schnittlauch, Schwarzwurzel, Sellerie, Senfkraut, Shrimps, Sojabohne, Spargel, Spinat, Stachelbeere, Steckrübe, Tomate, Traube, Tymian, Zwiebel.

FLUOR
Beste Fluorquellen: Knoblauch, Ziegenrohmilch, Meeresgemüse, Fisch und Fischöl, Meerwasser.

andere: Avocado, Blumenkohl, Dattel, rohes Eigelb, Endiviensalat, Kohl, Kümmel, Lakriz, Lebertran, brauner Reis, Roggenmehl und Roggenkleie, Rosenkohl, Sauerkraut, Schnittlauch, Schwarzaugenbohne, Spinat, Tomaten, Wacholderbeere, Wasserkresse, Ziegenrohmilchkäse, Zitronengras.

MANGAN
Beste Manganquellen: die meisten Nüsse, besonders die schwarze Walnuß.

andere: Ananas, Apfel, Aprikose, Blaubeere, grüne Bohne, Brombeere, Brotfrucht, rohes Eigelb, Eßkastanie, Grünblattsalat, Haferflocke, Kapuzinerkresse, Kardamom, Kleie, Kopfsalat, Majoran, Mandel, Minze, getrocknete Olive, Petersilie, Pfefferminz, Roggenmehl, Schwarzaugenbohne, Sellerie, Teebeere, Vollkornprodukte, Wasserkresse, Weizenkeime.

SILIZIUM
Beste Siliziumquellen: Haferflocken, Gerste, Reis und Alfalfa.

andere: Apfel, Aprikose, Banane, Blumenkohl, Bohne, Dattel, Erbse, Erdbeere, schwarze Feige, Getreide, Grünzeug, Gurke, Hirse, Karotte, Kelp, Kirsche, Kohl, Kohlrabi, Kopfsalat, Kürbis, Löwenzahn, Mais, Majoran, Meerrettich, Nektarine, Olive, Pastinake, Pflaume, brauner Reis, Reiskleiesyrup, Roggen, Rosine, Rote Beete Blätter, weiße Rübe, Sellerie, Sonnenblumenkerne, Spargel, Spinat, Sprossen, Süßkartoffel, Tomate, Wassermelone, Weizenkeime und Weizenkleie, Weizenvollkorn, Zwiebel.

KOHLENSTOFF
Beste Kohlenstoffquellen: Der Körper wird durch viele Quellen leicht

mit Kohlenstoff versorgt, Vollkornbrot und -backwaren und alle Vollgetreide sind gute Quellen. Aber auch in Obst und Gemüse finden wir mehr als genug Kohlenstoff. Unsere Zivilisationskost überversorgt uns mit leeren Kohlenhydraten, weil wir zu viel Weißmehlprodukte und raffinierten Zucker verwenden.

Sehr empfehlenswerte Kohlenstoffquellen: Apfel, Aprikose, Avocado, Birne, Bohne, Buchweizen, Dattel, Erdnuß, Erbse, Eßkastanie, Feige, Honig, Himbeere, Kartoffel, Linse, Mandel, Melasse, Pfeilwurz, Pflaume, Rosine, Walnuß, Weintraube.

WASSERSTOFF
Beste Wasserstoffquellen: alle wäßrigen Früchte und Gemüse, Suppen, Brühen, Milch und Säfte, z. B.: Ananas, Aprikose, Aubergine, Beeren, Birne, Brokkoli, Erdbeere, Fisch, Gemüsesaft, Guave, Kalbfleisch, Karotte, Kirsche, Kohl, Kohlrabi, Kürbis, Lamm, Mango, Meerrettich, Melone, Milch, Molke, Nektarine, Obstsaft, Okra, Papaya, Petersilie, Pfirsich, Pflaume, Rettich, Rosenkohl, Rote Beete, Rübe, Sauerampfer, Sauerkraut, Sellerie, Spargel, Spinat, Sprosse, Squash, Steckrübe, Tomate, Wasserkresse, Wassermelone.

SAUERSTOFF
Beste Sauerstoffquellen: Organisch gebundener Sauerstoff findet sich in allen Lebensmitteln, während freier Sauerstoff durch die Atmung aufgenommen wird. Sauerstoff ist der Magnet, der Eisen ins Blut zieht. Leichte Gymnastik in frischer Gebirgs- oder Seeluft in Verbindung mit eisenhaltiger Nahrung lädt das Blut auf und ernährt es.

Nahrungsquellen: Blaubeere, Feige, rotes, saftiges Fleisch, Fruchtsaft, Gemüsesaft, Knochenbrühe, Karotte, Lauch, Meeresgemüse, Meerrettich, Nüsse, Olive, grüne Paprikaschote, Pastinake, Rettich, Rhabarber, Rosine, Rote Beete, Samen, Sauerampfer, Senfblätter, Spinat, Tomaten, Weintrauben, Ziegenrohmilch, Zwiebeln.

STICKSTOFF
Beste Stickstoffquellen: alle Lebensmittel mit hohem Proteingehalt, vor allem Fleisch, Fisch und Nüsse.

andere: Bohne, Eiweiß, Erbse, Erdnüsse, Gelatine, Käse, Linsen, Mandel, Rohmilch, Samen.

PROTEIN
1. Wahl: Hähnchen, Truthahn, Fasan, Wachtel, anderes Geflügel, Lamm, Fisch, Tofu.
2. Wahl: Weich gekochte, poschierte oder rohe Eier, rohe Kuh- und Ziegenmilch, Rohmilchkäse, Samen (Sesam, Sonnenblumen, Alfalfa etc.), Nüsse.

(Bei den tierischen Produkten sollt darauf geachtet werden, daß diese aus ökologischer Tierhaltung stammen. Menschen mit einer Konstitution, die zur vegetarischen Lebensweise geeignet ist, was auf die meisten mit Ausnahme der C-K-Konstitution - mehr oder weniger - zutrifft, können ihren gesamten Proteinbedarf aus pflanzlichen Quellen decken (vgl. WEISE, 1990, S. 149ff.), denn auch in Getreide und sogar Obst und Gemüse ist Protein enthalten, A.d.Ü.).

LEBENSMITTEL, DIE AUSSCHEIDUNG BEGÜNSTIGEN
Dies sind folgende chlor-, magnesium-, kalium- und natriumhaltigen Lebensmittel, die helfen, Schlacken und Gifte auszuscheiden und das Gewicht zu reduzieren:

Aubergine, Avocado, Birne, Blaubeere, Chinakohl, Dilltee (gegen Blähungen), frische und sonnengetrocknete Feigen, Erdbeere, alle tropischen Früchte, Granatapfel, Gurke, Himbeere, grüne Limabohne, Limone, Lobelientee, Mango, Maulbeere, warme Misosuppe, Nektarine, Olive, Orange, Papaya, Persimone, Pfefferminztee (gegen Blähungen), Pflaumenkompott oder -Saft, Romanasalat, gedünsteter Spinat, Zitronensaft.

HIRN- UND NERVENNAHRUNG
Mandel, Fett der Kokosnuß, Fett von rohem Eigelb, zarter, gekochter Fisch, Olivenöl, reife Oliven.

LEBENSMITTEL ZUR BLUTBILDUNG
Alfalfablüten, Ananas, Aubergine, Avocado, grüne Bohne, Brombeere, Erdbeere, frische Feigen, Fisch mit rotem oder gelbem Fleisch, Fischrogen, Granatapfel, schwarze Johannisbeere, zarte Karotte, Kirsche, Kleeblüten, Küchenkräuter, Löwenzahn, Mango, Maulbeere, reife Olive, Papaya, Persimone, Pfirsich, rohe oder gedünstete Pflaume, Preißelbeere, zarte Rote Beete, Tomate.

HERZNAHRUNG
Herzsalze sind Kalziumphosphat, Kaliumchlorid, Natriumchlorid und Eisenverbindungen als Oxidantien.

Beste Herzsalzquellen: getrockneter oder gedünsteter Apfel, Austernbrühe, Blaubeere, Chinakohl, Erdbeere, Eisbergsalat, geschlagenes Eiweiß, Grünkohl, Kalbssülze, zarte Karotte, Kopfsalat, Muskelmagen, reife, getrocknete Olive, Romanasalat, Pflaumenkompott, Rübenblätter, Sellerie, Ziegenrohmilchkäse.

ABFÜHRENDE LEBENSMITTEL
Ananas, Aubergine, Avocado, Apfelkompott, reife Aprikose, Auster, eingeweichte Backpflaume, Blaubeere, grüne Blattsalate, Birne, junge Brennessel, Cassia (Manna), Chinakohl, Erdbeere, Feige, Feigensaft, junger und zarter Fisch, junges Geflügel, Kirsche, Kopfsalat, Küchenkräuter, junge, grüne Limabohne, Löwenzahn, Mango, Molke, reife Olive, Orange, Papaya, Persimone, Pflaume, Pflaumensaft, Pflaumensauce, Rhabarber, Roggenvollkornbrot, Rote Beete Blätter, Schalotte, Seezunge, Sellerie, Sennesblättertee, Spargelspitzen, Spinat, Sprossen, Tomate, Traubensauce, Vollkornprodukte.

BASEN- UND SÄUREBILDENDE NAHRUNGSMITTEL
So gut wie alle rohen Gemüse und Obstsorten und deren Säfte sind basenbildend. Fleisch, Fisch, Hülsenfrüchte, Nüsse und Samen sind säurebildend. Getreide ist schwach säurebildend mit der Ausnahme von Hirse und Buchweizen. Sprossen sind basenbildend. Die Nahrung soll so beschaffen sein, daß die basenbildenden Nahrungsmittel bei weitem überwiegen (vgl. WEISE, 1990, S.105ff).

Basenbildner:
Aprikose, Feige, Spinat, Rübenblätter, Rote Beete Blätter, Stangensellerie, Rosine, Wassermelone, Kartoffel, Kraut, Grapefruit, Pfirsich, Apfel, Traube, Banane, Karotte, Dattel, Gurke, Blattsalat, Kopfsalat, Wasserkresse, Beeren, Ananas, Zitrone, Limone, Rohmilch, Yoghurt, Eßkastanie, Hirse, Buchweizen, frische Kokosnuß.

Säurebildner:
Fleisch, Fisch, Geflügel, Meerestiere, Eier, Milchprodukte (Käse), erhitzte Milch, Nüsse, Linsen, Bohnen, Erbsen, Erdnüsse, Getreide, Backwaren, Süßigkeiten, Eiscreme, Nudeln, Konserven, Senf, Soft-

drinks, Medikamente, Drogen, Kokosraspeln, unreifes Obst, Ketchup (vgl. auch AIHARA, 1988).

Säure entsteht im Körper auch durch:
1. Fehlkombinationen aus Fleisch, Fisch, Ei oder Käse mit Zucker oder Stärke
2. Fehlkombinationen aus Stärke mit Zucker
3. Fehlkombinationen aus Saurem mit Stärke, z. B. saure Früchte mit Müsli
4. Raffinierten Zucker und alle seine Produkte
5. Rauchen, besonders vor den Mahlzeiten
6. Die meisten Konservierungsmittel
7. Verstopfung
8. Schlafmangel
9. Mangelhafte Atmung und zu wenig frische Luft
10. Überarbeitung, Streß, Angst und Sorgen

Säure im Körper wird reduziert durch:
1. Frisch gepreßten Saft von Orangen und Grapefruit mit etwas Zitrone oder Limone
2. Frisch gepreßten Ananassaft und andere frisch gepreßte Obstsäfte
3. Melonen und Kürbis aus dem Anbau der betreffenden Region
4. Frisch gepreßte Gemüsesäfte (Karotte, Sellerie, Rote Beete etc.)
5. Gemüsebrühe
6. Alfalfatabletten
7. Gymnastik und andere kräftige körperliche Aktivitäten
8. Ruhe und Entspannung
9. Positive Geisteshaltung
10. Liebe und Dankbarkeit

7.3 Vergleich von drei Porträts von A. LINCOLN (?)

Im Spätsommer 1990 wandte sich Herr Kaplin an mich, weil er gehört hatte, daß ich mit Charakteranalyse über Gesichtsmerkmale arbeite. Er besaß ein Daguerreotypie-Porträt eines jungen Mannes um die 35 mit der typischen Kleidung des mittleren 19. Jahrhunderts. Herr Kaplin war auf der Suche nach einem Beweis, daß seine Daguerreotypie ein unveröffentlichtes Porträt des jungen Abraham Lincoln sei. Um dies zu erreichen, suchte er die Mitarbeit eines sehr geschätzten französischen Schönheits-Chirurgen, Dr. Claude Frechette, und anderer Fachleute und Experten. Während ich dies hier schreibe, sind die Ergebnisse ihrer unabhängigen Untersuchungen noch nicht veröffentlicht.

Am Ende dieses Abschnittes werde ich in Tabellenform Punkt für Punkt Beobachtungen vorstellen, die sich streng mit der vergleichenden physischen Struktur des reifen Lincoln, Herrn Kaplins Daguerreotypie und einem historischen, anerkannten Porträt von Lincoln befaßt. Dieses Porträt bezeichnen wir im folgenden als das Springfield-Porträt. Es wurde zu einer Zeit aufgenommen, als Lincoln etwa genauso alt war, wie der Herr auf dem Kaplin-Porträt. Meine Überlegungen gehen dahin, daß nur eine der folgenden Schlußfolgerungen von einem solchen Vergleich gezogen werden können:
1) Entweder gibt das Kaplin- oder das Springfield-Porträt den reifen Lincoln wieder, wobei einer der beiden als Möglichkeit ausscheidet, oder 2) keiner von beiden entspricht dem reifen Lincoln.

Ich habe diese Tabelle in das vorliegende Buch aufgenommen, weil sie sich strikt nur mit physischen Charakteristika wie Knochenstruktur, den verschiedenen Merkmalen des Gesichtes, der Hautqualität etc. befaßt. Es handelt sich dabei um Dinge, die jedermann sehen und objektiv messen kann. Aufgrund meiner Ausbildung in Menschen-Analyse (einschließlich verschiedener Methoden der menschlichen Typologisierung) habe ich viele Faktoren über den Charakter und das Potential aufgenommen, die ein ungeübtes Auge nicht so ohne weiteres sieht und die manchmal subjektiv erscheinen. Aufgrund meiner Erfahrungen in menschlicher Typologisierung kann ich Dinge klar auseinanderhalten, die anderen als subtile Unterschiede erscheinen würden, die für mich jedoch Anzeichen für eine korrekte Klassifizierung darstellen und die mir wertvolle Informationen geben, wie z. B. Größen- und Gewichtsklassen, passend zur Konstitution des Individuums.

Um zu verstehen, warum der Mann auf dem Kaplin-Porträt Lincoln ähnelt, warum er ihm aber nicht nur in den physischen Merkmalen, sondern auch in seinen angeborenen Fähigkeiten und seinem Potential in keiner Weise entspricht, müssen wir begreifen, was ein konstitutioneller "Typ" ist und wie man ihn feststellt. In der folgenden Tabelle werden nur die physischen Merkmale beschrieben. Wir müssen uns jedoch daran erinnern, daß jeder Unterschied in der physischen Struktur einen Unterschied in den Fähigkeiten, der Persönlichkeit und der Befähigung für Erfolge beinhaltet.

Wir sind alle schon auf Menschen gestoßen, die uns an jemanden erinnern, den wir kennen. Diese Ähnlichkeiten schließen gewöhnlich Merkmale wie Körperstruktur, Gesichtsausdruck, Äußerungen, Textur oder Farbe des Haares etc. ein. Andere auffallende Ähnlichkeiten beinhalten die Manieren, die Gesten, die Gangart, die Stimme oder die Ausdrucksweise. Die meisten von uns fühlen sogar die natürliche Anziehung oder Abstoßung, die wir für das Original empfinden. Diese beobachteten Ähnlichkeiten werden vom Menschen-Analytiker noch weiter geführt, damit alle existierenden Gemeinsamkeiten ans Licht kommen. Diese könnten z. B. ähnliche Interessen, Berufe, Begierden, Fähigkeiten, Gesundheitsschwächen, Fehler, Tugenden etc. beinhalten. Eine solche zusammenschauende Liste schafft die Umgrenzung oder den Rahmen, unter dem der "Typ" firmiert. Individuen dieses Typs können sich in einigen Aspekten stark unterscheiden, weisen jedoch eine ausreichende Anzahl von physischen und mentalen gemeinsamen Zügen auf, so daß sie zweifelsfrei in diesen und keinen anderen Rahmen passen.

Lincoln war ganz klar ein mobiler Typ (Bewegungsnaturell). Dies ist eine Konstitution, die groß ist, die kräftige, lange Knochen mit schweren Gelenken und einer außergewöhnlichen Fähigkeit für schwierige Aufgaben aller Art in der Welt von Verstand und Materie mit sich bringt. Wir wissen, daß Lincoln 1,93 m groß war und daß kein anderes Temperament so große physische Körper ausbildet.

Der reife Lincoln hat eine hohe und breite Stirn. Sie ist wie ein Keil geformt, oben am breitesten. Meiner Ansicht nach genügt bereits dieses Merkmal, um das Kaplin-Porträt als Abbild des jungen Lincoln zu disqualifizieren. Der Herr auf dem Kaplin-Porträt hat eine hohe, aber bemerkenswert schmale Stirn. Ohne massive Knochenveränderungen könnte sich der Herr auf dem Kaplin-Porträt nicht mit Lincoln messen. Unsere Gesichtszüge und unsere Muskulatur sind sehr plastisch und entwickeln sich im Laufe der Jahre; nur in sehr seltenen Fällen jedoch treten so dramatische Änderungen des Knochenbaus, noch dazu am Kopf, auf. Altern weitet nicht eine enge Stirn! Wenn überhaupt, dann macht es sie deutlicher. Der reife Lincoln ist weit von Ohr zu Ohr und das Springfield-Porträt paßt dazu. Das Kaplin-Porträt ist in dieser Hinsicht eng. Diese und andere Unterschiede werden unten aufgeführt.

Das Kaplin-Porträt
Dies ist das Porträt eines sensitiven, aber launischen Mannes, das eine Menge unterdrückter Traurigkeit offenbart. Er dürfte nach meiner Schätzung zwischen 30 und 35 Jahre alt sein. Die Körperchemie dieses Menschen wird vor allem bestimmt durch Kalzium und Phosphor. Kalzium macht das Gesicht schlank und zeigt eine knochige Struktur, vor allem in der Stirn, an den Backenknochen, am Kinn, am Kinnladen und an der Nase. Dieser Kalziumaspekt des Kaplin-Porträts ist für die Ähnlichkeit mit Lincoln verantwortlich. Lincoln ist ein Kalziumtyp, während der Herr auf dem Kaplin-Porträt eine Kalzium-Phosphor-Kombination ist. Phosphor ist verantwortlich für die feinere Haut und die kleinere Statur. Phosphor verhindert, daß die Knochen so breit und schwer werden, wie dies bei einer reinen Kalzium-Konstitution der Fall wäre. Phosphor bringt etwas Sensitivität rund um die Augen, die Lippen und die Nasenlöcher.

Ich würde den Herrn in die Phosphor-Kalzium-Konstitution (#6) einordnen und seine Körpergröße auf nicht mehr als 1,70 bis 1,75 m einschätzen. Er hat ein schlankes, knochiges Gesicht mit einem düsteren Ausdruck. Der Ernst dieses Individuums zeigt sich auch durch die tief sitzenden Augenbrauen. P-Ca-Menschen gehören zu den intensivsten Menschen, die wir kennen. Die großen, flachen, tief angesetzen Ohren deuten auf eine robuste Konstitution, ein einigermaßen unabhängiges Naturell und die Fähigkeit zu einer sitzenden Beschäftigung, die nachhaltigen Einsatz erfordert. Die Mundklammer (der sich oberhalb der Oberlippe halbkreisförmig schwingende Muskel) ist eingesunken, das Zentrum direkt unter der Nase (die senkrechte

Furche von der Nase zur Oberlippe), das wir "Laudation" (vgl. WAGNER, 1986, S. 193) nennen, springt jedoch konkav nach vorne. Dies deutet auf den Wunsch nach persönlichem Erfolg und einer Empfindlichkeit gegenüber Kritik. An dieser Stelle bestimmt der Charakter-Analytiker soziales Verhalten und mitmenschliche Regungen. Diese sind bei dem Herrn auf dem Kaplin-Porträt nicht ausgebildet. Es handelt sich vielmehr um ein praktisches, sich selbst dienendes Gesicht. Die Oberlippe "schmollt" über der Unterlippe (Ansatz zum Schmollmund).

Ein sehr auffallendes und offensichtliches Merkmal ist das gespaltene Kinn, das ordentlich aus dem Zentrum gerückt ist. Dies ist auf dem Springfield-Porträt und beim reifen Lincoln nicht zu sehen. Das Ohr ist groß mit nicht angewachsenem Ohrläppchen. Die Helix windet sich fest nach innen mit einer bemerkenswert weiten Zone nach etwa einem Drittel des Weges, den sichtbaren Abschnitt des Ohres hinunter. Die Anti-Helix ist groß und zieht sich weit nach unten. Dadurch kommen Tragus und Concha recht tief in der Nähe des Ohrläppchens zu liegen. Das gesamte Ohr liegt viel mehr am Kopf an als auf dem Springfield-Porträt oder beim reifen Lincoln.

Sehr bemerkenswert ist auch, daß die "Würde-Linien", die auf dem Bild des reifen Lincoln ebenso gut zu sehen sind wie auf dem Springfield-Porträt, auf dem Kaplin-Porträt fehlen. Diese Linien (die sog. Nasolabialfalte) verlaufen von den Nasenecken schräg nach unten und enden oberhalb und außerhalb der Oberlippe. Diese Linien und die dazugehörigen Erhebungen können sich mit zunehmendem Alter entwickeln; sie sind auf dem Springfield-Porträt aber schon verhanden.

Es gibt Hinweise auf Leberflecke, Pigmentstörungen oder ähnliche Hautmakel. Einer liegt unter der inneren Ecke des linken Auges und der andere direkt unter und außerhalb des Nasenflügels. Es gibt noch einen weiteren Hautmakel oder eine wunde Stelle direkt unter dem Mundwinkel auf der linken Seite des Porträts. Die beiden Gesichtshälften des Kaplin-Porträts sind dramatisch verschieden. Die linke Gesichtshälfte (rechts im Bild) ist traurig, schmollend und sensitiv, während die rechte Gesichtshälfte (links im Bild) fast kalt, indifferent oder vielleicht entschlossen und bestimmt wirkt. Der Gesamteffekt ist derjenige von ernster Schwere und überwältigender Traurigkeit. Beide Augen, besonders das rechte, zeigen die Lederhaut des Auges unter der Pupille. Diesen Zustand kennen wir von Fällen chemischen Ungleichgewichtes oder schweren Stresses. Die sichtbare Lederhaut kommt auf den Porträts Lincolns aus der Zeit des Bürgerkrieges, nicht aber auf jüngeren Porträts vor.

Der reife Lincoln

Der reife Lincoln besitzt eine hohe und breite Stirn. Sie ist wie ein Keil, oben am breitesten geformt. Das ganze Gesicht ist breit von Ohr zu Ohr. (Man mißt dies von oberhalb der Ohrwurzel des einen Ohres quer über das Gesicht zum selben Punkt am anderen Ohr.) Das Haar ist dunkel und zeigt eine Tendenz zu Wellen. Wie auch auf dem Springfield-Porträt wird das Haar hinter dem Ohr getragen. Dadurch wird das gesamte Ohr sichtbar. Die Augenbrauen sind dunkel und sitzen tief auf sehr deutlich vorgewölbten Augenwülsten, wodurch die Augen tiefsitzend erscheinen. Das obere Augenlid ist sichtbar, hängt aber nicht so weit herunter wie auf dem Kaplin-Porträt. Die Wangenknochen sind sehr breit und vorstehend. Sie stehen an den Außenecken der Augen beginnend nach vorne und nach unten vor und bilden darunter eine Vertiefung aus, die von einer Falte markiert wird, die zum Kinn läuft.

Die Nase hat auf ganzer Länge einen breiten Rücken, während der Kamm von einer zentralen Falte markiert wird, auf deren beiden Seiten je ein mandelförmiger Hügel liegt. Die Nasenflügel sind hoch und rund. Über den Flügeln findet sich eine Vollform, die Teil der oben genannten Nasolabialfalte, der "Würde- Linien", ist. Auf dem Unterteil der rechten Nasolabialfalte über der Mundecke findet sich ein deutlicher Hügel oder ein Hautknötchen. Die senkrechte Furche von der Nase zur Oberlippe, die "Laudation", ist deutlich konvex entwickelt (während sie auf dem Kaplin-Porträt konkav ist) und unten nach außen gewölbt. Die gesamte Mundpartie über den Lippen ist voll, breit und konvex. Die Oberlippe ist dünn, lang und verjüngt sich gleichmäßig zu den Mundwinkeln. Die Linie, an der sich die beiden Lippen treffen, ist ziemlich gerade. Die Unterlippe ist gleichmäßig breit und nimmt zu den Winkeln hin nur wenig ab. Die Mundwinkel treffen sich mit kleinen, kurvigen Falten. Das Kinn dieses Porträts trägt einen Bart, dürfte aber breit und in etwa eckig geformt sein und auf jeden Fall vor die Ebene des Gesichtes vorstehen. Alles in allem zeigen die Porträts des reifen Lincoln menschenfreundliche Züge, eine grimmige Bestimmtheit und eine entschiedene Macht mit enormem Streß, der durch die mühevolle Verantwortung verursacht wurde, die er übernehmen mußte.

Vergleichende Tabelle der drei Porträts:

	KAPLIN	REIFER LINCOLN	SPRINGFIELD
HAAR	dick, glatt	dick, leicht gewellt	dick, glatt
HAARANSATZ	gerade	spitz	spitz
STIRN	hoch, eng	hoch, breit	hoch, breit
GESICHT	eng über den Ohren	weit über den Ohren	weit über den Ohren
AUGENBRAUEN	tief mit gerundeten äußeren Ecken	tief und spitz	tief und spitz
AUGENLIDER	Oberlid bedeckt das halbe Auge	Oberlid bedeckt ein Drittel des Auges	Oberlid bedeckt ein Drittel des Auges
OHREN	Tragus und Koncha tief am Ohr	Tragus und Concha nahe Ohrzentrum	Tragus und Concha nahe Ohrzentrum
OHREN	tief am Kopf	hoch am Kopf	hoch am Kopf
AUGEN	Streß	Streß	normal
WANGENKN.	breit und rund	hoch, sehr breit deutliche Flächen	hoch, sehr breit deutliche Flächen
WANGEN	faltenfrei	faltig	faltig
NASE	schmaler Rücken	sehr breiter Rücken	sehr breiter Rücken
NASE	hohe Brücke im oberen Drittel	gerade Brücke	gerade Brücke
NASE	tiefe Flügel	hohe, runde Flügel	hohe, runde Flügel
NASOLABIALF.	fehlt	beidseitig vollständig	beidseitig vollständig
MUNDPARTIE	flach, undefiniert	voll und breit	voll und breit
LAUDATION	steht unter der Nase am weitesten vor	steht an der Lippe am weitesten vor	steht an der Lippe am weitesten vor
OBERLIPPE	voll in der Mitte überragt Unterlippe	lang, dünn, gerade zurückgezogen	lang, dünn, gerade zurückgezogen
LIPPENLINIE	gebogen	gerade	gerade
UNTERLIPPE	voll	voll	voll
KINN	fliehend, etw. spitz, asymmetr., gekerbt	steht vor, breit und eckig, symmetrisch	steht vor, breit und eckig, symmetrisch
LEBERFLECKEN HÜGEL	Leberfleck unter linkem Auge	Hügel neben der Nasolabialfalte	Hügel neben der Nasolabialfalte

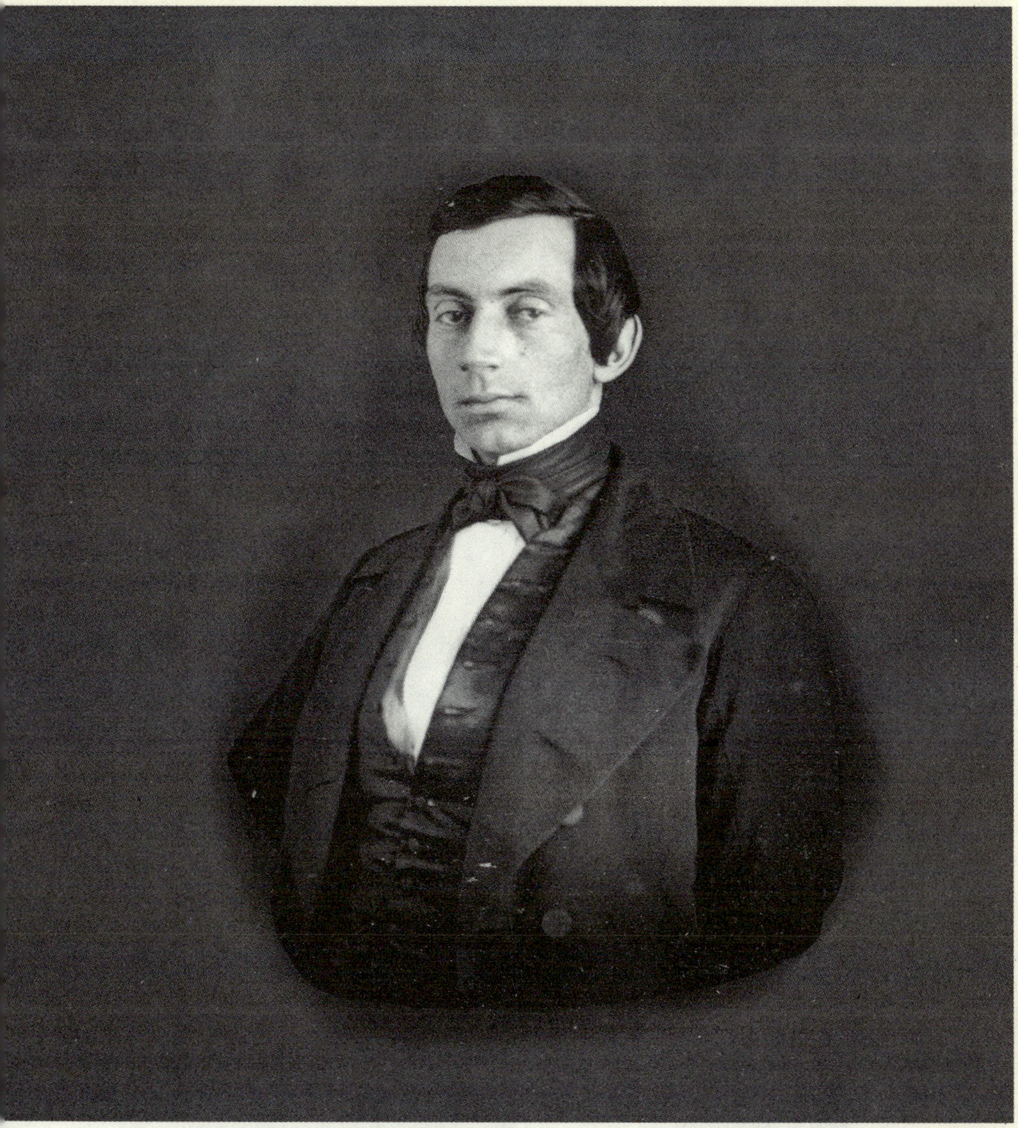

Abb. 74: Die KAPLIN Daguerreotypie

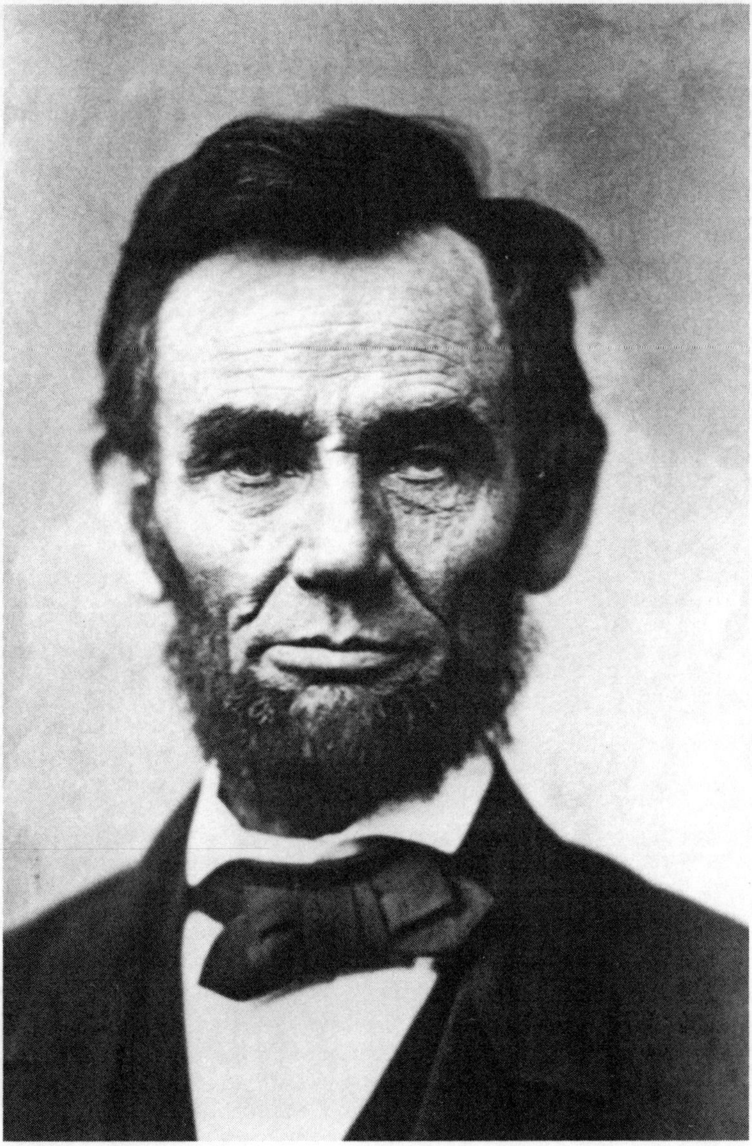

Abb. 75: Der reife LINCOLN

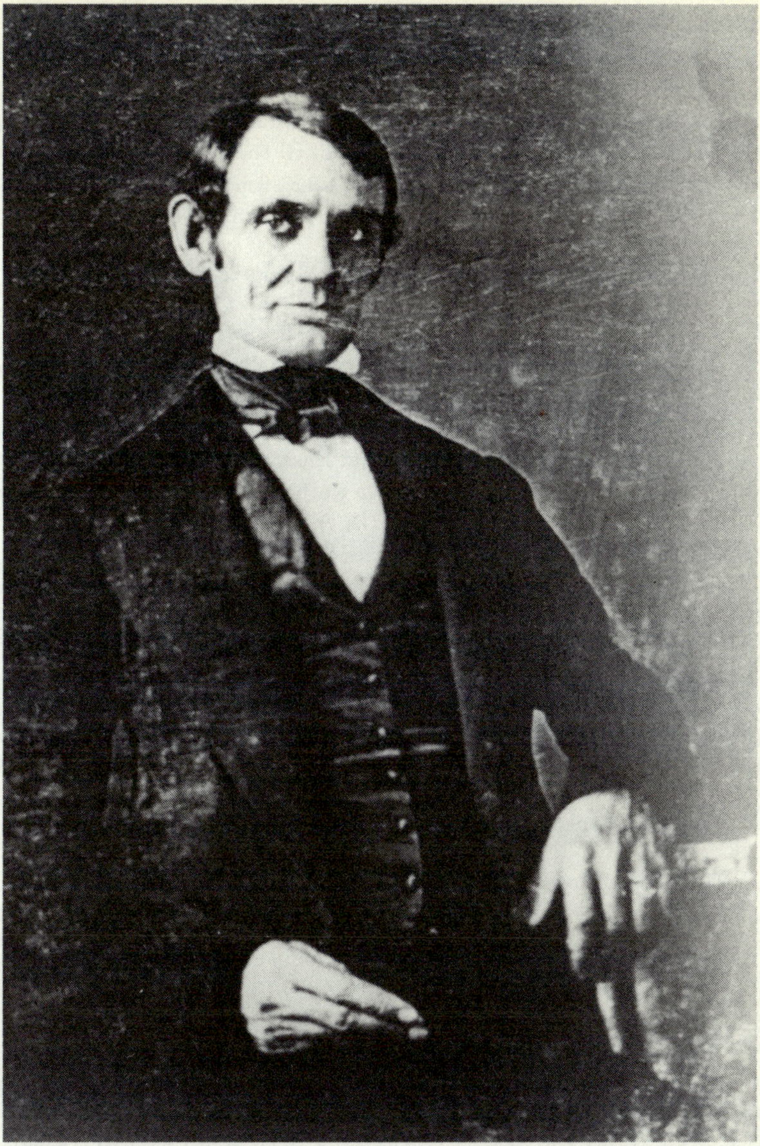

Abb. 76: Das Springfield-Porträt von A. LINCOLN

7.4 Literaturverzeichnis

AIHARA, H. (1988): Säuren & Basen (incl. Yin-Yang-Prinzip). Mahajiva-Verlag, Holthausen.

BAILEY, A. A. (1986): Eine Abhandlung über die Sieben Strahlen (Bd. I-V). Lucis-Verlag, Genf.

BROY, J. (1992): Die Konstitution. Homorale Diagnostik & Therapie. Foitzick-Verlag, München.

ENDRES, H. (1988): Menschenkenntnis schnell und sicher. Knaur-Verlag, München.

FERNEL, J. P. & E. P. WALSH (1936): The Chemical Woman & The Chemical Man. Human Relations Inc. Chicago, IL.

FORREST, E. (ca. 1940): Culminative Lessons on the Twenty Human Types. Rocine's Human Nature Studies. Chicago, IL.

FRAWLEY, D. (1989): Ayurvedic Healing. Passage Press, Salt Lake City, Utah..

FRAWLEY, D. (1986): Aggravations and Deficiencies of the Elements. In: NAIMANN, vol. II

HAUSCHKA, R. (1990): Substanzlehre. Vittorio Klostermann Verlag, Frankfurt a. M.

HAUSER, B. G. (1930): Types and Temperaments. Tempo Books Inc. New York City, NY.

JENSEN, B. (1983): The Chemistry of Man. Bernard Jensen, Publisher. Escondido, CA.

JOHARI, H. (1988): Grundlagen der ayurvedischen Kochkunst. Windpferd-Verlag, Durach.

KIRCHMANN, K. (1962): Biochemie Lexikon n. Dr. SCHÜSSLER. Mertens Verlag, Hamburg.

KRETSCHMER, E. (1977): Körperbau & Charakter. Springer Verlag, Berlin & Heidelberg.

KUPFER, A. (1989): Grundlagen der Menschenkenntnis. Die Formkraft der Psyche. Bd. I & II. (nach C. HUTERs Psycho-Physiognomik). Carl Huter Verlag, Arlesheim.

LECONTE, M. (1989): Die Yin-Yang Diät. Cornelia Ahlering Verlag, Hamburg.

NAIMANN, I. (1986): The Astrology of Healing, vol. I - IV. 7th Ray Press, Santa Fe, NM.

ROBBINS, M. D. (1988): Tapestry of the Gods, vol. I & II. University of the Seven Rays publishing house, New Jersey City.

ROCINE, E. H. (1927): Key to Temperaments and Chemical Types of People. Rocine School of Human Nature Studies, Chicago, IL.

ROCINE, V. G. (1923): Types of People from Chemical Standpoint. Rocine School of Human Studies, Chicago, IL.

ROCINE, V. G. (1920-21): Foods and Chemicals. The Human Nature Club. Chicago, IL.

ROCINE, V. G. (1925): Chemical Diagnosis. Rocine School of Human Nature Studies. Chicago.

ROCINE, V. G. (1937): The soul`s Functions. Rocine's Publ. & Efficiency Service. Portland, Or.

SAWALL, F. A., (o. D.): Chemical Types. Notes published by F. A. Sawall. Detroit, MI.

SCHÜSSLER (siehe KIRCHMANN)

STEINER, R. (1989): Naturgrundlagen der Ernährung & Ernährung und Bewußtsein (2 Bd.). Verlag Freies Geistesleben, Stuttgart.

TEPPERWEIN, K. (1987): Krankheiten aus dem Gesicht erkennen (Pathophysiognomie). Mvg-Verlag, Landsberg am Lech.

WAGNER, C. E. Jr. (1986): Characterology. The Art & Science of Character Analysis. Samuel Weiser, York Beach, Maine.

WALKER, M. W. (1927): Character Analysis and Correct Diet. Wayside Press. Los Angeles, CA.

WEISE, D. O. (1990): Harmonische Ernährung. Wie Sie bewußter werden und Ihre persönliche gesunde Ernährung intuitiv selbst finden. Frederiksen & Weise SMARAGDINA Verlag, München.

7.5 Handlinienabdrücke verschiedener Konstitutionen

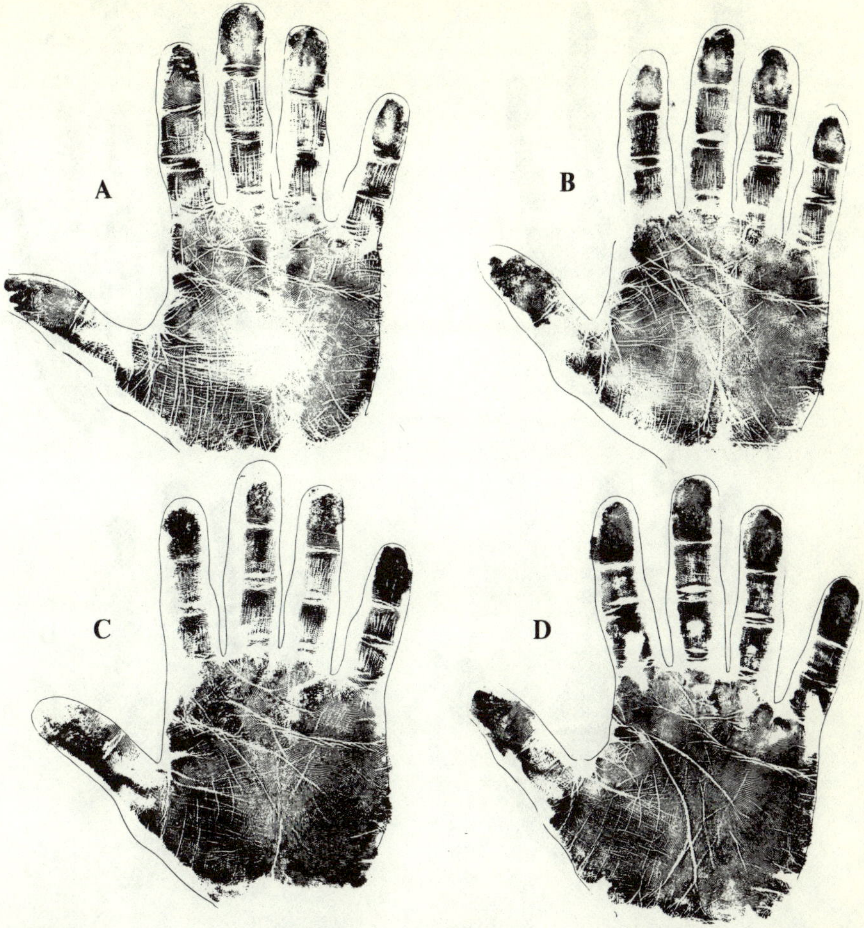

Ca-Typ	A, #370	B, #551	C, #552	D, #482
Geschlecht	M	M	M	M
Größe	187 cm	178 cm	183 cm	188 cm
Gewicht	77 Kg	72,5 Kg	88,5 Kg	75 Kg
Kopflinie	R:AO L:AO	R:BO L:BL	R:DO L:DH	R:AO L:AL
Herzlinie	R:III L:III	R:III L:III	R:III L:III	R:III L:III
Handflächenhöhe	12 cm	11,5 cm	11,5 cm	11,8 cm
Handflächenbreite	10,3 cm	10,2 cm	10,5 cm	10,1 cm
längster Finger	9 cm	8,5 cm	8,6 cm	8,7 cm

A

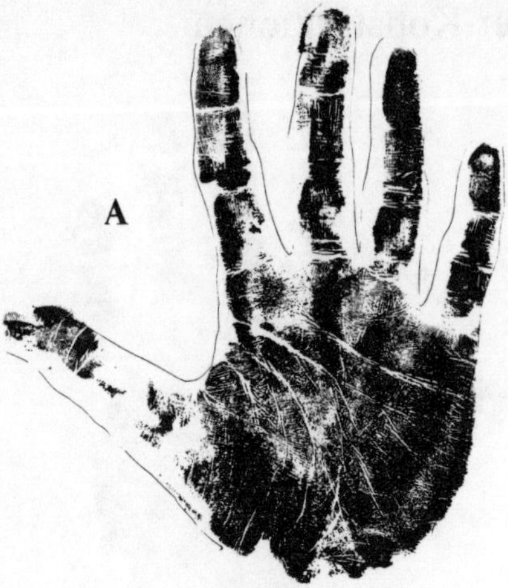

B

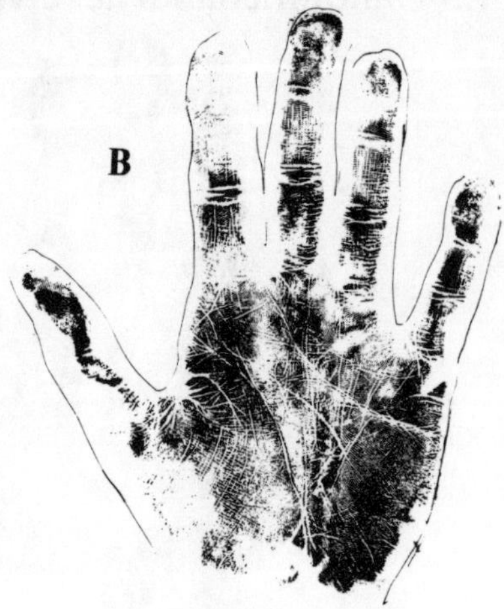

C

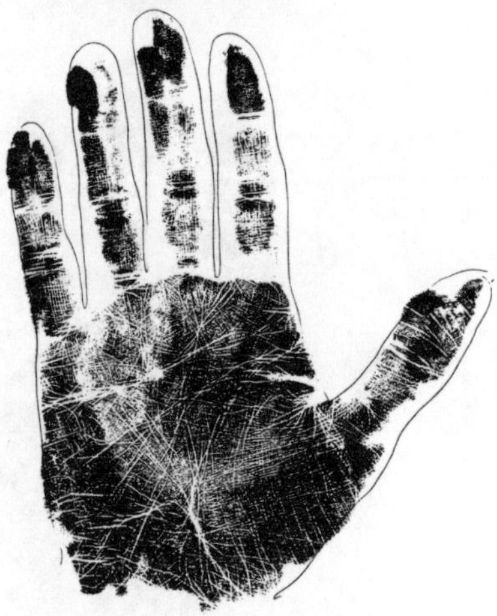

D

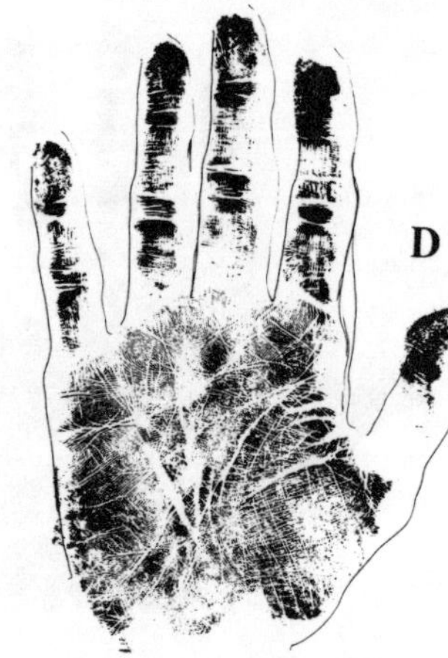

Ca-Typ	A, #385	B, #509	C, #522	D, #634
Geschlecht	W	W	W	W
Größe	170 cm	175 cm	175 cm	178 cm
Gewicht	67 Kg	72 Kg	66 Kg	62 Kg
Kopflinie	R:BH/L L:BL	R:BO L:BO	R:A/DH L:AL	R:AH L:AH
Herzlinie	R:III L:II	R:I L:III	R:III L:III	R:III L:III
Handflächenhöhe	10,6 cm	10,5 cm	11 cm	10,5 cm
Handflächenbreite	8,5 cm	9 cm	9.1 cm	8,5 cm
längster Finger	8,5 cm	8.5 cm	8,5 cm	8 cm

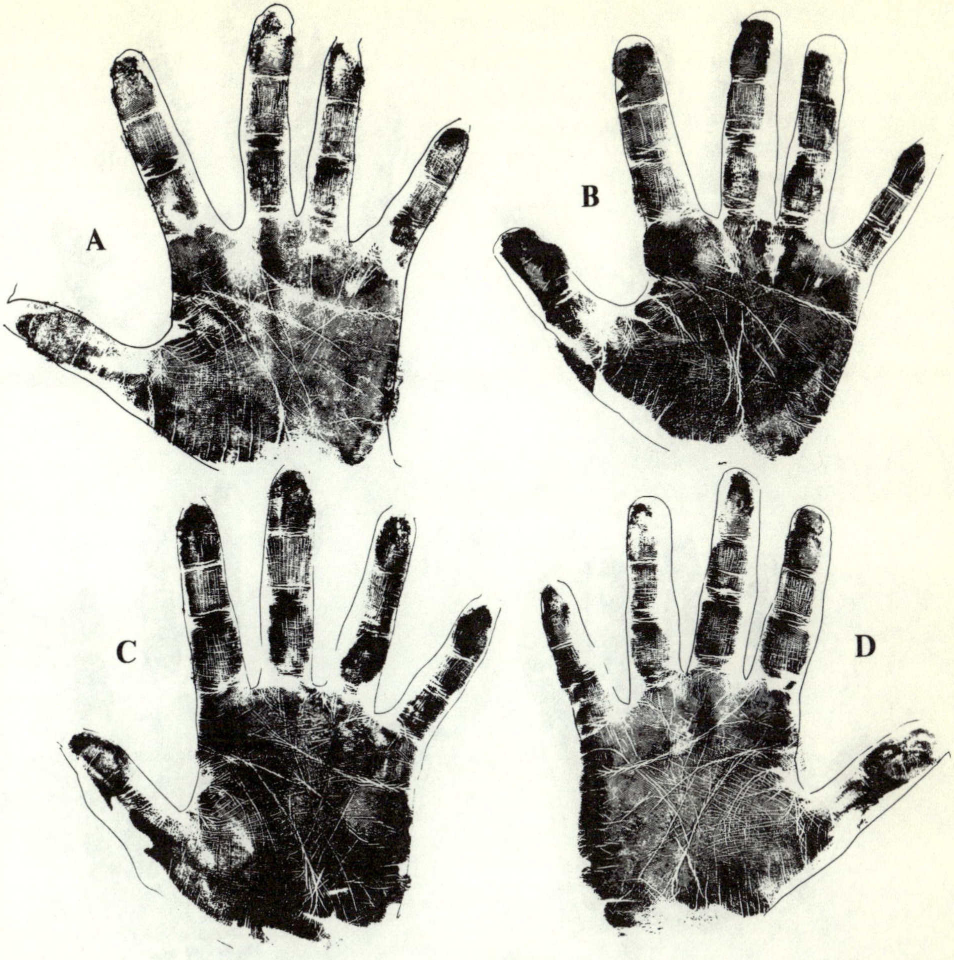

Si-Typ	A, #519	B, #598	C, #985	D, #624
Geschlecht	W	W	W	W
Größe	168 cm	168 cm	173	159 cm
Gewicht	61 Kg	54 Kg	67 Kg	51 Kg
Kopflinie	BO	DL	DL	DO
Herzlinie	I	III	III	III
Handflächenhöhe	10,5 cm	9,8 cm	10,5 cm	10,3 cm
Handflächenbreite	9 cm	8 cm	8,5 cm	8 cm
längster Finger	8,2 cm	8,5 cm	8,5 cm	8.5 cm

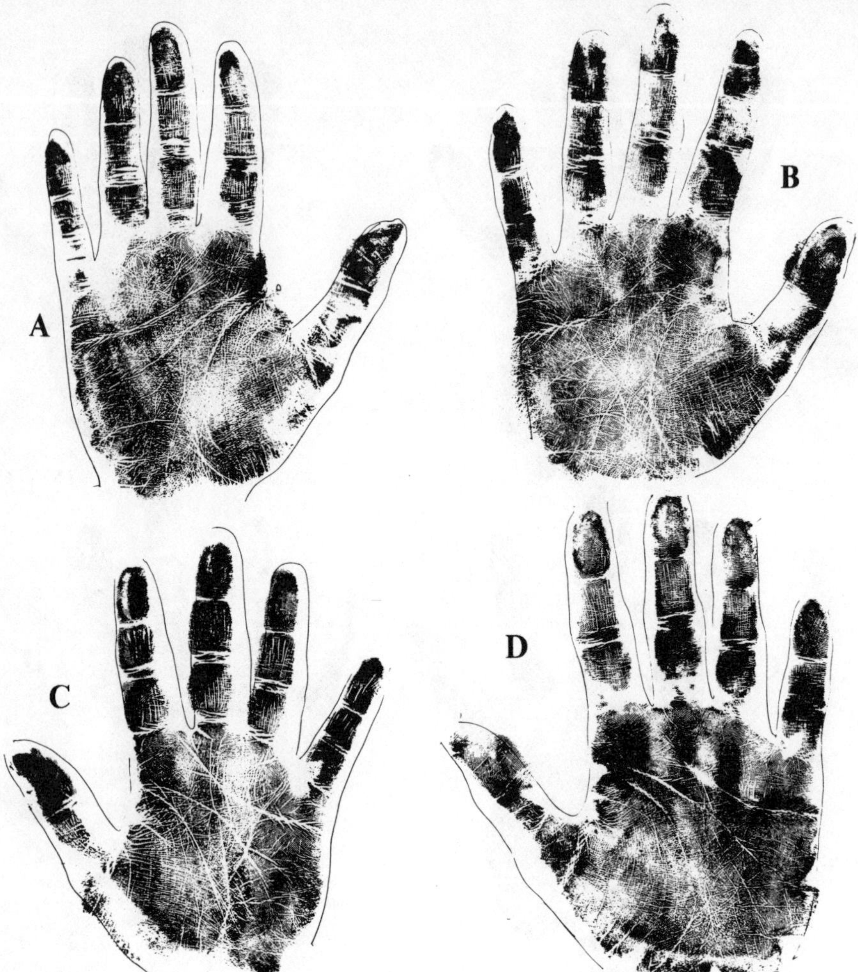

Si-Typ	A, #505	B, #387	C, #Patty	D, #469
Geschlecht	W	W	W	W
Größe	165 cm	168 cm	160 cm	170 cm
Gewicht	53 Kg	59 Kg	54 Kg	59 Kg
Kopflinie	BH	BL	BO	BO
Herzlinie	III	I	III	III
Handflächenhöhe	10,5 cm	10,5 cm	10 cm	11 cm
Handflächenbreite	8,5 cm	8 cm	8 cm	8,8 cm
längster Finger	7,8 cm	7,8 cm	7,2 cm	8 cm

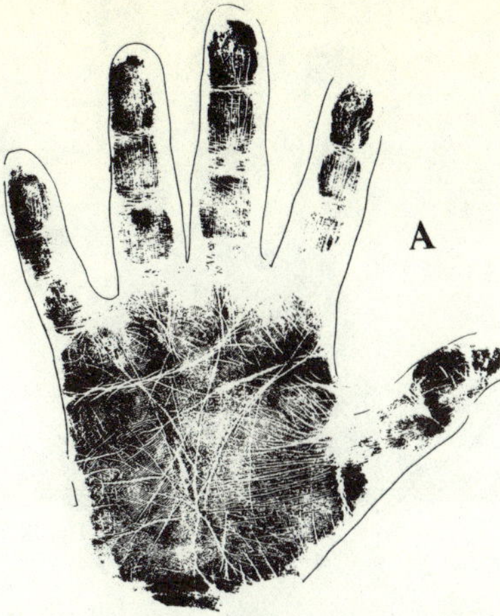

A

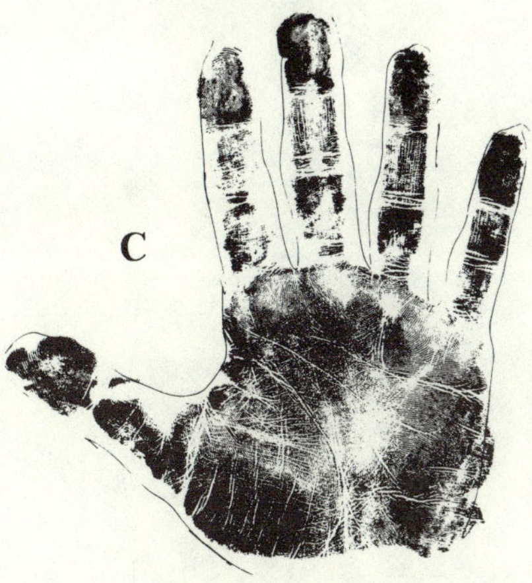

C

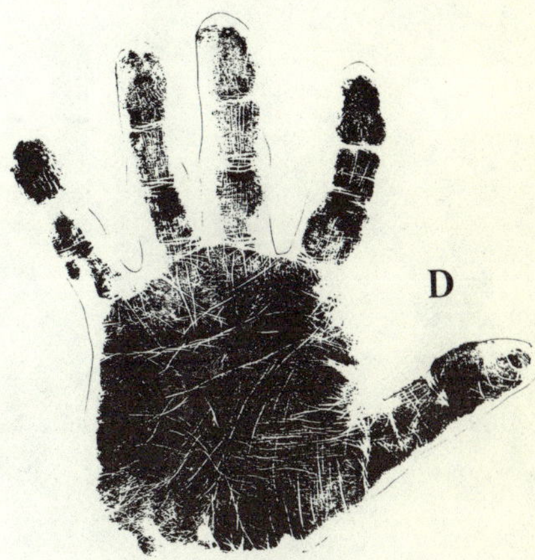

D

Ca-P-C-Typ	A, ⌗636	C, ⌗446	D, ⌗443
Geschlecht	W	W	W
Größe	157 cm	160 cm	152 cm
Gewicht	70 Kg	61 Kg	61 Kg
Kopflinie	AH	BH	AH
Herzlinie	III	III	III
Handflächenhöhe	10,2 cm	9,7 cm	9,7 cm
Handflächenbreite	8,5 cm	8,5 cm	8,5 cm
längster Finger	7.7 cm	7,6 cm	7,2 cm

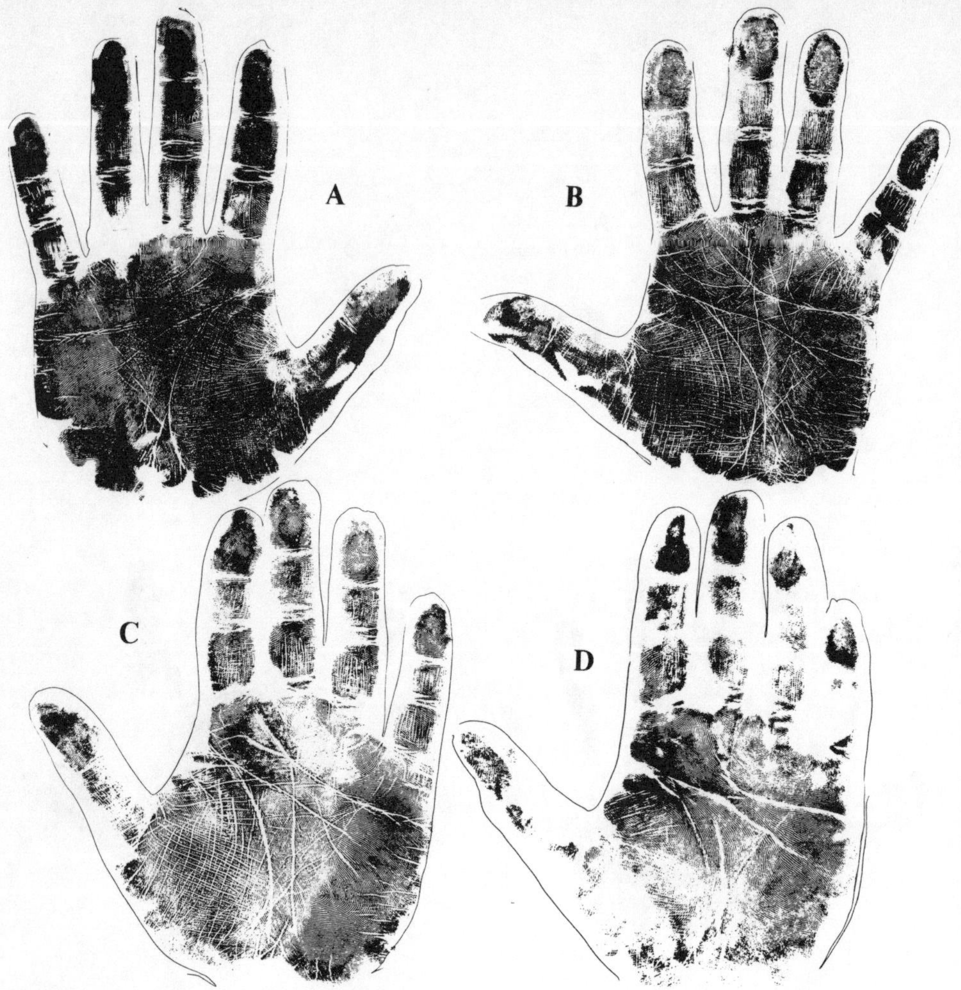

Ca-Pro-Typ	A, #470	B, #416	C, #558	D, #580
Geschlecht	M	M	M	M
Größe	183	188 cm	188 cm	175 cm
Gewicht	102 Kg	103 Kg	100 Kg	129 Kg
Kopflinie	DO	R:DO L:AO	DH	DH
Herzlinie	III	III	III	II
Handflächenhöhe	11,4 cm	11,3 cm	12 cm	12 cm
Handflächenbreite	10,5 cm	10,2 cm	11 cm	10,5 cm
längster Finger	9,2 cm	8,4 cm	8,7 cm	9 cm

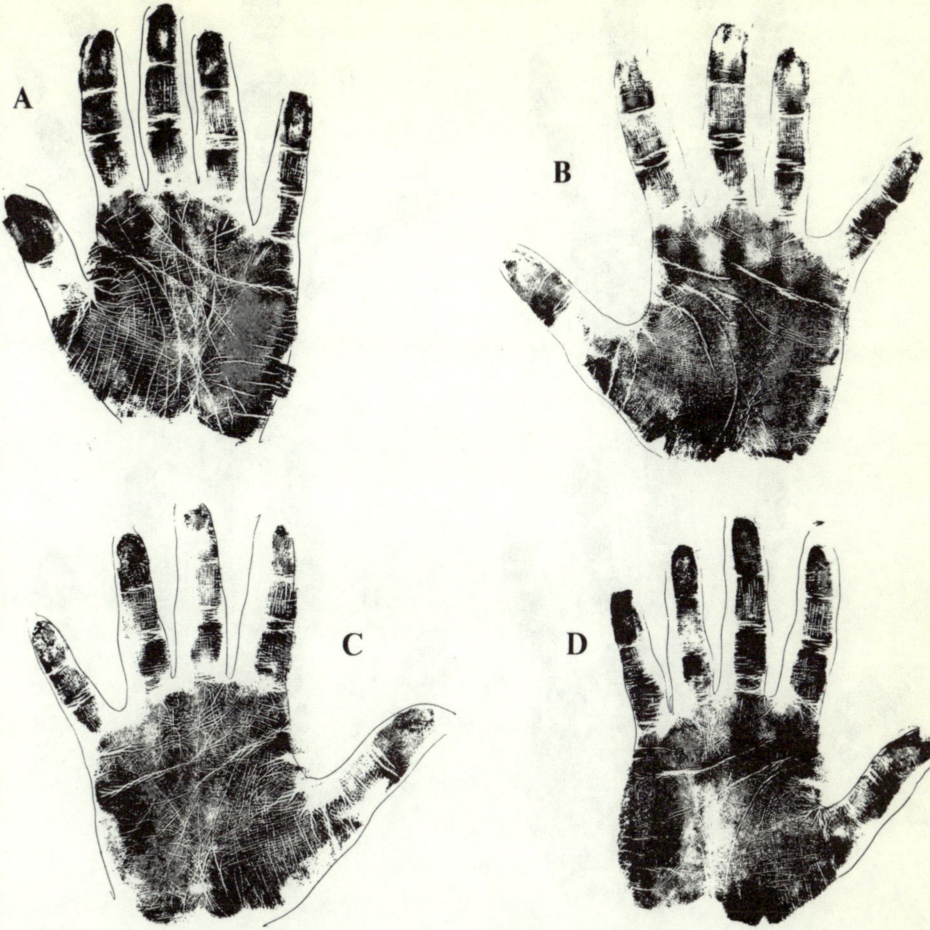

P-Typ	A, #543	B, #530	C, #556	D, #518
Geschlecht	W	W	W	W
Größe	166 cm	163 cm	152 cm	152 cm
Gewicht	56 Kg	48 Kg	51 Kg	49 Kg
Kopflinie	DO	R:G L:BH	R:DH L:DO/L	R:G L:BO
Herzlinie	III	III	III	III
Handflächenhöhe	9,5 cm	10,2 cm	10 cm	9,2 cm
Handflächenbreite	8,2 cm	7,6 cm	8 cm	7,5 cm
längster Finger	7,3 cm	7,4 cm	7.2 cm	7 cm

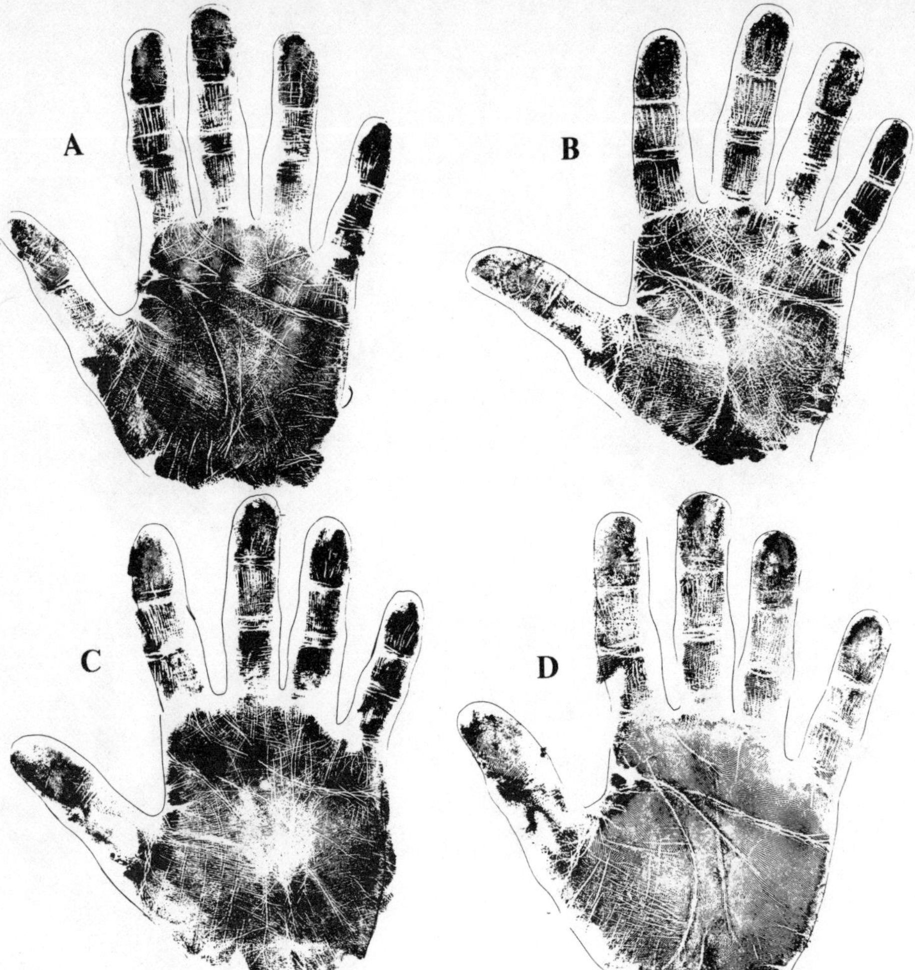

P-Ca-Typ	A, #540	B, #383	C, #402	D, #25
Geschlecht	W	W	W	M
Größe	171 cm	152 cm	170 cm	170 cm
Gewicht	67 Kg	53 Kg	58 Kg	63 Kg
Kopflinie	AH	AH	AH	G
Herzlinie	III	III	III	--
Handflächenhöhe	11 cm	10 cm	11,5 cm	11,5 cm
Handflächenbreite	8,5 cm	8,4 cm	8,5 cm	9,3 cm
längster Finger	8,2 cm	7,6 cm	7.7 cm	8,6 cm

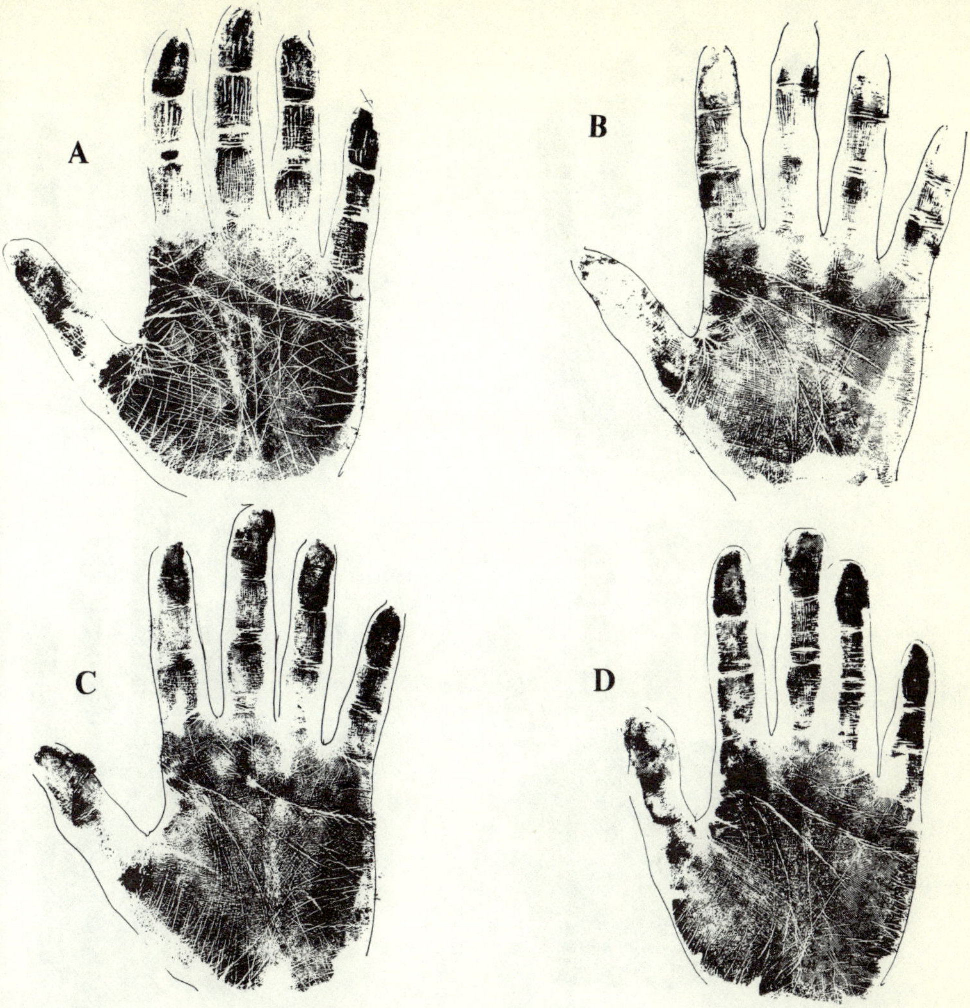

S-Typ	A, #437	B, #309	C, #355	D, #476
Geschlecht	W	W	W	W
Größe	165 cm	--	168 cm	173 cm
Gewicht	56 Kg	--	52 Kg	61 Kg
Kopflinie	R:BL/H L:AL	R:AH L:BL	R:BH L:BL	R:AO L:BH
Herzlinie	III	III	III	III
Handflächenhöhe	10,5 cm	10,3 cm	11 cm	10,5 cm
Handflächenbreite	8,5 cm	8,3 cm	8,2 cm	8,1 cm
längster Finger	8,3 cm	8 cm	8 cm	8 cm

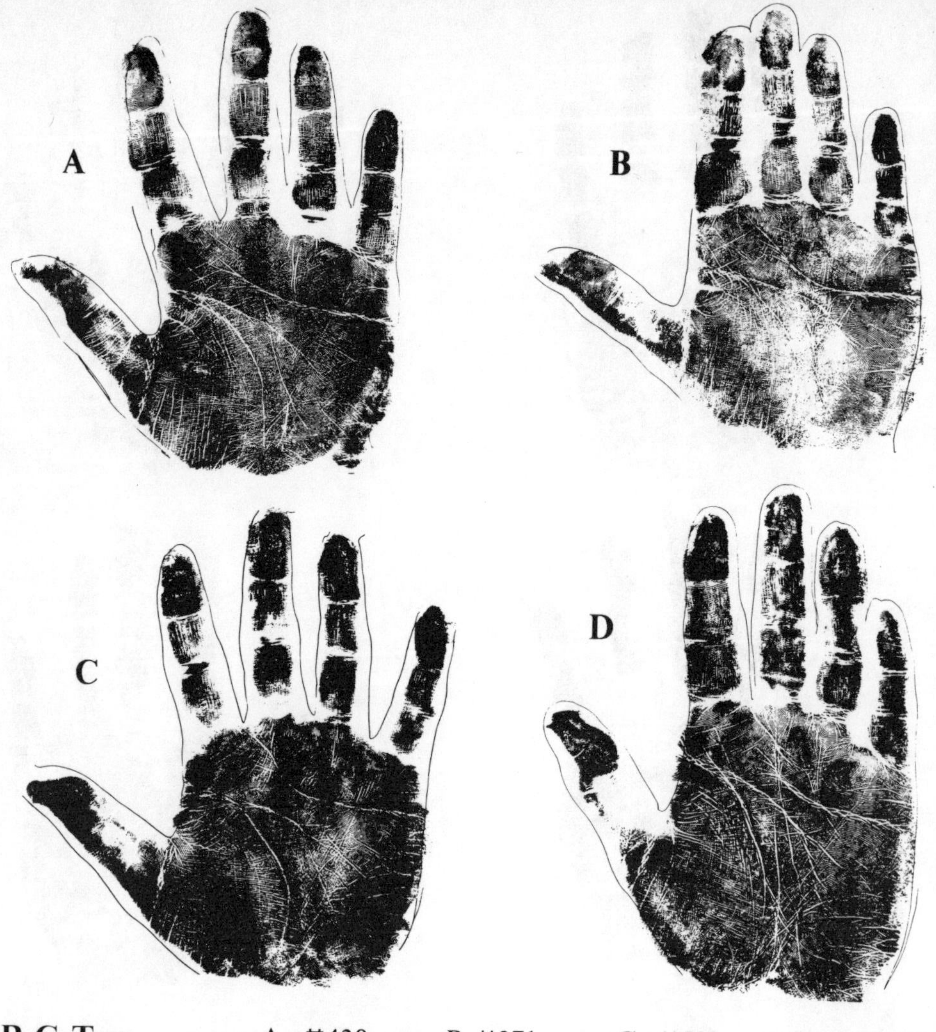

P-C-Typ	A, ♯430	B, ♯371	C, ♯531	D, ♯551
Geschlecht	W	W	W	W
Größe	155 cm	153 cm	157 cm	168 cm
Gewicht	55 Kg	56 Kg	66 Kg	75 Kg
Kopflinie	AO	DO	DO	DO
Herzlinie	III	III	I	III
Handflächenhöhe	9,5 cm	9 cm	9,8 cm	10,5 cm
Handflächenbreite	8 cm	8,2 cm	8,5 cm	8,5 cm
längster Finger	7,3 cm	6,7 cm	7,5 cm	7,5 cm

A

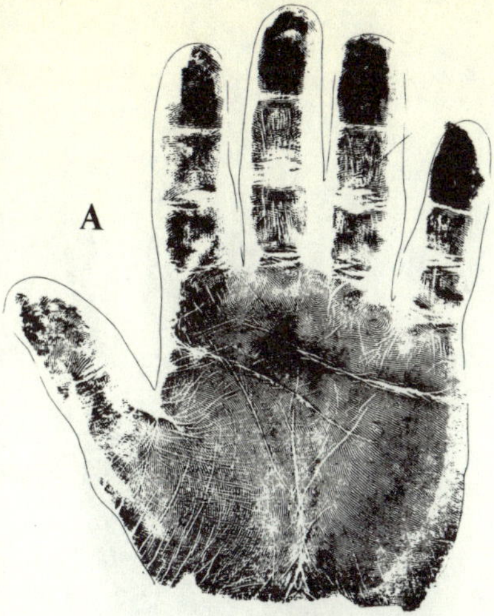

B

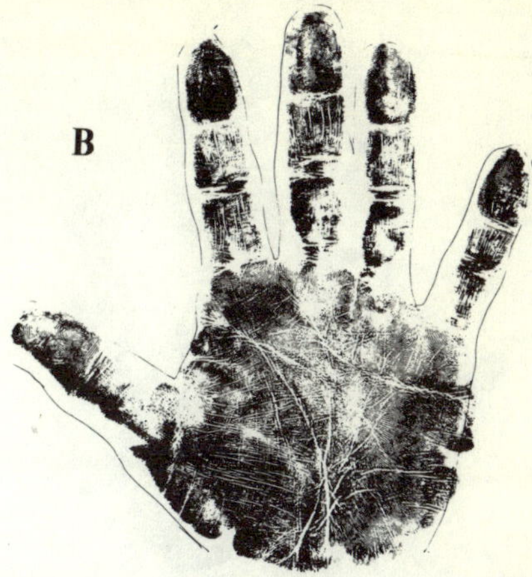

C

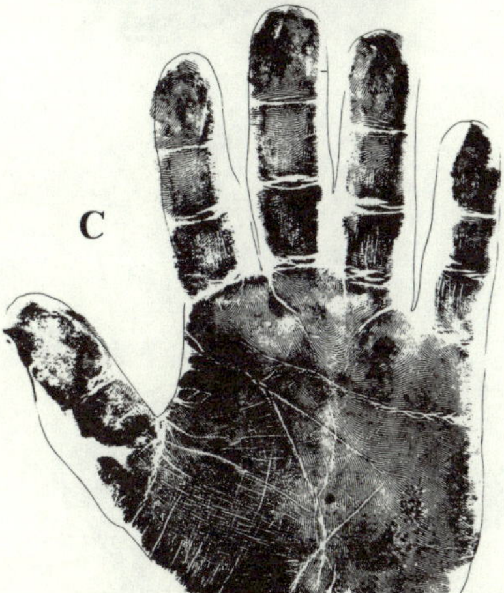

D

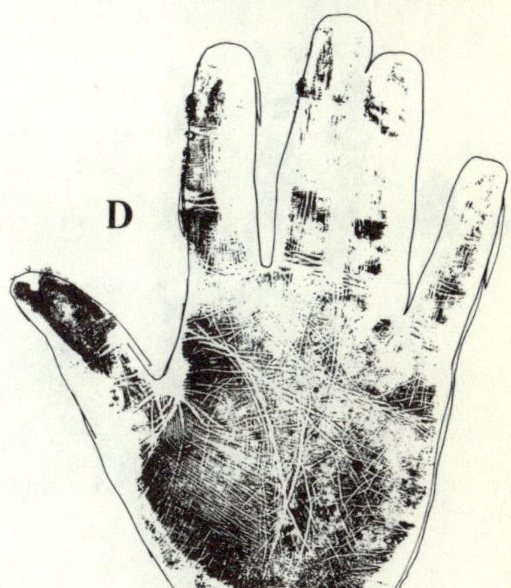

K-Typ	A, #424	B, #474	C, #427	D, #413
Geschlecht	M	W	M	W
Größe	178 cm	168 cm	173 cm	170 cm
Gewicht	77 Kg	64 Kg	75 Kg	67 Kg
Kopflinie	R:DH L:DO	DO	R:DH L:G	R:DH L:DO/L
Herzlinie	R:III L:I	R:II L:I	III	III
Handflächenhöhe	11,3 cm	10,2 cm	11,3 cm	10,6 cm
Handflächenbreite	10,5 cm	9,1 cm	10,2 cm	8,9 cm
längster Finger	8,5 cm	8 cm	8,2 cm	8 cm

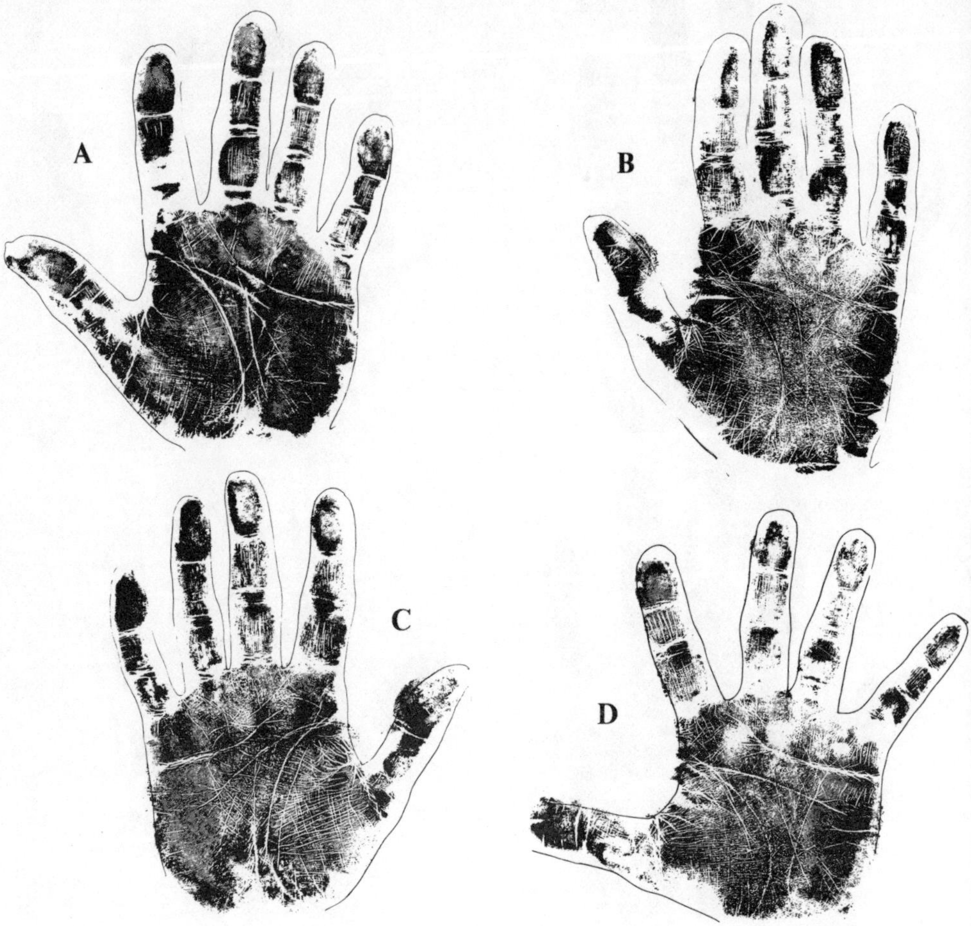

Na-Typ	A, #566	B, #465	C, #506	D, #456
Geschlecht	W	W	W	W
Größe	155 cm	163 cm	164 cm	151 cm
Gewicht	72 Kg	57 Kg	58 Kg	52 Kg
Kopflinie	R:DH L:BL	AH	AO	DH
Herzlinie	R:I L:III	III	I	R:III L:I
Handflächenhöhe	10,3 cm	10,8 cm	10,6 cm	9,7 cm
Handflächenbreite	9 cm	8,8 cm	8,6 cm	8,5 cm
längster Finger	7,7 cm	8,6 cm	8,1 cm	7,5 cm

A

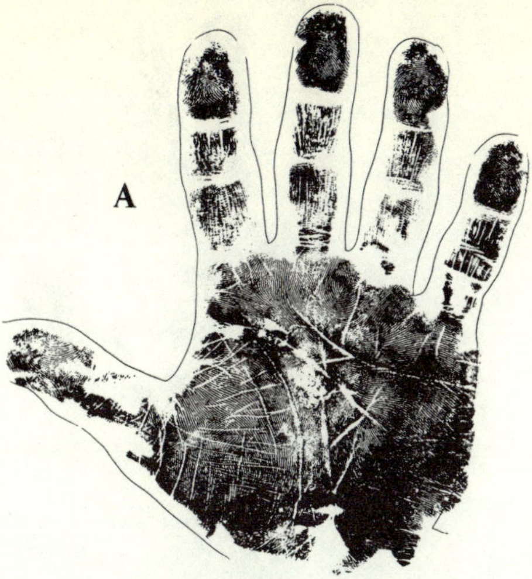

C

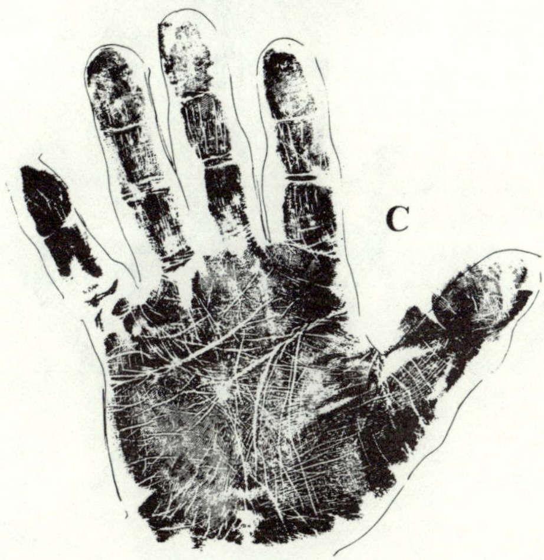

D

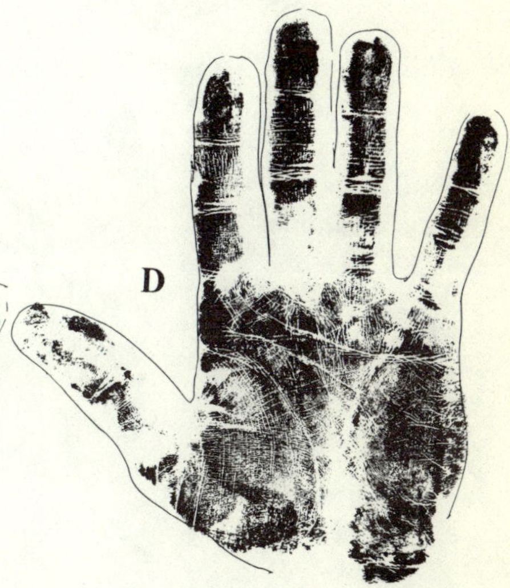

Na-Typ	A, ♯526	C, ♯431	D, ♯Mason
Geschlecht	M	M	M
Größe	168 cm	173 cm	170 cm
Gewicht	70 Kg	73 Kg	64 Kg
Kopflinie	R:AH L:AO	DH	BH
Herzlinie	R:III L:I/II	I	R:III L:I
Handflächenhöhe	11 cm	11 cm	11,5 cm
Handflächenbreite	10,6 cm	9,6 cm	9,4 cm
längster Finger	8,6 cm	8,4 cm	9,4 cm

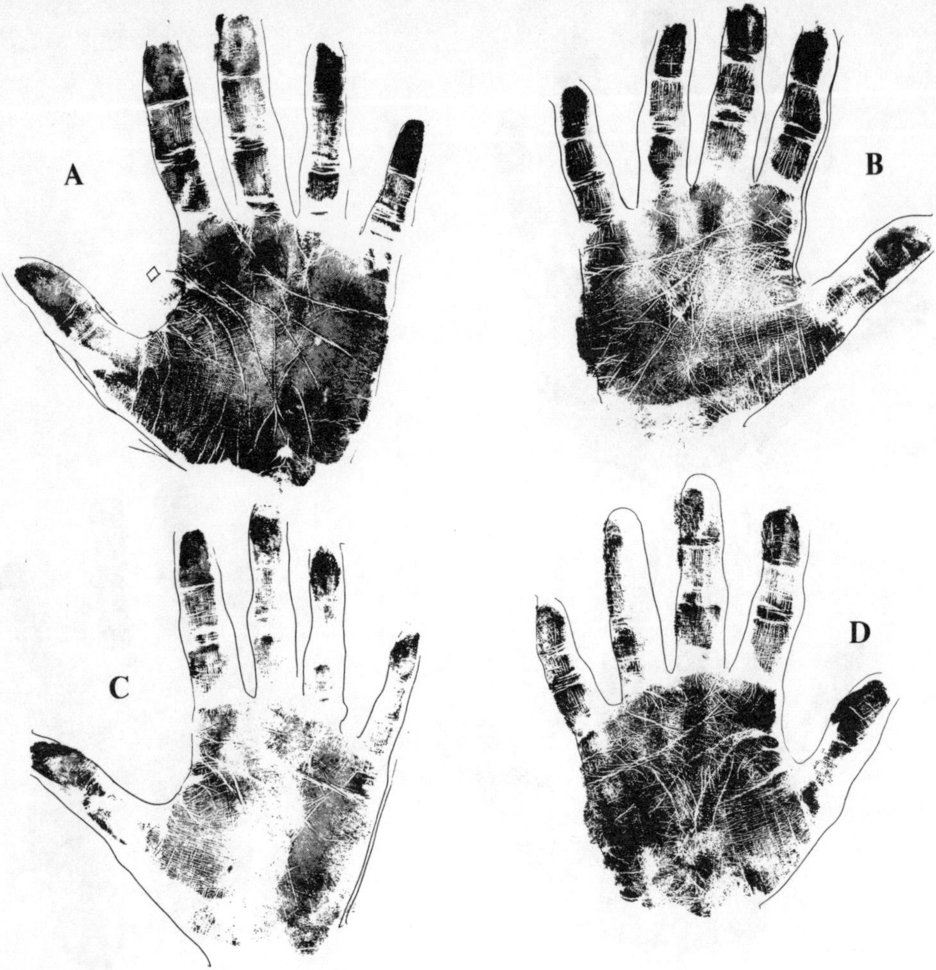

Cl-Typ	A, #440	B, #601	C, #592	D, #631
Geschlecht	W	W	W	W
Größe	168 cm ·	164 cm	160 cm	161 cm
Gewicht	54 Kg	51 Kg	53,5 Kg	52 Kg
Kopflinie	BL/H	BH	BH	DO
Herzlinie	I	III	III	III
Handflächenhöhe	11 cm	10 cm	10,3 cm	10 cm
Handflächenbreite	8,5 cm	8 cm	8 cm	8 cm
längster Finger	8,1 cm	7,5 cm	7,8 cm	7,5 cm

A

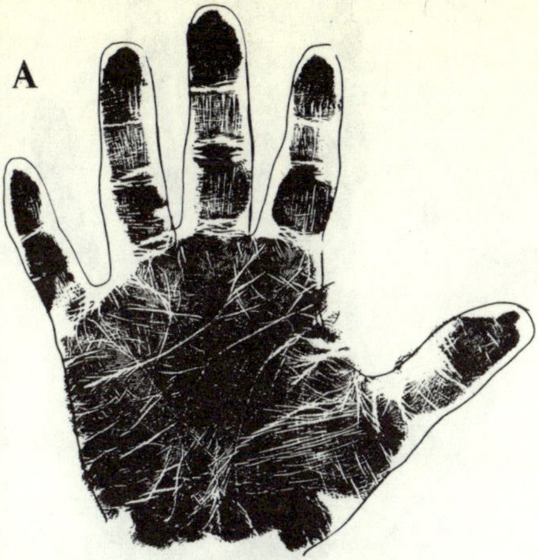

B

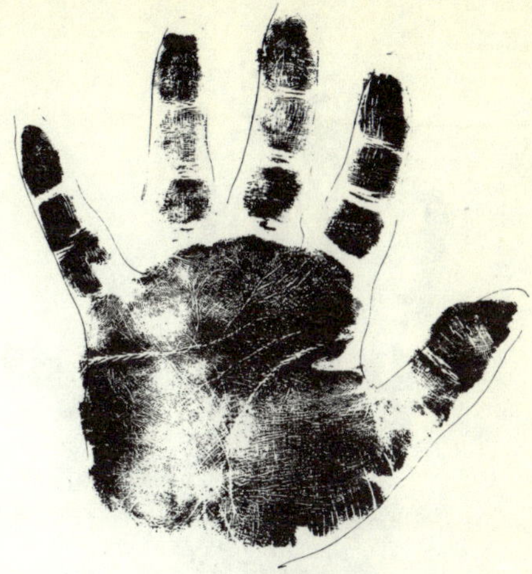

C

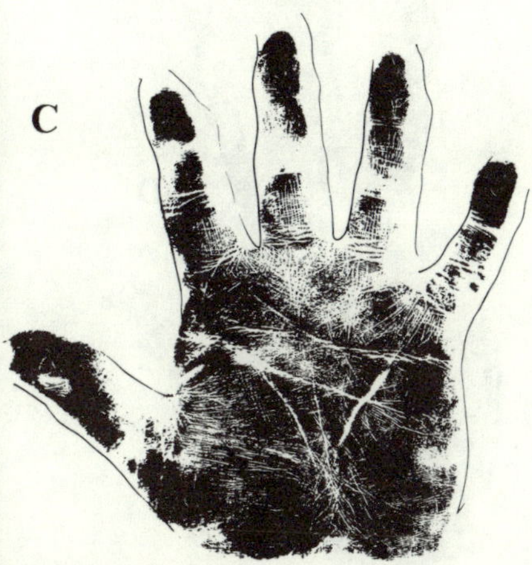

D

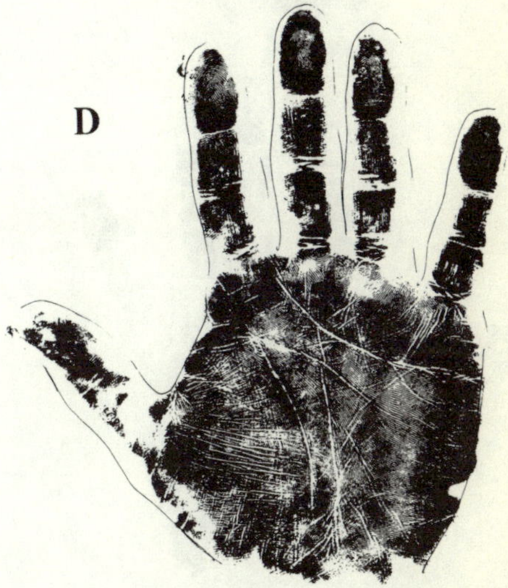

O-Typ	A	B	C	D
Geschlecht	W	W	W	M
Größe	152 cm	163 cm	168 cm	168 cm
Gewicht	68 cm	64 Kg	102 Kg	91 Kg
Kopflinie	BH/L	R:AH L:BO/L	R:DH L:DH/L	R:DH L:DL
Herzlinie	III	I	III	R:I L:III
Handflächenhöhe	9,5 cm	10 cm	9,5 cm	11 cm
Handflächenbreite	8,3 cm	8,5 cm	8,5 cm	10 cm
längster Finger	7 cm	7,2 cm	6,7 cm	7,7 cm

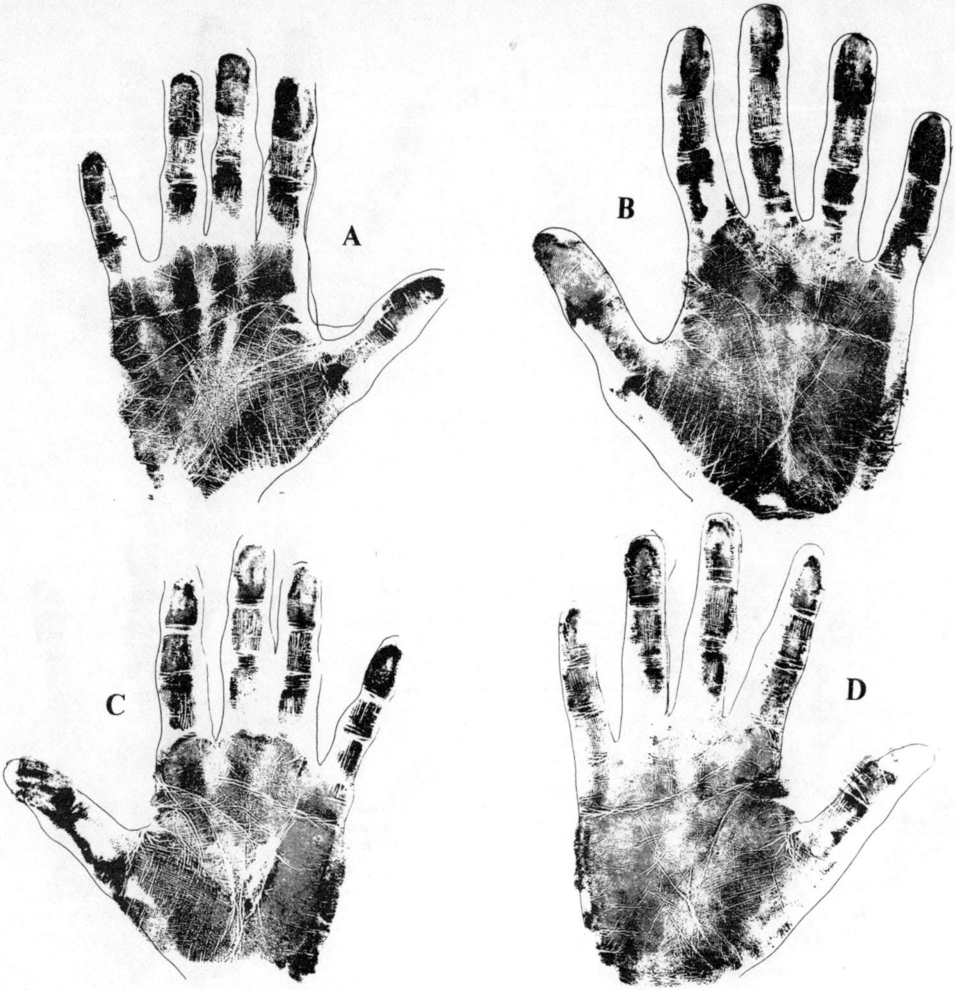

UE-Typ	A, ⌗AAA	B, ⌗350	C, ⌗594	D, ⌗546
Geschlecht	W	M	W	W
Größe	173 cm	185 cm	173 cm	177 cm
Gewicht	46 Kg	64 Kg	50Kg	62 Kg
Kopflinie	R:BH L:DH	DO	R:DO L:DH	DH
Herzlinie	III	III	R:III L:I/III	III
Handflächenhöhe	10,1 cm	12,5 cm	10,3 cm	11 cm
Handflächenbreite	8 cm	9,7 cm	8,2 cm	8,6 cm
längster Finger	8 cm	9 cm	7,8 cm	8,4 cm

A

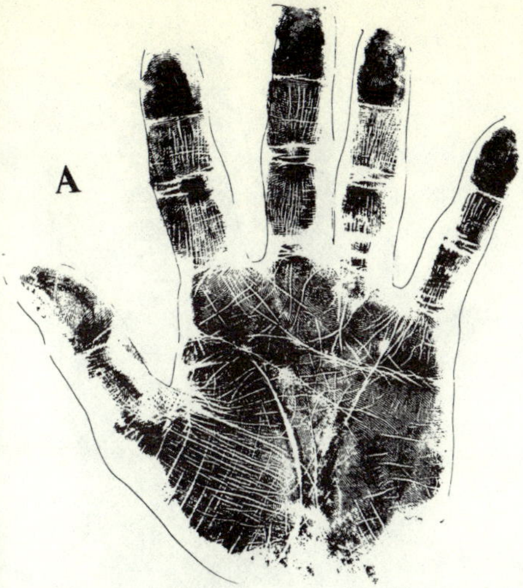

C

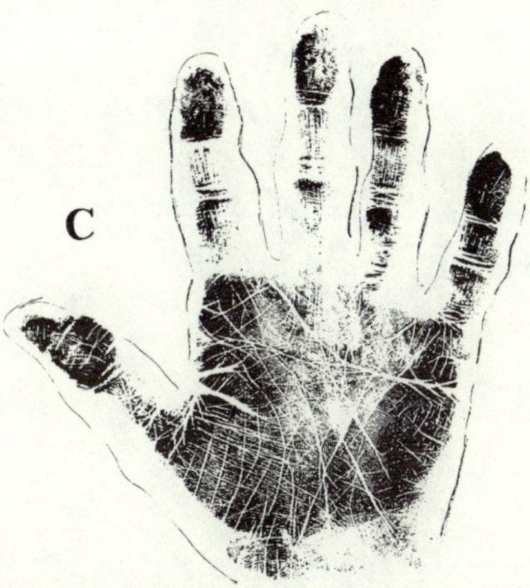

D

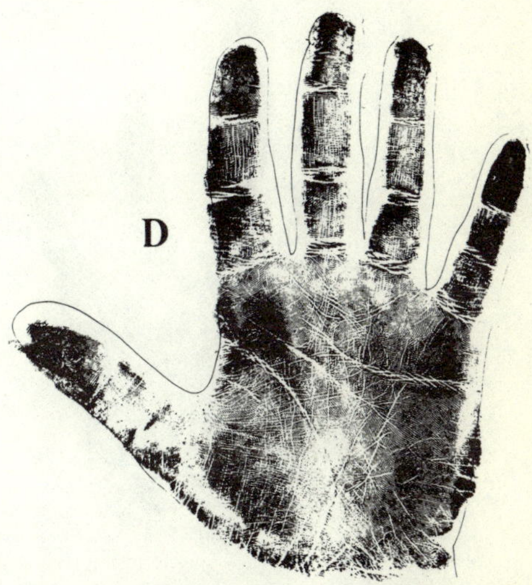

MB-Typ	A, #426	C, #BBB	D, #391
Geschlecht	W	W	W
Größe	152 cm	151 cm	169 cm
Gewicht	72,5 Kg	57 Kg	64 Kg
Kopflinie	DH	R:DL L:DO	R:BH L:DO
Herzlinie	III	R:III L:I	R:I L:III
Handflächenhöhe	10,5 cm	9,2 cm	10,5 cm
Handflächenbreite	8,9 cm	7,9 cm	8,3 cm
längster Finger	7,7 cm	7,3 cm	7,3 cm

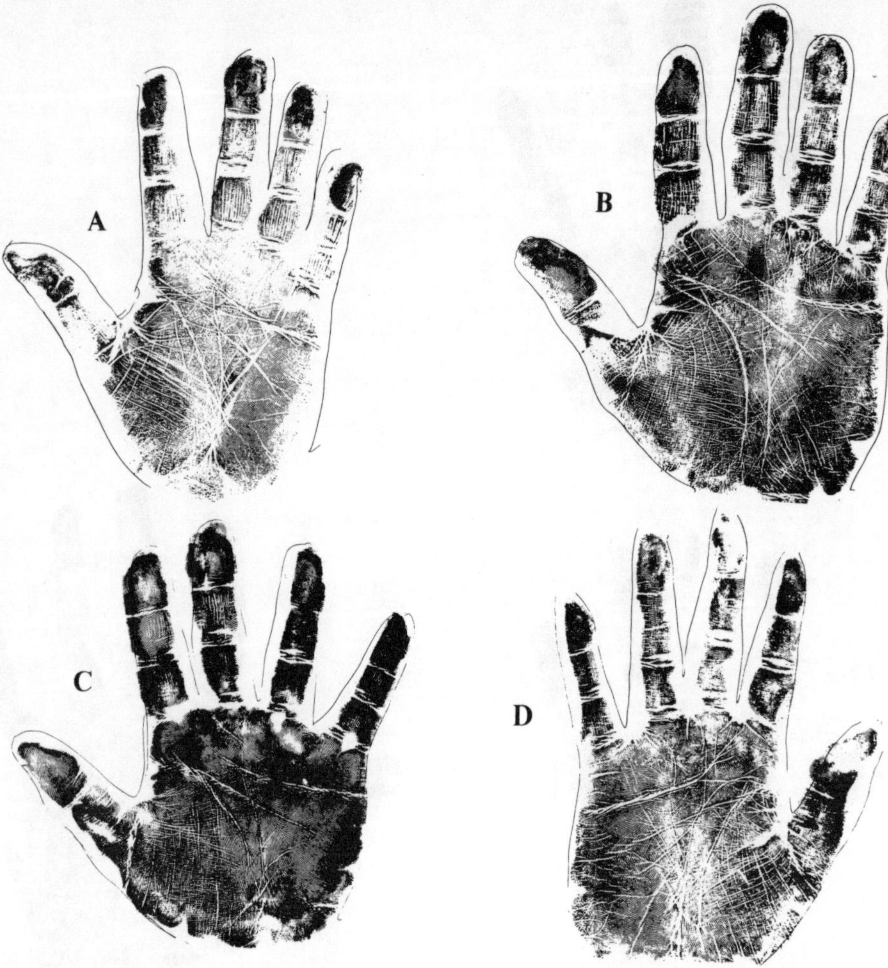

PG-Typ	A, #618	B, #521	C, #457	D, #392
Geschlecht	W	M	M	W
Größe	165 cm	183 cm	174 cm	170 cm
Gewicht	113 Kg	82 Kg	82 Kg	111 Kg
Kopflinie	R:CO L:AH	R:BO L:AH	DH	R:DL L:DH
Herzlinie	III	III	I	III
Handflächenhöhe	12 cm	12,4 cm	10,3 cm	11,5 cm
Handflächenbreite	8,6 cm	10,2 cm	9,6 cm	9 cm
längster Finger	7,7 cm	8,6 cm	8 cm	8,5 cm

Auch Kinder und Jugendliche brauchen eine gesunde Ernährung!

Melone zum Frühstück

Abenteuergeschichten über gesundes, genußreiches Essen

von Devanando Otfried Weise

Endlich ein Buch, das Kindern und Jugendlichen ab ca. acht Jahren auf spielerische Art und Weise in Form von Geschichten die Grundzüge gesunder Ernährung näherbringt! Auch Erwachsene werden das Buch mit Genuß und Gewinn lesen.

Wie schon in seinem Buch "Harmonische Ernährung" stützt sich der Autor auf den reichen, seit über hundert Jahren erprobten Erfahrungsschatz der Natürlichen Lebenskunde (Natural Hygiene) und führt die kleinen und großen Leser in verschiedene Länder, in denen seine "Helden" im täglichen Leben über eine gesunde und köstliche Ernährung lernen.

115 S. mit 43 , z. Tl. farbigen, erheiternden, beschwingten Bildern von Frieder Vogel

Sie wünschen weitere Informationen über eine gesunde Ernährung? Lesen Sie das Buch:

Harmonische Ernährung

Wie Sie bewußter werden und Ihre persönliche gesunde Ernährung intuitiv selbst finden

von Dr. Devanando Otfried Weise

unter Mitarbeit von Jenny P. Frederiksen

Dieses grundlegende Buch räumt auf mit der Illusion, man könne durch Wunderkuren gesund und schlank werden und die Medizin wäre in der Lage, alle Fehler auszugleichen, die ein unzweckmäßiger Lebensstil, speziell in punkto Ernährung, verursacht hat. Das Buch sagt:

- welche Ernährung Sie gesünder und leistungsfähiger macht
- wie Sie vitaler und widerständiger gegen Krankheiten werden
- wie Sie sich körperlich, gefühlsmäßig und geistig in Form bringen
- wie Sie ausgeglichener, wacher, sensitiver und bewußter werden
- wie Sie Ihre persönliche optimale Ernährung selbst herausfinden

Das Buch ermuntert, die Verantwortung für Ihr Leben selbst zu übernehmen, und es aus einer ganzheitlichen Sicht heraus individuell harmonisch zu gestalten. Es leitet dazu an, wie Sie bei einer Ernährungsumstellung mit Ihren Gefühlen, Wünschen, Begierden und Süchten richtig umgehen. Es zeigt, wie wichtig es ist, daß Sie sich selbst akzeptieren und lieben, auf Ihren Körper hören und Ihrer inneren Stimme folgen. Es ist die ideale Ergänzung zu dem vorliegenden Buch "Jeder ist einmalig".

Mit einem fünfundzwanzigseitigen Rezeptteil und einem Vorwort des Psychoanalytikers Prof. Dr. med. Michael Lukas Moeller.